們為香港的現代病理學奠定堅實的基礎，特別是亨特，他負責監督建造細菌學檢驗所，也就是今天的香港醫學博物館。除了故事有趣外，閱讀這些傑出醫生一個半世紀多以來所成就的功業，讀者將會更了解本地醫學的發展，包括：公共衛生、公共醫療服務、醫學教育和私人執業等領域。本書還為研究相關領域的人，提供重要的參考資料來源。

香港醫學博物館一直使用不同的文物，來喚起公眾對醫學歷史的興趣。通過歷代名醫的生平來講述醫學史，也是吸引大眾的一個很好的方式。本書原以英文寫成，中文版由香港醫學博物館學會出版，以饗廣大讀者。這本新書是本地醫學史學術著作的又一力作，我們誠意推薦。

麥衛炳醫生

香港醫學博物館學會主席

目錄

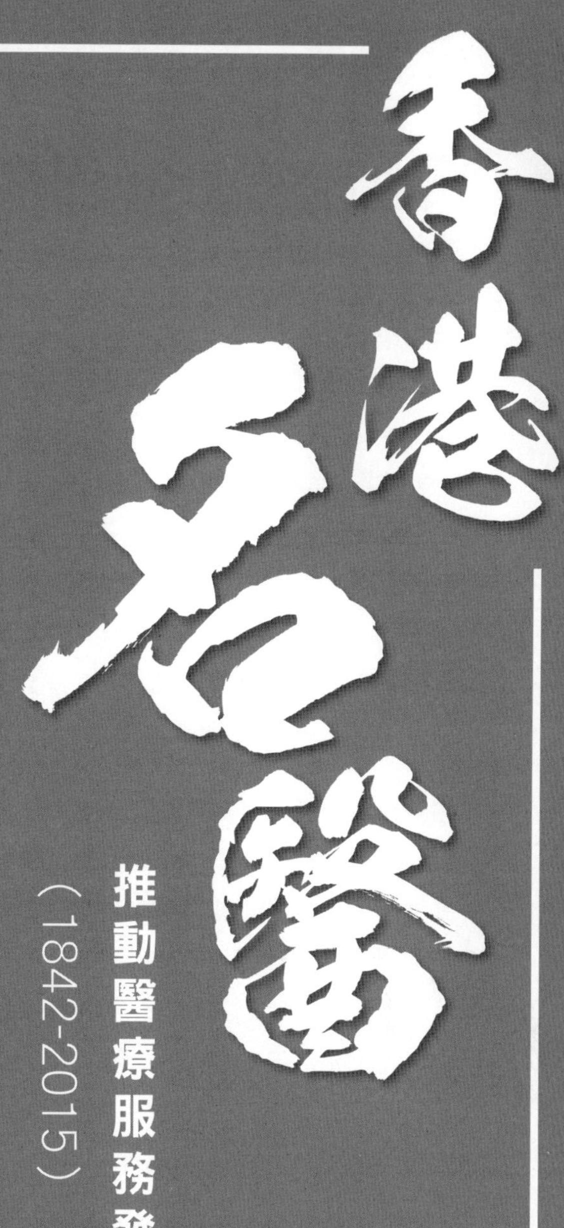

香港名醫

推動醫療服務發展的人物（1842-2015）

黃大偉
陳慕華 著

萬里機構

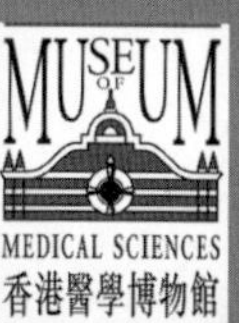

序

香港醫學博物館學會成立於 1995 年，首要的目標是收集和保存與香港醫學發展有關、具有歷史意義的物品，並在香港醫學博物館展出。第二個目標是促進香港醫學發展史的研究，以及提高公眾對醫學史的興趣。為此，香港醫學博物館組織了文物徑導賞團，並出版有關本地醫學歷史的文章、小冊子和書籍。此外，學會還定期舉辦醫學史及其他醫學專題的講座，以喚起市民對醫學史的興趣，提醒他們注意健康和預防疾病的重要性。

本書的兩位作者經常為香港醫學博物館撰稿，刊登於《香港醫學雜誌》的專欄——「懷舊：香港醫學博物館的文物」。黃大偉醫生曾編輯有關本地醫學史的書籍，包括香港醫學博物館 20 週年紀念刊物——《杏林鴻爪：香港醫學博物館藏品選》。陳慕華教授出版了三本精心研究的香港醫學史專著，涵蓋 1842 至 2015 年的醫學發展。得知兩位計劃撰寫有關歷代名醫的新書，深慶得人，亦熱切期待其研究結果。

本書可能是第一本講述塑造香港醫學發展的醫生，他們的生平和時代。這是一個引人入勝的故事，先賢如何將一個只有簡陋醫療設施的地方變成了今天的樣子——一個與任何西方主要城市一樣擁有先進醫療服務的都會。作為病理科醫生，我自然會被亨特醫生、王寵益教授、侯寶璋教授和紀本生教授等前輩的故事所吸引；他

1941
……
1945

第二部分：二次世界大戰期間（1941 - 1945）

目錄

1945

2015

1842

1941

1945

2015

前言

西醫在香港發展超過 150 年才達到今天的高度，這是一個引人入勝的故事。陳慕華教授著有三本香港醫學史著作，包括：《香港醫學史：1842-1941》、《香港醫學史：1942-2015》和《香港醫學史：門診服務的發展與貢獻》，涵蓋 1842 至 2015 年期間，描述在當時社會、政治和經濟形勢背景下，香港醫學界發生的重大事件。香港醫學博物館學會出版的《瘟疫、SARS 與香港醫學的故事》也採用類似的方法，通過不同的主題來探討香港的醫學史，其中包括傳染病和結核病的控制，以及醫院和醫學教育發展的章節。

歷史事件通常由多種力量，如政治、經濟和社會變革在特定時間和範圍內發生驅動作用。然而，我們認為人的因素在塑造歷史事件方面同樣重要。本書以不同的角度，講述香港環境衞生和醫療保健事業的發展史——以傑出人物為着眼點，為香港這段非凡的醫學史增添層次和色彩。這些人物理應包括醫生、護士、專職醫療人員，以及不應僅被視為被動接受治療的病人。鑑於本書篇幅所限，我們只能聚焦於已去世的醫生，記述他們如何開創和籌劃香港的醫療衞生服務，令它發展壯大。

雖然這些醫生來自不同的背景，生活在不同的時代，從事不同的醫學專科，但他們在幾個方面卻驚人地相似：對服務社區的奉獻精神，為實現目標而不懈努力；在逆境中的堅持，讓他們在香港醫學史上留名。這些人物跨越 150 多年，包括：政府醫療衞生部門的醫生，他們設定基本架構，制定衞生政策，倡導新措施，推動醫療衞生系統向前發展；醫學教育工作者，培訓醫務人才，通過研究，創造新的醫學知識；執業醫生，不僅提供醫療服務，還獻身於教育和社會福利事業。本書中每位醫生的故事都是以他 / 她所處的時代，在面對複雜的政治、社會和經濟背景下講述的。我們還選取了二次世界大戰前後、為數不多的女醫生先驅，描述她們如何爭取進入醫學院和一生的成就。

本書面向醫學生、執業醫生、其他專職醫療人員，以及普通讀者。我們希望這些醫學先驅的故事，能夠引起醫學界讀者對本地醫學史的興趣，並向這些先賢學習。我們也希望初次涉足醫學史的普通讀者能發現它的魅力。這些傑出醫生，從無到有，建立起香港的醫療服務，讓我們擁有先進的醫療基礎架構，足以媲美世界任何一個發達國家。香港人的預期壽命領先世界，可作為前人辛勞的見證。[1] 我們希望在此緬懷和讚頌他們鼓舞人心的一生，並感謝他們的無私奉獻。

香港公共醫療衛生部門在不同時期會被冠以不同的名稱，例如醫務署、醫務衛生署等。我們根據相關期間的稱呼而使用當時的名稱（見附錄）。此外，眾所周知，醫學界因其眾多的專業頭銜而令人困惑，尤其是在使用縮寫形式時。這些頭銜及其縮寫的列表，可以在本書前部的縮寫部分找到。最後，本書採用了許多第一手與第二手資料，這些資料的來源，可以在書後的參考文獻找到。

黃大偉 陳慕華

2023 年 9 月

1 CUHK eNews. January 2021. *Why Hong Kong has the Longest Life Expectancy in the World.* https://www.oal.cuhk.edu.hk/cuhkenews_202101_life_expectancy/; https://www.scmp.com/news/hong-kong/society/article/3181505/hongkongers-are-living-longe

縮寫

AFOM	Associateship of the Faculty of Occupational Medicine
AMMH	Alice Memorial Maternity Hospital
BAAG	British Army Aid Group
Bar-at-Law	Barrister-at-Law
BSc	Bachelor of Science
CBE	Commander of the British Empire
CPD	Chinese Public Dispensary
CStJ	Commander of the Order of the Most Venerable Order of the Hospital of Saint John of Jerusalem
CUHK	The Chinese University of Hong Kong
DGO	Diploma of Gynecology and Obstetrics
DIH	Diploma of Industrial Health
DMRD	Diploma in Medical Radio-diagnosis
DPH (Cantab)	Diploma of Public Health (Cambridge)
DPM	Diploma of Psychological Medicine
DSc	Doctor of Science
DSSc	Doctor of Social Science
DTM&H (Cantab)	Diploma of Tropical Medicine and Hygiene (Cambridge)
ED	Efficiency Decoration
FACS	Fellow of the American College of Surgeons
FACOM	Fellow of the American College of Occupational Medicine
FACR	Fellow of the American College of Radiologists
FAMS	Fellow of the Academy of Medicine (Singapore)
FANZCA	Fellow of the Australian and New Zealand College of Anesthetists
FFARACS	Fellow of the Faculty of Anesthetists of the Royal Australasian College of Surgeons

FFARCS	Fellow of the Faculty of Anesthetists of the Royal College of Surgeons
FFCM	Fellow of the Faculty of Community Medicine
FFOM	Fellow of the Faculty of Occupational Medicine
FHKAM	Fellow of the Hong Kong Academy of Medicine
FHKCA	Fellow of the Hong Kong College of Anesthesiologists
FHKCFP	Fellow of the Hong Kong College of Family Physicians
FHKCGP	Fellow of the Hong Kong College of General Practitioners
FHKCP	Fellow of the Hong Kong College of Physicians
FHKCR	Fellow of the Hong Kong College of Radiologists
FRCA	Fellow of the Royal College of Anesthetists
FRACMA	Fellow of the Royal Australasian College of Medical Administrators
FRACP	Fellow of the Royal Australasian College of Physicians
FRCOG	Fellow of the Royal College of Obstetricians and Gynecologists
FRCP	Fellow of the Royal College of Physicians
FRCPath	Fellow of the Royal College of Pathologists
FRCPsych	Fellow of the Royal College of Psychiatry
FRCPS	Fellow of the Royal College of Physicians and Surgeons of Canada
FRCR	Fellow of the Royal College of Radiologists
FRCRA	Fellow of the Royal College of Radiologists of Australasia
FRCS	Fellow of the Royal College of Surgeons
FRS	Fellow of the Royal Society

FRSM	Fellow of the Royal Society of Medicine
FRSTMH	Fellow of the Royal Society of Tropical Medicine and Hygiene
GCMG, KCMG	Knight Grand Cross (GCMG); Knight Commander (KCMG) of the British Most Distinguished Order of Saint Michael and Saint George.
GMC	General Medical Council
HKCGP	Hong Kong College of General Practitioners
HKCFP	Hong Kong College of Family Physicians
HKCM	Hong Kong College of Medicine
HKMA	Hong Kong Medical Association
HKMMS	Hong Kong Museum of Medical Sciences
Hon. LLD	Hon Doctor of Laws
HKU	The University of Hong Kong
ICAC	Independent Commission Against Corruption
ICD	International Classification of Diseases
ISO	International Organization for Standardization
JP	Justice of the Peace
KBE	Knight Commander of the British Empire
KCR	Kowloon-Canton Railway
KStJ	Knight of the Order of the Most Venerable Order of the Hospital of Saint John of Jerusalem
LMSH	Licentiate of Medicine and Surgery, Hong Kong College of Medicine
LRCS	Licentiate of the Royal College of Surgeons
LRCP	Licentiate of the Royal College of Physicians
LRFPS	Licentiate of the Royal Faculty of Physicians & Surgeons
MA	Master of Arts

MBBS, MBChB, BMBCh	Bachelor of Medicine and Bachelor of Surgery
MBE	Member of the Order of the British Empire
MBS	Medical Benevolent Society
MC	Military Cross
MCHC	Maternal and Child Health Centers
MD	Doctor of Medicine
MBCM	Bachelor of Medicine and Master of Surgery
MRCP	Member of the Royal College of Physicians
MRCS	Member of the Royal College of Surgeons
NGO	Non-governmental Organization
NPC	Nasopharyngeal Carcinoma
OBE	Officer of the Order of British Empire
PCMO	Principal Civil Medical Officer
PRC	People's Republic of China
PSM	The Most Esteemed Order of Loyalty to the Crown of Malaysia
R&D	Research and Development
RCPE	Royal College of Physicians of Edinburgh
SARDA	Society for the Aid and Rehabilitation of Drug Abusers
SBS	Silver Bauhinia Star（銀紫荊星章）
TB	Tuberculosis
TCM	Traditional Chinese Medicine
WMA	World Medical Association
WONCA	World Organization of Family Doctors

緒論

鴉片戰爭後，香港於 1842 年被割讓給英國。對外國人來說，這是一個非常不健康的地方。不少駐軍患上可能是瘧疾引起的「香港熱」，可以執勤的士兵寥寥無幾。1850 年左右，殖民地醫官在租來的房子開辦了國家醫院（Government Civil Hospital），以便集中一個地方照顧所有病人。政府對這個新城市的衞生狀況關注不足，香港衞生差劣的惡名因而遠播。1894 年，可怕的鼠疫終於降臨這座城市，造成數千人死亡。這場駭人聽聞的疫症敲響了警鐘，當局不得不對公共衞生基礎設施進行全面改革。從此，醫療衞生服務逐漸改善。今天，香港市民都很長壽，人均壽命居世界前列，醫療衞生服務水平與發達國家相近。

本書分為三個時期——二次世界大戰前（第一至六章）、戰爭期間（第七章）和戰後（第八至十三章）。人物按不同的身份類別劃分：醫務傳教士、政府醫療衞生機構的醫生、醫學教育工作者、私人醫生和女醫生。

第一章描述香港割讓給英國後不久，醫務傳教士將西醫引入香港。兩名醫務傳教士，倫敦傳道會（London Missionary Society, LMS）的雒魏林（William Lockhart）和合信（Benjamin Hobson），分別於 1842 年和 1843 年抵達香港。雒魏林在灣仔摩理臣山興建了傳道會醫院，而合信則在雒魏林離港後繼續經營該醫院。由於缺乏資金，醫院於 1850 年代初期關閉。30 年後，醫務傳教士重返香港，為華人創辦了雅麗氏紀念醫院和香港西醫書院（Hong Kong College of Medicine, HKCM），在傳播西醫方面發揮了重要作用。在他們的努力下，西醫逐漸為香港華人所接受。

香港醫療衞生發展的基石在於公共醫療衞生服務的建立，政府首先任命一名殖民地醫官，負責為公務員、警察和囚犯提供醫療保健服務。那時候，殖民地醫官既是臨床醫生又是行政人員，正如第二章有關艾爾斯（Philip Burnard Chenery Ayres）醫生的描述那樣。

他為改善香港的衛生狀況，長期努力不懈，但政府直到 1894 年的瘟疫肆虐之後，才意識到公共衛生的重要性，並着手改善。艾爾斯的繼任者是艾堅信（John Mitford Atkinson），他的新頭銜是首席民事醫務官（Principal Civil Medical Officer），而克拉克醫生（Francis Clark）則是首任衛生醫官，他們肩負改革香港醫療和衛生服務的艱鉅任務。1902 年，第一位政府細菌學家亨特（William Hunter）的任命，以及細菌學檢驗所的成立都是鼠疫後為了抗擊鼠疫和其他傳染病的新措施。在 1930 年代，當衛寧敦（Arthur Wellington）成為醫務衛生總監時，他重組了政府醫療服務的架構。到了二次世界大戰初期，香港政府的醫療衛生服務在這些勤懇、敬業的醫生和行政人員的努力下，得到較為完善的發展。

第三章講述了三組人，在 1887 年通過建立雅麗氏紀念醫院和香港西醫書院（HKCM），共同致力於培育年輕華人西醫，以便在當地普及和傳播西醫。首先，LMS 的傳教士捐贈土地，用於建造雅麗氏紀念醫院。LMS 還任命醫務傳教士譚臣（J. C. Thomson）為醫院的院長。第二，捐資興建醫院以紀念其夫人的何啟醫生，以及負責籌集醫院運營資金的其他華人精英。第三，香港的私人執業醫生，為醫院的病人義務診治，並為西醫書院的學生授課，其中包括當時社會上頗有名望的白文信（Patrick Manson）、康德黎（James Cantlie）和佐敦（Gregory Jordan）。HKCM 培養了 60 名畢業生，但他們的執照不被英國醫務委員會認可，不能在香港行醫。最終他們成為政府僱員為香港服務；其中一位，本章提到的何高俊醫生，是街坊醫生的楷模，他在華人公立醫局（Chinese Public Dispensary, CPD）工作，為灣仔居民服務多年。

HKCM 併入香港大學（HKU）成為其醫學院，迎來了另一批來自英國的醫學教育工作者。第四章，介紹港大不同時期的全職教授，包括：狄比（Kenelm Digby）（解剖學、外科）、安爾（H.G.

Earle)(生理學)、王寵益(病理學)、安達臣(John Anderson)(內科)和托定咸(Richard Tottenham)(婦產科)。他們為新醫學院奠定基礎。與西醫書院的畢業生不同,港大醫學院的畢業生得到英國醫務委員會的認可,可以在香港執業。

20 世紀之前,歐籍醫生是私營醫療的主力,主要服務洋人。1920 年代後,西醫書院和港大的畢業生才成為私營醫療的重要力量;有兩個重要事件顯示本地華人醫生的影響力增加:第一,香港中華醫學會成立;第二,華人醫生開辦第一家私立醫院——香江養和園;養和園後改建為養和醫院,至今仍然營運。二戰前的醫學畢業生中,有三位熱心公益的私人醫生,除了醫療服務外,還為教育和社會福利等公共服務做出了巨大貢獻。他們是第五章中描述的李樹芬醫生、胡惠德醫生和蔣法賢醫生。

第六章介紹的女醫生,在本地醫學界出現較晚。西比醫生(Alice Hickling,婚前姓 Sibree)是香港第一位女醫生;她於 1904 年從英國抵港,在雅麗氏產科紀念醫院工作,期間引入了西方的接生方法。她亦是香港母嬰保健服務的先驅。1921 年賴寶川入讀香港大學,成為首位醫科女學生。何綺華於次年春天入學,於 1927 年畢業,她是第一位醫科女畢業生。這三位女醫生都專攻婦產科,對女醫生來說,這是一個為社會認可的領域。

日軍於 1941 年 12 月侵港,港府向日軍投降後,醫療體系崩潰。所有歐籍醫生,包括許多政府醫生和大學醫科教授都被關押在平民或戰俘拘留營中,許多本地醫生逃往中國大後方。第七章所記述的三位傑出歐籍醫生,在此困難時期選擇了不同的道路,以不同的方式為香港服務。戰前的醫務總監司徒永覺(Percy Selwyn-Clarke)醫生,儘管面對被指控通敵的風險,還是選擇留任,以維持基本的公共衛生服務。香港大學生理學教授賴廉士(Lindsay Ride)從戰俘營逃到中國,在那裏成立英軍服務團(British Army Aid

Group，BAAG）。王國棟（Gordon King）教授在被送進拘留營前，秘密離開港大臨時醫院，逃到中國後方，在內地幫助港大學生繼續學業。

戰後，診斷技術快速發展，新藥也大增。抗生素的出現徹底改變了傳染病的治療，包括肺結核。能有效治療精神病的藥物面世，讓精神病的治理發生了重大的範式轉變。與此同時，香港在許多方面都經歷了轉變，包括：人口、人口結構、經濟狀況、生活方式和疾病模式。戰後不久，人口暴漲，令香港所有的社會服務不堪重負。隨着香港從轉口港轉變為製造中心，經濟在 50 年代後期有所改善，並在 60 年代後期真正騰飛。社會日益富裕，提升了生活水平，也帶來更好的食物。這反過來改變了疾病模式，非傳染性疾病在 20 世紀 70 年代初，取代傳染病成為對健康的主要威脅。二戰後，對醫療衞生事業發展產生重大影響的醫生們也按戰前的同一類別劃分，在餘下的章節分別介紹。

第八章介紹的醫生都是政府醫療衞生部門的首長，包括：楊國璋（1952 - 57 年）、蔡永業（1970 - 76 年）和李紹鴻（1989 - 94 年）。楊國璋是首位華人醫務衞生署署長，在他的領導下，克服了許多流行傳染病。蔡永業在 1970 年上任後，面對快速發展的香港，重組了醫院服務，以滿足日益增長的需求。在醫務衞生署重組為醫院事務署和衞生署兩個部門後，李紹鴻成為首任衞生署署長，他提倡基層醫療保健。

政府也在戰後發展公立醫院的專科服務。除了傳統的醫學分支，如內科、外科、婦產科、兒科和骨科，隨着醫學知識的進步和技術的創新，新的專科也應運而生。第九章講述了這些先驅的精彩故事，包括：放射診斷和放射治療（何鴻超醫生）、精神健康（葉寶明醫生）和麻醉學（聶守德醫生）。他們從無到有，發展各自的專科，讓香港的水平能與發達國家看齊。

在第十章，我們總結了戰後大學的成就，教授們如何重建師資隊伍和開拓新專業領域。他們包括：病理學的侯寶璋教授（1947 - 60 年）和紀本生教授（James Gibson, 1963 - 83 年）；內科的麥花臣教授（A. J. S. McFadzean, 1949 - 74 年）和達安輝教授（1975 - 94 年）；骨科的侯信教授（Arthur Hodgson, 1961 - 75 年）和外科的王源美教授（1964 - 82 年）。他們擴大了學系，增加了新的亞專科，為患者引進最新的臨床服務，並為研究生提供培訓機會。在他們各自的研究領域，每個人都把香港推上了世界醫學的舞台上。

戰後，兩間大學的醫學院，培養出越來越多的畢業生，私人執業醫生的數量也有所增加。第十一章介紹的三位傑出私家醫生，包括：李仲賢、羅理基（Alberto Rodrigues）和方心讓都為醫療服務的發展做出巨大貢獻。李仲賢創立了全科醫學學院（後更名為家庭醫學學院），以提高全科醫生的水平。羅理基和方心讓是專科醫生，他們都曾是立法局和行政局的議員，在戰後的頭 30 年就醫療服務的發展向政府出謀獻策。

今天，香港兩所大學的醫學院，錄取的女生比男生可能會略多一些（2020 年的男女比例為 1.18：1），女醫生在骨科和心臟外科等傳統上以男性為主的專科，也有一定的代表。直到二戰後，女醫生才有機會晉升到更高的學術或專業職位。第十二章的兩位女主角是田綺玲教授（Elaine Field）和秦惠珍教授。田綺玲教授創立了港大兒科學系。土生土長的秦惠珍教授接替王國棟教授，成為港大首位婦產科女教授。秦惠珍提高了贊育醫院和香港的產科服務水平。

雖然傳教士醫生將西醫引入香港，但他們的作用逐漸減弱（見第十三章）。巴治安（Edward Paterson）醫生在戰後加入那打素醫院時，是 LMS 100 多年來華醫務傳教士中的最後一位。他建造了夢想中的醫院，一間「沒有圍牆的醫院」——香港基督教聯合醫院。聖高隆龐修女 1949 年應邀到香港，管理律敦治療養院，她們領導香港抗擊結核病的工作。巴治安和聖高隆龐修女分別於 1989 年和 2015 年離開香港，結束了香港醫務傳教士的重要一章，也是本書的終章。他們 150 多年來無私奉獻，為香港市民辛勤工作，將載入我們的醫學史冊，讓人們永遠銘記。

這本關於歷代名醫的書，關注的是人的因素，這是除了社會、政治和經濟因素之外，推動醫療衛生服務發展最重要的力量。除了醫療服務外，這群傑出的醫生在醫學教育、研究和制定醫療保健政策方面，也扮演一定的專業角色，對推動香港醫療事業的發展，起到舉足輕重的作用。

1842

第一部分

William Lockhart *Benjamin Hobson*

Francis Clark *William Hunte*

Patrick Manson *Gregory Paul Jordan*

Li Shu Fan *James Cantlie*

John Anderson *Richard Edward Tottenhar*

Tseung Fat Im *Alice Hickling*

1941

1945

2015

Philip Burnard Chenery Ayres　John Mitford Atkinson

Arthur Robartes Wellington　John Christopher Thomson

Ho Ko Tsun

【二次世界大戰前】

1842 to 1941

Ho Kai

Kenelm Hutchinson Digby　Wang Chung Yik

Herbert Gastineau Earle　Woo Wai Tak Arthur

Eva Ho Tung　Lai Po Chuen Pauline

1842

1941

第一章

醫務傳教士：把西醫傳入香港

西醫傳入中國是一個集合了信仰、慈善和奉獻的故事。這些傳教士，尤其是來自歐洲和北美的醫務傳教士，試圖透過醫療服務將基督教引入中國。儘管基督教早在公元 635 年就傳入中國，此後斷斷續續，但從未真正紮根，直到 19 世紀，由於西方世界三種因素的結合——大學教育、基督徒的個人覺醒以及宣教服務的召喚，大量傳教士抵達中國。[1] 在英國本土，福音派的復興，恰逢大英帝國的帝國主義擴張，導致海外傳教活動大增。

19 世紀初，幾位醫務傳教士來到中國。其中，來自美國的傑出醫生伯駕（Peter Parker），於 1835 年在廣州開設了一家主要施行眼科手術的醫院。醫務傳教士的目的，是通過治癒病人，同時培養互信和友誼，將基督的福音介紹到中國。香港在 1842 年成為殖民地後，通常的角色只是進入中國的門戶，而不是一個傳教點。本章專門介紹，兩位最先來到香港的醫務傳教士的工作。1842 年，倫敦傳道會（London Missionary Society, LMS）的雒魏林（William Lockhart）抵達香港，並建造了醫務傳道會醫院（Medical Missionary Society Hospital）。他的繼任人合信（Benjamin Hobson），幾年後也離開香港去了中國。醫院維持的時間不長，1853 年因資金困難關閉。

1 Robin Boyd, *The Witness of the Student Christian Movement* (London: Society of Promoting Christian Knowledge, 2007), 1.

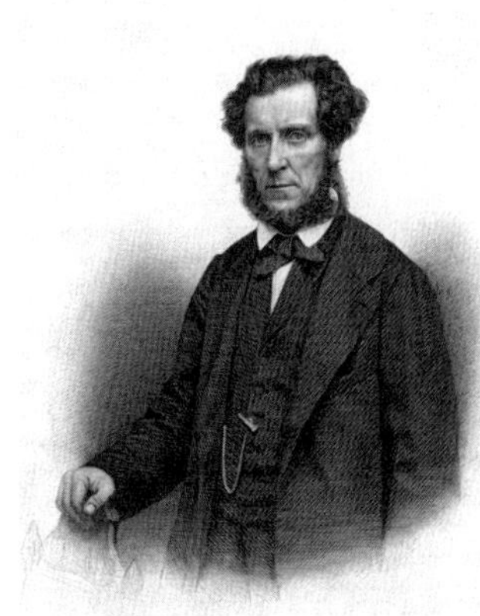

1811-1896

雒魏林

William Lockhart

MD, MRCS

圖片來源：
Wellcome Collection. Attribution 4.0 International（CC BY 4.0）

雒魏林是第一個踏足香港的醫務傳教士。他出生在利物浦（Liverpool），曾在倫敦（London）的蓋伊（Guy's）醫院和都柏林（Dublin）的希思（Heath）醫院受訓。在成為英國皇家外科醫學院的院員（MRCS）後，他加入了 LMS，並於 1839 年抵達澳門。在澳門，雒魏林重開因伯駕回廣州而關閉了的醫院。不久，英國因準備第一次鴉片戰爭而撤僑，雒魏林也不得不離開澳門。接下來的兩年，雒魏林在巴達維亞（Batavia）（今雅加達，Jakarta）、廣州和舟山學習中文。1841 年他從舟山撤離，返回澳門。1842 年，他奉命經香港返回舟山。此時，香港因第一次鴉片戰爭而被割讓給英國。他被留在香港，負責監督 LMS 計劃興建的新醫院——醫務傳道會醫院。雖然雒魏林是第一個抵達香港的醫務傳教士，但他並沒有在當地行醫，因為在醫院建成後，LMS 指示他繼續前往中國執行更重要的任務。雒魏林隨後在中國各地，包括上海和北京，建立了多家醫院。

從事醫務傳道工作 20 年後，他寫了一本書，[2]《醫務傳教士在中國：二十年經歷的記敘》。[3] 他得出的結論是，醫療和傳教工作不應該由同一人執行，因為醫生很難找到時間來「拯救靈魂」。

2 G. H. Choa, *"Heal the Sick" was their Motto. The Protestant Medical Missionaries in China* (Hong Kong: The Chinese University Press,1990), 24–25.

3 William Lockhart, *The Medical Missionary in China: A Narrative of Twenty Years' Experience* (London: Hurst and Blackett, 1861).

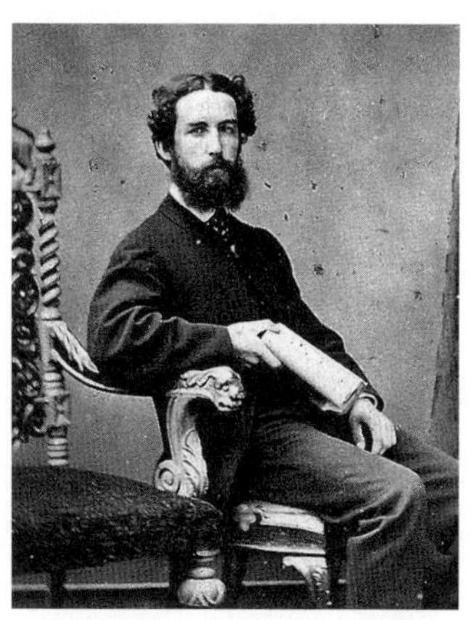

1816-1873

合信

Benjamin Hobson

MB, MRCS

圖片來源：
Wellcome Collection. Attribution 4.0 International（CC BY 4.0）

下一位來到香港的醫務傳教士是合信，他是倫敦大學的傑出畢業生，獲頒醫學士學位，並且是英國皇家外科醫學院的院員（MRCS）。他於 1839 年 12 月抵達澳門，以 LMS 醫務傳教士的身份，主理那裏的一家傳教醫院。[4] 1843 年雒魏林離開香港時，合信奉命關閉澳門的醫院，並將設施搬至香港新落成的醫務傳道會醫院。這家擁有 42 張病床的醫院，位於灣仔摩利臣山（Morrison Hill），馬禮遜教育協會在此也建立了一所學校。三年後，合信因妻子患上間歇性發熱而回到英國休假。在回英的船上，她不幸去世。1847 年回港前，他娶了馬禮遜的女兒，馬是第一位到澳門的新教傳教士。然而，回港後不久，合信被調往廣州，就此告別了醫務傳道會醫院。在廣州，他在沒有外國人進駐的金利埠開了一家醫院。1854 至 1855 年間，廣州因清兵與太平天國叛軍交戰而被圍困。合信被迫離開，前往上海。他離開得正好，因為金利埠的醫院在 1856 年也被大火燒毀。在上海，合信從即將休假的雒魏林手中，接管了一家醫院。合信沒有留在上海太久。他 1859 年離開中國，留在英國直到 1893 年去世。[5]

4 "Obituary, Benjamin Hobson, MB, MRCP," *Brit Med J*, (29 March 1873): 355.
5 Choa, *"Heal the Sick" was their Motto*, 26.

合信在香港和中國居留的時間雖短暫，且當時政治環境非常不穩定，他仍取得了很大的成就。他是一位非常成功的臨床醫生，治療了各種在香港極為普遍的眼部疾病。他描述了諸如跗眼炎、慢性眼炎、倒睫（睫毛內翻）、眼瞼內翻、角膜混濁和血管增生等眼部疾病。這些病況可能是沙眼（Trachoma）的不同表現。沙眼現在已知是由衣原體（Chlamydia）感染引起，是一種高度傳染性的的疾病。合信正確地指出，感染源於中國剃頭匠在日常「洗眼」過程中，將下眼瞼外翻，並用象牙或竹製器具刮擦，因而經由一個人傳染給另一個人。[6] 合信用「銀硝酸鹽蒸餾水溶液、次醋酸鉛及銅和鋅的硫酸鹽的強溶液」治療衣原體感染。在抗生素出現之前，含有 1% 硝酸銀和 1/4% 硫酸銅溶液的藥物，是治療沙眼感染的標準方法。合信為白內障患者施手術，25 例中 11 例完全成功，12 例部分成功，2 例失敗。和其他醫務傳教士如伯駕一樣，合信也為疝氣、大蒂腫瘤，甚至乳癌患者進行手術，在部分患者中取得了顯著的成功。合信在給 LMS 的第二份報告中，詳細描述了痲瘋病，乃至患者的明顯毀容，以及當時缺乏有效的治療。[7] 他也為香港的兒童接種牛痘，用的是從英國帶來的疫苗，且甚少引起嚴重反應。[8] 中國很早就有種痘，但用的是活性天花病灶的材料，有時接種後會導致致命的天花感染。

合信更重要的貢獻是在醫學教育，主要在出版他用中文寫成的醫學書籍，而不在教導醫學生。受過科學訓練的合信，認為中醫沒有科學依據，他希望帶給香港和中國一個合理的醫學體系。他教

6 Ibid., 38–39.

7 Ibid., 50.

8 Marilyn Laura Bowman, *James Legge and the Confucian Classics. Brilliant Scot in the Turmoil of Colonial Hong Kong* (Vancouver: Simon Fraser University, 2015), 280.

授年輕助手陳阿斌（Chan Apun）物理、化學、生理學，以及各種疾病的治療和眼科手術。1845 年 5 月 13 日，中華內外科醫學會（China Medico-Chirurgical Society）在香港召開的第一次會議，合信為首任秘書，與會同仁普遍支持培訓當地中醫學習西方醫學。有會員表示，希望有朝一日，能在香港設立一所正規的醫學院。[9] 陳阿斌通過當地一群醫生的考試後，[10] 合信向醫務傳道會委員會請求，准許招收男生參加醫學預科課程，以便他們能在醫院見習。[11] 1846 年，合信回英休假時，他為籌辦醫學院募集了大約 300 英鎊。回港後他的希望落空了，因為支持該項目的當地醫生不是離去，就是去世，而馬禮遜教育協會學校的校長，亦已將所有聰明的學生帶到美國繼續學業。[12] 未能實現在香港開辦醫學院的夢想，合信用籌集到的資金在廣州金利埠開辦了一家醫院，並繼續栽培陳阿斌。

儘管在香港受到挫折，他還是寫了六本中文醫學書籍，幫助推動了中國的西方醫學教育。這些書籍，再經中國文士用優雅的中文潤飾，讀起來輕鬆有趣。其中，管茂材最為有名，他本人亦對西醫很感興趣。[13] 六本醫書分別是：1.《全體新知》(*Outline of Anatomy and Physiology*,1851)；2.《博物新編》(*Natural Philosophy and Natural History*,1851)；3.《內科新説》(*Practice of Medicine and Materia Medica*,1858)；4.《西醫略論》(*First Lines of Practice of*

9 Choa, *"Heal the Sick" was their Motto*, 67–68.

10 Hobson, Benjamin." Report of the Medical Missionary Society's Hospital at Hongkong," Chinese Repository 14 (1844):380–381.

11 醫務傳道會於 1838 年在廣州成立，以支持伯駕醫生和眼科醫院。 1845 年，醫務傳道會部分成員赴港，並在香港設立分會。

12 C. T. Smith, *A Sense of History. Studies in the Social and Urban History of Hong Kong* (Hong Kong: Hong Kong Educational Publishing Co.,1995), 299–302.

13 Chuang-Ye Hong, Fu-Mei Wang. Chinese Translation of English Textbooks on Internal Medicine from the 1850s to the1940s. ScienceDirect, *Journal of the Chinese Medical Association 77* (2014): 277–282.

Surgery in the West,1857)；5.《婦嬰新說》(*Treatise on Midwifery and Diseases of Children*,1858) 及 6.《中英文醫學詞彙》(*The Medical Vocabulary in English and Chinese*,1858)。前兩本書在廣州出版，合信於 1855 年左右遷往上海，餘下書籍在上海出版。合信的著作，以其精美的插圖和詳細的解剖圖，得到廣泛流傳，最終傳到日本更為人知。[14]

儘管華人不信任外國人和他們的醫藥，但合信卻贏得當地人的信任。醫務傳道會醫院雖然只有 42 張病床，但有時住院病人多達 85 人。它向中國人提供免費醫療服務，同時宣講福音。1848 年，醫務傳道會醫院由何斯伯醫生（Dr. Henri Hirschberg）繼任，醫院在他的管理下一度蓬勃發展。[15] 醫院因免費治療導致財困，加上未能找到合適的人選來代替求去的何斯伯，因而大約在 1853 年關閉。何斯伯在醫院管理上與 LMS 有分歧，加上一些個人問題因而離職。[16]

近 30 年後，在來自加拿大的楊威廉醫生的推動下，LMS 再次嘗試在香港提供醫療服務。

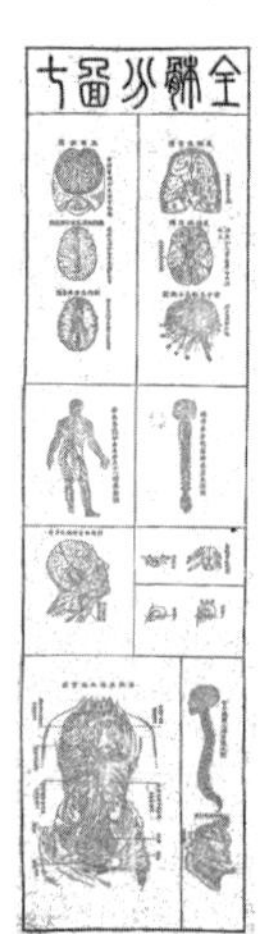

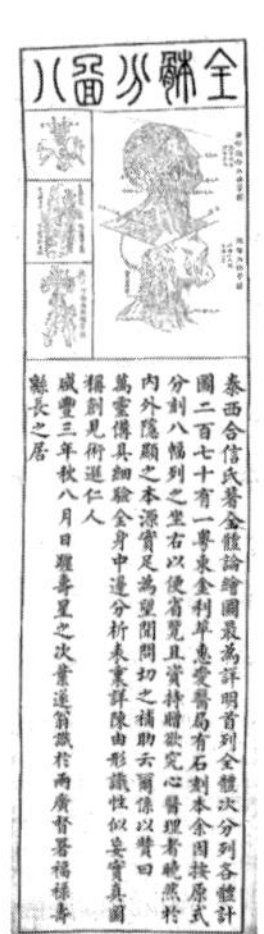

合信《全體新知》

14 S. M. Hillier and J. A. Jewell, *Health Care and Traditional Medicine in China* (London: Routledge and Kegan Paul,1983) 11.

15 T. M. K. Wong, "Local Voluntarism: The Medical Mission of the London Missionary Society in Hong Kong 1842–1923", *In Healing Bodies Saving Souls: Medical Mission in Asia and Africa.* Ed. D. Hardiman, (Amsterdam-New York, Rodopi, 2006), 91.

16 T. M. K. Wong, "Local Voluntarism: The Medical Mission of the London Missionary Society in Hong Kong 1842–1923", 92.

1842

第二章

殖民地醫官和政府醫官：建立香港的醫療、衛生和健康服務

1941

香港開埠初期，管治者並無心提供醫療衛生服務。1842 年，第一次鴉片戰爭後，佔領香港的義律（Charles Elliot）曾希望香港成為「遠東的商業中心」。他宣佈香港為自由港後，不少英國商人從澳門遷往香港，以享受英國的保護和自由貿易。

當時，很多人形容香港為一個「荒島」，只有幾個漁村，人口約 7,000 人。1843 年 6 月 26 日《南京條約》獲得批准後，維多利亞城（The City of Victoria）迅速發展，砵甸乍（Henry Pottinger）成為香港首任總督兼總司令。一座新城市需要相當多的基建，例如道路、房屋和碼頭，可幸有華工從內地湧入香港尋找工作，因此勞動力並不短缺。由於香港是自由港，由誰來支付政費是一個問題；英國商人認為本國政府應該出錢，但英國政府只提供了補助金幾年。結果，政府部門維持在最小規模，留給環境衛生服務的資源幾乎沒有，更遑論醫療服務。不幸的是，由於中國開放其他通商口岸，以及香港周邊海域海盜猖獗，香港未能如義律和砵甸乍所望，發展成為遠東的商業中心。大多數英國商人，除了自身的貿易，還將印度種植的鴉片走私到中國，以增加他們的利潤。直到第一次世界大戰，政府庫房的收入大約 30% 至 50% 來自鴉片貿易，用於環境衛生或醫療服務的資金仍然很少。

儘管如此，維多利亞城還是逐步發展起來。人口從 1842 年大約 7,000 人增加到 1852 年 23,000 人，到 1862 年更上升到 120,000 人左右。由於香港是一個多山的小島，唯有沿着港島北岸的狹長地帶，可以廉價建造房屋。政府鼓勵種族分隔，隨着人口激增，建築用地短缺，原本居住在中區以西的華人，被要求進一步向西及山上遷移，搬到太平山區，把地方讓給遷入香港的歐洲人。政府公然侵犯財產所有權，收回該地區，賣給歐洲人。政府接管了華人所有的地段，理由是他們在 1842 年購入的地段只是臨時的，因為那時《南京條約》還沒有被批准。華人業主被迫遷到太平山區，政府平整了那裏的土地，劃定街道，並免租金五年。[1]

建築用地不足夠，導致華人居住的細小唐樓過度擠逼。缺乏供水和垃圾及污水處理，令當時的香港，特別是太平山區，環境衛生惡劣。傳染病可以迅速傳播，容易成為流行病。的確，早期的香港，各種疾病如「香港熱」（後來證明是瘧疾）、痢疾和其他腹瀉病症肆虐。[2] 這些疾病導致警隊缺勤率高，政府因而聘請了一名殖民地醫官（Colonial Surgeon）來負責香港的醫療衛生。

1843 年，安德森（Alexander Anderson）醫生成為第一位殖民地醫官，但他在一年後辭職，不久就去世了。最初的幾位殖民地醫官，在職不超過一兩年，他們有些在職期間去世，有些因健康不佳而退休。殖民地醫官面臨許多困難，這份工作不僅危險，因要接觸各種傳染病，而且相當辛苦，因為醫生必須騎馬到不同地方，診治大量的病人。那時香港還沒有公立醫院。起初，政府付款給海員醫院（Seamen's Hospital），代為收治生病的公務員和警察。最後，港督同意由政府開辦醫院，因為此舉確實比較省錢。1849 年政府租用一間平房，作為臨時的國家醫院（Government Civil Hospital）。[3]

1 Pottinger to Stanley, 17 July 1843, CO 129/2, 96-99.

2 Moira Chan-Yeung, *A Medical History of Hong Kong, 1842-1941* (Hong Kong: Chinese University of Hong Kong Press, 2018), 18–22.

3 Treasury Chambers on Hong Kong Government Civil Hospital, 9 January 1849, CO 129/31, 69–74.

1859 年，梅利（John Murray）醫生上任為殖民地醫官。他在職 13 年（1859-72 年），打破了前人提早退休和早逝的宿命。醫院搬到另一棟房子（今天的贊育醫院所在地），通風條件好多了，但其他設施則不然。梅利在其任內，成功降低了歐籍居民一直居高不下的死亡率。殖民地醫官的年薪為 600 英鎊，約為總督的八分之一，是香港政務官階梯中最低的。[4] 1872 年，48 歲的梅利決定退休返回英國。[5] 他於 1903 年去世。

殖民地醫官的任命和國家醫院的成立，標誌着公共醫療和衛生服務的開端，這對香港人的健康至關重要。起初，醫療服務僅供洋人使用，因為本地華人不信任西醫；華人生病不去醫院，中醫也不去醫院看病。自 1869 年發生了一宗大醜聞後，事情發生變化。當時，在廣福義祠後面，在幾個用來放棺材的小房間裏，有人發現在死者中，竟然有無人照顧的垂死男子，這件醜聞上了英國媒體，造成震撼。總督麥當奴（Governor Richard Graves MacDonnell，任期 1866-72 年）被迫作出回應，他給當地華人精英一塊土地，建造一所華人醫院。[6] 東華醫院於 1872 年啟用，只用中醫，[7] 廣受當地華人歡迎。

1840 年代，西醫還比較原始，治療手段包括放血、通便和使用砷和汞等重金屬；這些措施通常會導致貧血、電解質流失和中毒，甚至加重患者病情。只有外科手術比較有效，可是在引入消毒技術之前，手術死亡率很高。然而，在 19 世紀下半葉，西方醫學發展非常迅

4 Hong Kong Blue Book, 1845.

5 "Obituary, John Murray," *Brit Med J*, 8 August1903, 339.

6 Lister to Colonial Secretary, 22 April 1869, Report on Tung Wa Hospital, 1896, VI-VII; MacDonnell to Granville, 9 April 1870, CO 129/138/726, 146.

7 *China Mail*, 14 February 1872.

速。致病菌的發現，消毒和麻醉在手術中的應用，以至在分娩時使用消毒劑，顯著降低了外科手術和產婦的死亡率。此外，在 1842 年，埃德溫・翟維克（Edwin Chadwick）發現環境不衛生和過度擠逼是英國人健康欠佳的主要原因。[8] 隨後的立法和改革，改善了衛生和住房條件，英國社會的低下層尤其得益。上述的改進和其他進步，導致了西醫的優越性。

本章介紹的醫生：艾爾斯（Philip Burnard Chenery Ayres）、艾堅信（John Mitford Atkinson）、克拉克（Francis Clark）、亨特（William Hunter）和衛寧敦（Arthur Robartes Wellington），從 1873 年到第二次世界大戰前夕，任職香港政府的醫療衛生部門，他們的任命標誌着醫療衛生服務的進一步發展。他們來到香港時，已具備最新的醫學知識。他們的努力，改善了環境衛生和居民的健康狀況，為香港的現代公共衛生、醫療和環境衛生服務奠定了基礎。

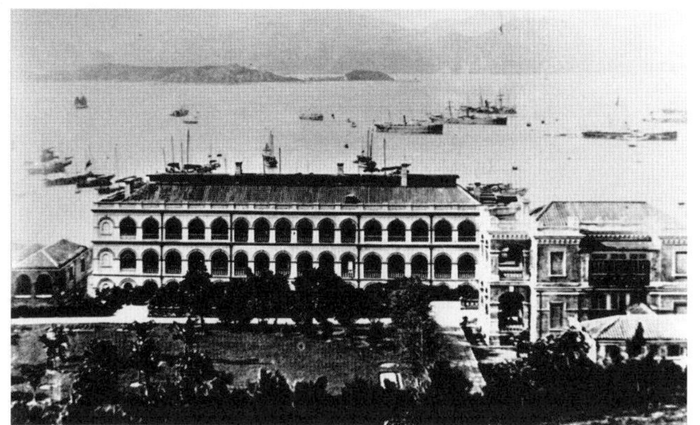

國家醫院 c1910
圖片來源：香港醫學博物館

8 Report on the Sanitary Condition of the Laboring Population of Great Britain, 1842. Accessed on 6 February 2023, https://www.parliament.uk/about/living-heritage/transformingsociety/livinglearning/coll-9-health1/health-02/#:~:text=1842%20Sanitary%20Report,Chadwick%20(1800%2D1890).

1840–1899

艾爾斯

Philip Burnard Chenery Ayres

MD(Lond), MRCS(Eng) and LRCP(Edin), CMG

艾爾斯醫生，是香港第一位在職長達 25 年的殖民地醫官。艾爾斯 1840 年生於英國，是毛里求斯市立醫院首席醫官的長子，先後在倫敦大學和愛丁堡大學接受醫學教育，並獲得醫學博士（倫敦）、皇家外科醫學院院員（英國）和皇家外科醫學院證書（愛丁堡）。1865 年畢業後，他在不同的殖民地，主要是毛里求斯（Mauritius）、印度的孟加拉（Bengal）和阿薩姆邦（Assam），擔任過衛生官員和外科醫生。1873 年，他被任命為香港的殖民地醫官和醫院督察。[9] 作為殖民地醫官，他負責診治國家醫院和性病醫院的病人、生病的公務員、警察和囚犯，並編寫年度醫療報告。由於工資低，他還看私人病人以補貼收入。

作為一個盡責的醫官，艾爾斯在到港後不久，就在總量地官裴樂士（J. M. Price）的陪同下首次踏足太平山區，一個很少官員會涉足的地方。兩人在逐家逐戶探訪後都身染重病，險些喪命。他們發現，雖然維多利亞城乍看比大多數亞洲城市乾淨，但內裏卻藏有非常骯髒的地方。令他大吃一驚的是，城中民居裏養着成百上千隻豬，二三樓的床底下，甚至廚房裏都發現有豬圈。很多住戶領有政府的養豬許可證，儘管他們住所的上層是用薄板建造，而木板之間的空隙很大，可以讓豬尿滴到下面的樓層。地下的租戶無法清洗尿

9 “Obituary, Philip Burnard Chenery Ayres. CMG, MRCS Eng. LRCP Edin, Late Colonial Surgeon and Inspector of Hospitals, Hong Kong,” The Thames Database, taken from an obituary notice of 28 October 1899, printed in *the Lancet*. Accessed on 6 February 2023, http://www.thamehistory.net/people/Ayres.htm

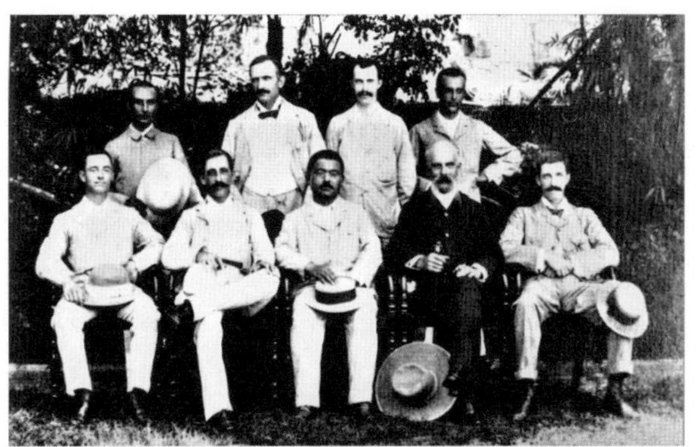

艾爾斯醫生（左 4 坐者），北野柴三郎醫生（中坐者），盧信醫生（左 5 坐者）與抗鼠疫團隊的其他成員，1894。圖片來源：香港醫學博物館（捐贈者——Mrs. F. M. Ashburner 盧信醫生的孫女）

液，因為地面是泥地。上面樓層也無法清洗地板，因為會「淹死」下面的居民。一棟兩三層的唐樓，樓面寬 13 至 16 英尺、深 40 至 60 英尺，經常住上五至十戶人家，他覺得「任何體面的人都會認為連養豬也不適合」。[10]

供水不足，個人清潔無從談起。最底層的華人，女人很少洗澡，男人只洗外露的部分。衣服最多一個月洗一兩次，一般幾個月洗一次。艾爾斯還報告說，太平山區有很多房屋，在地下主屋或廚房都有一口水井。這些水井，總是離排水管或落水管只有一兩英尺遠，未經處理的污水會通過泥土滲透，污染井水。有時候，水的氣味或味道很差，以至於無法飲用。

艾爾斯在 1874 年的年度報告中，如實陳述了所有發現，並警告說：太平山區存在「發生霍亂或傷寒性熱病的一切必要條件；如果種子一旦播下，它們就會有一個順利的開始，」並且「……低下階層的住戶，其骯髒的習慣是眾所周知的，或者在未來幾年，這些瘟疫將成為殖民地的風土病，並可能以惡名昭彰的大流行告終……」艾爾斯撰寫的年報，遭到輔政司的審查，在發送給殖民地部之前，

10 Colonial Surgeon Annual Report for 1874 (Original) in Hong Kong Administrative Report (HKAR), 1879, 25–41.

刪除了評擊環境衛生的有關段落。

艾爾斯作為醫院督察，巡視了東華醫院。他對醫院的衛生狀況和患者的治療非常不滿。他在 1874 年的報告中也有提及這家醫院：「外科病例的治療可見其無知，令人深感遺憾。殖民地政府既然大筆撥款給醫院，應該要求醫院董事留一間病房，給外籍醫生診治病人。」[11]

1881 年，總督軒尼詩（Governor John Pope Hennessy）與駐華及香港英軍司令唐奴雲（E. W. Donovan）將軍發生分歧。唐奴雲反對一項擴大可建華人房屋地段的法例，因為這些房屋通常既髒又不衛生。他引述了艾爾斯 1874 年的原始報告，該報告的突然重現，驚動了殖民地部。殖民地部因此派埃德溫・翟維克（Edwin Chadwick）之子，衛生工程師奧斯拔・翟維克（Osbert Chadwick）前去評估香港的衛生狀況。老翟維克在英國響有大名，因他指出居住環境衛生差與健康不良、貧窮以及高死亡率之間的關聯。奧斯拔・翟維克 1882 年的報告，[12] 證實了艾爾斯 1874 年對太平山區不衛生狀況的描述，並為香港的衛生改革提供了藍圖。

在翟維克訪問之後的十多年裏，香港的總督和殖民地行政官的在任時間都太短。[13] 政府儘管知悉問題嚴重，但改革並未付諸實施。翟維克的建議被束之高閣，衛生狀況幾乎沒有改善。在 1893 年的一次房屋視察後，艾爾斯在年度報告中感嘆，毫無寸進，前途無望：「地板上散發着污穢的氣味，排水系統非常糟糕，氣味難聞。有的房子存有黑洞，洞裏滿是腐爛了的肉、脂肪和骨頭，其中一個還

11 Colonial Surgeon Report 1874, Tung Wa Hospital, Hong Kong Blue Book, 1874.
12 Chadwick, O., Report on the Sanitary Condition of Hong Kong, CO 882/4, Hong Kong Government, 1882, 1–59.
13 Chan-Yeung, *A Medical History of Hong Kong, 1842–1941*, 125–27.

長滿了蛆蟲。惡臭難忍。我發現『這些房子』的狀況，和我 20 年前報告中所寫的一樣。」[14]

1894 年，艾爾斯早已預見的「惡名昭彰」的大流行，終於以摧枯拉朽之勢降臨香港。這場可怕的瘟疫奪去大約 2,550 人的生命，染病的居民不計其數。由於近一半人口在疫情期間，離開香港前往內地，因此無法確定受影響的總人數。在接下來的 30 年裏，鼠疫幾乎每年都會困擾香港，而最後的鼠疫病例報告是在 1929 年。[15]

1894 年，香港人口約有 24 萬，政府只有四名全職醫生和一名兼職醫生。疫情期間，國家醫院院長艾堅信醫生在英國休假，監獄長當時是全職醫官，但無法照顧在國家醫院的病人。港口衞生官屬兼職醫生，由於港口工作繁忙，也無法照顧鼠疫患者。鼠疫患者主要由艾爾斯醫生和國家醫院助理院長盧信（James Lowson）醫生診治。[16] 陸軍和海軍各借調了一名醫生來幫忙。1894 年大流行結束時，艱鉅的工作和焦慮，讓艾爾斯和盧信疲憊不堪，之後兩位醫生都休假去了。艾爾斯休假返港一年後，於 1897 年退休，原因是健康一直欠佳。

艾爾斯除了醫治警察和公務員，還肩負維持公共衞生的責任，此外還以不同方式為香港的醫療衞生服務做出貢獻。按照 1867 年《傳染病條例》的規定，他要為妓院的妓女定期體檢，[17] 此項法令旨在減低海陸軍士兵以及市民的性病高發生率。該條例只適用於為外國人服務的妓院，而不規限服務華人的妓院，因為華人妓女抗拒接

14 Colonial Surgeon Annual Report for the year 1893, Hong Kong Sessional Papers (HKSP) 1894, 364.

15 Colonial Surgeon Annual Reports 1894–1929, HKSP, 1895 to1930.

16 Medical Committee Report, HKSP 1895, 549 (i) and (ii).

17 Contagious Disease Ordinance 1867, Historical Laws of Hong Kong Online, accessed on 6 February 2023, https://oelawhk.lib.hku.hk/items/show/237.

受外國醫生的檢查。在定期檢查中發現有性病的妓女，會被送往性病醫院接受治療，直到「痊癒」。當時，最常見的性病是梅毒和淋病。由於尚未發現致病菌，因此沒有確診的方法。儘管如此，由於他工作用心盡責，警察和軍隊中性病的流行率大大降低。同樣在妓院的妓女中，性病的流行率也降低了。到新的性病醫院在 1878 年落成時，許多床位因此都空着。當臨時國家醫院被部分燒毀時，與其建造新醫院，艾爾斯建議政府將新的性病醫院轉變為新的國家醫院。[18]

艾爾斯在其悠長的公務生涯期間，建樹良多，包括建造正規「瘋人院」(當時對精神病院的稱呼)，分別收容華籍和歐籍的精神病患者。他還見證了殖民地獸醫的任命和疫苗研究所的建立，足以維護民康。[19] 國家醫院於 1889 年從倫敦的醫院，招來了第一批訓練有素的護士，[20] 大大提高了住院病人的護理水平。

與流行的看法不同，成立負責維多利亞城衛生的潔淨局(Sanitary Board)，是源於艾爾斯而不是翟維克的建議。翟維克只要求重組衛生人員，並合理化指揮系統。潔淨局根據 1883 年第 7 號條例成立，最初的成員只有官員，包括：華民政務司、殖民地醫官、警察總監、衛生督察，以及身為主席的總量地官。1886 年，增加了四名非官守成員。1888 年，它根據 1887 年公共衛生條例重組，增加了兩名非官守成員，由艾爾斯擔任主席。經過 1894 年的瘟疫，因應不同地方勢力的訴求，1887 年公共衛生條例的許多規定已被淡化，令他對潔淨局越來越失望。他提出了强烈批評：「至於潔

18 Colonial Surgeon Annual Report 1878, The Lock Hospital, HKSP, 1879.
19 "Obituary, Philip B.C. Ayres, CMG, MRCS," *Br Med J*, 2 (1899): 1140.
20 Colonial Surgeon Annual Report for 1890, Government Civil Hospital, HKSP, 1891, No 27/91, 328.

淨局……它似乎很快又淪落到『甚麼都不做』的原則，直到非官守議員得到他們所要求的一切。他們自詡為公眾代表，而實際上只是代表一小部分人。因此，改革的必要性實在彰彰明甚。」[21]

1894 年的瘟疫結束後，政府成立委員會檢討醫務署和潔淨局的運作，艾爾斯根據調查的建議，努力重組這兩個機構。[22] 結果，政府任命第一位衛生醫官克拉克（Francis Clark）醫生。艾爾斯也是第一位殖民地醫官，建議為貧窮的華人提供醫療服務，但華人公立醫局在他退休多年後才成立，由西醫書院畢業生免費診治。[23]

艾爾斯聲稱鴉片無害，引起非議。他在年度報告中寫道：「從監獄囚犯的實驗可見，吸食鴉片的人不會因停用鴉片而出現斷癮症狀，只有大量吸食鴉片才會上癮。」[24] 很不幸，這給人艾爾斯贊成吸食鴉片的印象。其實不然。他發現，鴉片成癮比歐洲人中酒精成癮所產生的社會和醫療問題要少，酗酒者最終被關進監獄或瘋人院的情況並不少見。艾爾斯的觀點讓他成為所有試圖禁止鴉片貿易的傳教士的敵人。[25]

殖民地醫官及其同僚，在殖民地行政層級中工資最低，工作時間最長，一天中沒有屬於自己的時間。艾爾斯寫道：「不管醫生值

21 H.W. Wylie, "Colonial Surgeon Extraordinary—the Era of Dr P. B. C. Ayres, CMG," *The Bulletin-Journal of the Society of Medical Officer of Health Hong Kong*, 1 (1969): 9 –19.

22 Minutes on Reorganization of the Medical Department and Sanitary Board, Colonial Office, 18 May 1895, CO 129/267/163, 407 – 416.

23 Robinson to Knutsford, Registration of Births and Deaths, 23 September 1892, Enclosed in Colonial Surgeon to Colonial Secretary, Public Dispensaries, 16 August 1892, CO 129/256/280, 212–15.

24 Colonial Surgeon Annual Reports for 1882 in Hong Kong Blue Book 1882 and 1887 to 1893 in HKSP 1888 to 1894.

25 H.W. Wylie, "Colonial Surgeon Extraordinary—the Era of Dr P. B. C. Ayres, CMG," *The Bulletin-Journal of the Society of Medical Officer of Health Hong Kong*, 1 (1969): 9 -19.

班的時間有多長，大家仍期望他精神奕奕，笑容可掬，態度溫文有禮，富同情心，在處理病人時手法輕柔而熟練。醫生可能已經超過24 小時沒睡覺，並為眾多病人感到非常焦慮和擔憂。但從政府而下，談到薪金，醫生總是最後才被考慮。但用得上他時，大家會很焦急地尋人，沒有比他的到臨，更令人高興和欣慰。」[26] 這段話，頗能引起當時乃至今天許多醫生的共鳴。

香港要感謝艾爾斯醫生，特別是他對環境衞生的執着。他不斷熱心呼籲環境衞生的重要性，最終帶來了改革。1896 年，他在自己任內最後一份年報中寫道：「我所有的報告都做不到的事情，一場大流行（指的是 1894 年的瘟疫）做到了。」這點應該是正確的。艾爾斯醫生於 1893 年被授予 CMG（聖邁克爾和聖喬治勳章）。他還是著名的共濟會（Freemason）成員，也是會所的主事。1897 年退休後，香港社區給他頒發「鼠疫金質獎章」，以表揚他在 1894 年瘟疫中的貢獻。日本政府贈予他一枚戒指，以表彰他協助北里柴三郎教授率領的日本團隊，順利找到 1894 年香港瘟疫的病源。[27] 在他告別香港之前，香港社會各界很多人都為他餞行，感謝他以卓越的技能、奉獻和犧牲精神，服務香港。很遺憾，他於 1899 年離港兩年後去世，並沒能享受更長的退休生活。

26 Ibid.

27 "Obituary, Philip Burnard Chenery Ayres, CMG, MRCS Eng. LRCP Edin., Late Colonial Surgeon and Inspector of Hospitals, Hong Kong," The Thames Database, taken from an obituary notice of 28 October 1899, printed in *the Lancet*.

1856-1917

艾堅信

John Mitford Atkinson

MB(Lon), DPH(Cantab)

艾堅信醫生是英國牧師 S. 艾堅信（Rev S. Atkinson）的兒子。艾堅信就讀倫敦大學，在倫敦醫院接受醫學教育。他於 1881 年畢業，獲得倫敦大學醫學士學位，並於 1887 年加入殖民地部，被任命為香港國家醫院院長。[28] 1894 年，他在回英休假期間考獲公共衛生學文憑（劍橋）（DPH（Cantab））。艾爾斯醫生於 1897 年退休，由艾堅信繼任為首席民事醫務官（Principal Civil Medical Officer, PCMO），這是殖民地醫官的新職銜。從 1887 年至 1912 年，他服務香港共 25 年。在職期間，他曾任立法局和行政局議員。[29]

艾堅信擅長管理，且與艾爾斯相處融洽。正如前述，他們從倫敦招募訓練有素的護士，取代當地未經訓練的護士，從而提高醫院的護理水準。他為香港醫院建立了疾病分類系統，影響深遠。那時還沒有標準化的疾病分類，來評估疾病發生模式的變化或治療的效果。在 1853 年布魯塞爾舉行的首屆國際統計會議後，英國公共衛生官員威廉・法爾（William Farr）設計了疾病分類的系統。艾堅信引入該系統，並要求對所有出院和死亡的患者都以標準化的方式作出診斷。該系統後來被稱「國際死因列表」，是國際疾病分類

28 "Obituary, John Mitford Atkinson, M.B. (Lond.)," *Brit Med J*, 16 June1917, 827.

29 Atkinson, John Mitford (1887-1912). *Biographic Dictionary of Medical Practitioners in Hong Kong: 1841-1941*. Accessed on 6 February 2023, https://hkmd1841-1941.blogspot.com/2013/07/dr-john-mitford-atkinson-1887-1912.html

（International Classification of Diseases, ICD）的前身，經過多次修改後今天仍然沿用。[30] 艾堅信是第一個區分三種不同類型瘧疾熱病的人，並為不同的瘧疾熱病分別編制入院和死亡率報表。[31]

艾堅信獲沙皇授予鑲有鑽石帝國紋章的金質煙盒，[32] 感謝他為 1905 年沉沒的俄羅斯巡洋艦瓦良格號（Varyag）的水兵，提供專業的診療。在日俄戰爭（1904-05 年）開端的濟物浦灣海戰中，瓦良格號與五艘日本巡洋艦交戰。勇敢的瓦良格號船員，決定寧可把船弄沉也不投降，他們被英國、法國和意大利的船救了下來。許多俄羅斯船員被運到香港，有病的人被送往國家醫院。[33]

作為一名優秀的臨床醫生，艾堅信經常在年度報告中描述有趣的案例，介紹病人的臨床表現和治理方法。他在《柳葉刀》和《英國醫學雜誌》上發表多篇關於鼠疫和瘧疾的論文，[34] 為醫學界貢獻了一些新知識。他還調查薄扶林牛奶公司農場爆發的出血性敗血症，將一頭染病的牛的血液注射到一頭健康的牛身上，引發了同樣的疾病，證明這種疾病的傳染性。[35] 對農場進行仔細的消毒和清潔便杜絕了該病。[36]

1894 年鼠疫流行期間，艾堅信正好回英休假，修讀公共衛生

30 History of the Development of the ICD. Accessed on 6 February 2023, https://cdn.who.int/media/docs/default-source/classification/icd/historyoficd.pdf?sfvrsn=b9e617af_3.

31 J. M. Atkinson. The Malarial Fevers of Hong Kong. *The Lancet*, 28 April 1894, 1054-1060.

32 "Imperial Gift. Medicos Handsomely Rewarded," *South China Morning Post*, 27 February1905.

33 "Obituary. John Mitford Atkinson, M.B. (Lond.)," *Brit Med* J, 16 June1917, 817.

34 Ibid.

35 "Cattle Disease in Hong Kong. The Recent Outbreak at the Dairy Farm," *South China Morning Post*, 22 April1907.

36 "The Dairy Farm: Entirely Free from Infection," *South China Morning Post*, 3 July1907.

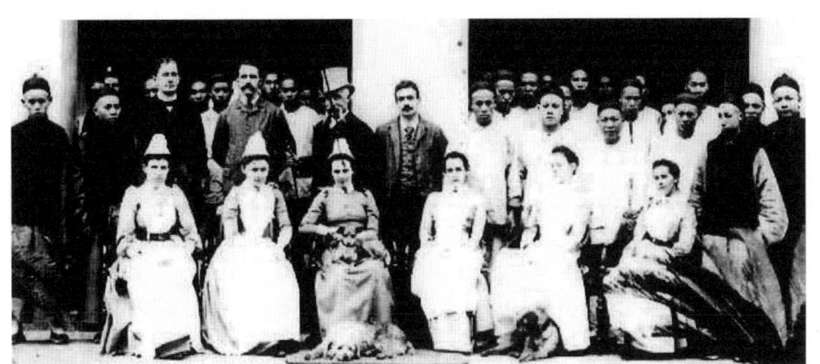

艾堅信（二排，左 4），艾爾斯（左 5，帶高帽者）與國家醫院同仁，1897。
圖片來源：香港醫學博物館（捐贈者——Mrs. F. M. Ashburner 盧信醫生的孫女）

課程，這對他在香港的工作很重要。1894 年後，鼠疫幾乎每年夏天都會復發，對生活和貿易造成很大影響，香港政府決心採取一切可行措施來結束鼠疫的肆虐。早在瘟疫爆發前，潔淨局根本無法好好運作，因此就其存廢有大量的討論。最終潔淨局得以保留，由第一任衛生醫官克拉克醫生出任行政總裁，完全獨立於醫務署——類似於英國的模式。[37] 1902 年，總督卜力（Governor Blake）邀請翟維克和熱帶醫學專家辛普森（William John Simpson）醫生來港，就預防鼠疫向他提出建議。除了一系列有關衛生改革的建議外，兩位專家還起草 1903 年的《公共衛生和建築物條例》，並主張潔淨局由一名衛生專員擔任主席（Sanitary Commissioner）兼領導潔淨署（Sanitary Department）。衛生專員應兼備衛生專業和傳染病防治知識。由於缺乏資金任命一名衛生專員，總督卜力（任期 1898-1903 年）決定由首席民事醫務官管理潔淨署和醫務署，因為他有這兩方面的專業知識。1903 年，兼具這兩種資格的首席民事醫務官艾堅信，被總督任

37 Robinson to Chamberlain, Reorganization of the Sanitary Board, 5 March 1896. CO 129/271/53, 365–71.

命接掌潔淨局。[38]

這樣的行政安排沒有持續多久。1906 年，潔淨署處理 1903 年《公共衛生及建築物條例》的手法受到報界的嚴厲批評，也有人投訴官員在沒有預警的情況下進入房屋，以及承包商與潔淨署的衛生督察和文員討價還價的違規行為。[39] 總督彌敦（Governor Sir Matthew Nathan，任期 1904-07 年）於 1907 年任命一個委員會調查這些指控，[40] 委員發現潔淨署下屬員工普遍貪污，並正式控訴 14 名英籍衛生督察。[41] 可憐的艾堅信，身負兩個比較大的政府部門的行政職責，同時還要獨自主理一家醫院——維多利亞婦幼醫院（Victoria Hospital for Women and Children），實在不堪重負，他忽視了潔淨署內的違規行為也不足為奇。報告在艾堅信休假期間發表，讓他非常不安；他批評調查是非司法性的，沒有證據支持。一些衛生督察自貶身份受賄，全體員工因而蒙污，令他感到遺憾。[42]

1908 年，潔淨局再次改組。政府任命一名政務官為潔淨署負責人和潔淨局當然主席，就立法會撥款向總督負責。在接下來的 30

---

38 C.P. Lucas, Minutes in Colonial Office, Sanitary Commissioners, 12 March1903, CO 129/320, 439; Blake to Chamberlain, Sanitary Board Constitution, 28 August1903, CO 129/318/413, 320–34.

39 Nathan to the Earl of Elgin, Irregularities in the Sanitary Department, 26 November1906, CO 129/336, Confidential, 132.

40 May to Elgin, Commission to investigate the Sanitary Department, 29 May1907, CO 129/340, 399–417. The Commissioners were: E. A. Hewitt, Fung Wa Chun, Lau Chu Pak, Henry Humphreys, and A. Shelton Hooper.

41 Nathan to Colonial Secretary, 10 April1906, Enclosed in May to Elgin, 29 May1907, CO 129/340, 418.

42 Atkinson's Response to the Report of the Sanitary Commission of1907, Enclosed in May to Elgin, 29 May1907. CO 129/340, Confidential, 420–32; "Sanitary Commission, Hon. Dr. Atkinson's Defense, Administration of Two Departments too Heavy for Him," *South China Morning Post*, 7 June1907.

年，潔淨署和潔淨局與醫務署各自為政，幾乎互不相干。[43] 醫務人員儘管有心，仍無法執行衛生規定。

1912 年，艾堅信從殖民地部退休，定居倫敦。有一段時間，他擔任熱帶病顧問。1915 年，他接任為里士滿陸軍醫院（Richmond Military Hospital）院長，將舊式濟貧院兼醫院改造成現代的軍醫院。那個冬天，除了醫院的工作，他還利用晚上的時間，從事救護車和急救工作。那時，他的健康狀況開始惡化，因而退出了這個項目。1917 年 5 月 23 日，他突然感到胸痛，並在同一天去世。[44] 他遺下了妻子和兩個分別為 17 歲和 18 歲的兒子。他的妻子從前是國家醫院的護士長。

艾堅信醫生是一位勤懇的臨床醫生，他提高了香港的醫療水平，並非常有遠見地引入了 ICD 的前身，為香港的疾病統計標準化和流行病學研究作出貢獻。

43 A. R. Wellington, Public Health in Hong Kong, The Need to Reorganize the Medical and Sanitary Services and for the Establishment of an Up-to-date System, 2 October1931, CO 129/531/131, 17–45.

44 "Death of Dr. Atkinson, Former PCMO of Hong Kong," *South China Morning Post,* 2 June1917.

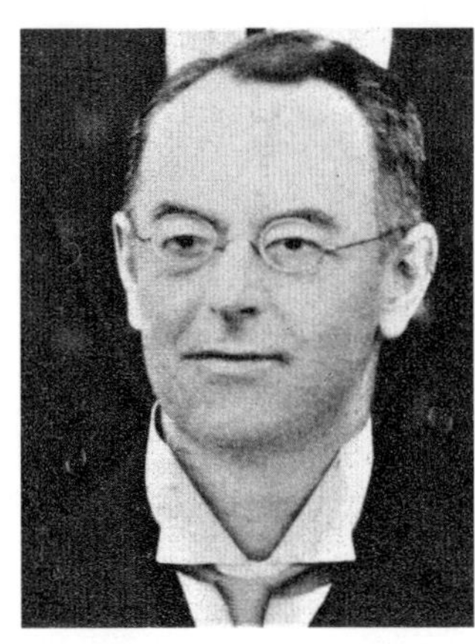

1864-1940

克拉克

Francis Clark

MB, MD, MRCS and LRCP(Lond) and DPH(Cantab), JP

克拉克醫生，香港大學醫學院院長（1912-1915）
圖片來源：香港大學檔案館

克拉克醫生是香港首位衛生醫官。克拉克生於倫敦，先後就讀於杜倫大學（Durham University）和聖巴塞洛繆醫院（St. Bartholomew Hospital），學生生涯成績斐然，大學期間獲得多項獎學金。他於 1892 年獲得醫學士學位，1900 年再獲得醫學博士學位，他還持有 MRCS 和 LRCP（倫敦）和 DPH（劍橋）的文憑。在成為泰恩港（Port of Tyne）助理衛生醫官之前，他曾有一段時間私人執業。1893 年，他受聘為洛斯托夫特（Lowestoft）的衛生醫官和熱病醫院院長。1895 年，他獲委任為香港首位衛生醫官。[45] 從 1895 到 1915 年，他一直為香港服務，長達 20 年。

衛生醫官的工作與其他醫官的工作不同。衛生醫官是公共衛生的監督者，工作包括預防和控制傳染病、營養不良，確保包括房屋在內的環境衛生、清潔的食水和食物供應，以及收集真確的人口統計資料。1894 年的鼠疫以太平山區為中心爆發，一年後克拉克抵達香港；他知道自己責任重大，並立即着手解決太平山區居住環境不衛生的問題，因為這是瘟疫流行的原因之一。疫情期間，總督羅便臣（Governor William Robinson，任期 1891-98 年）封鎖太平山區的一大片區域，因為其中有很多不衛生的住宅。這些房屋後來被拆除和清理，街道重新規劃，並預留供公眾使用的里巷。1896 年，羅便

45 Arnold Wright and H. A. Cartwright, Twentieth Century Impressions of Hong Kong, Shanghai and other Treaty Ports, Volume 1 Google books,1908, 265.

臣總督下令成立委員會，為不衛生的物業作進一步界定和分類，以全面評估太平山區的問題。[46] 在審議過委員會的調查結果後，潔淨局（克拉克是其成員）一致建議起草一項不衛生物業條例，以減輕城市的過度擠逼，該條例於 1899 年獲立法局通過。[47] 翟維克於 1882 年和 1902 年兩度訪港，提出有關供水、排水、排污、垃圾處理等方面的改革建議，也是在克拉克任內，逐步得到落實。結果，腸熱病[48]和其他水源性傳染病的死亡率逐漸下降。

西式助產士的培訓和註冊很大程度上也是他不懈努力的成果，產婦和嬰兒死亡率因而降低。1896 年，他指出香港總死亡人數中有 20% 是一歲以下的嬰兒；華人的嬰兒死亡率很高，達到 745/1,000，而非華人的嬰兒死亡率則為 147/1,000。[49] 當時很多華人不做出生登記，尤其是女嬰，但為了殯葬，一定要做死亡登記。克拉克調查了不同種族的嬰兒死亡率差異的原因，認為可能高估了華人的嬰兒死亡率。在許多死去的華嬰身上，他看到頭部、手臂和腿上有燒傷痕跡，這是華人治療發燒和腹瀉的常用方法。[50] 克拉克認為，中式助產士或穩婆（接生婆）是香港的高嬰兒死亡率的主因。1900 年，他觀察到華人嬰兒死亡率飆升至 928/1,000，高得令人難以置信，儘管很可能是由於未登記的出生造成的，但克拉克指責

46 Report of the Commission to Enquire into the Existence of Insanitary Properties in the Colony, Hong Kong: printed by Noronha and Co, Government Printers, 1898.

47 E. G. Pryor, "A Historical Review of Housing Conditions in Hong Kong," *Journal of Hong Kong Branch of Royal Asiatic Society* 12 (1972): 89–129. Accessed on 6 February 2023, https://www.jstor.org/stable/23881566

48 Colonial Surgeon's Annual Report or Medical Officer of Health Annual report 1874–1938. No. of cases of enteric fever each year, HKSP or HKAR, 1874-1938.

49 Medical Officer of Health, Report to the Sanitary Board for 1896, HKSP 1897, 357.

50 Report of the Medical Officer of Health, Sanitary Report 1895, HKSP, 1896, 349.

華人父母的疏忽照顧，甚至犯上聳人聽聞的殺嬰。[51] 克拉克要求華人助產士註冊，然而，立法局的非官守華人議員認為，他起草的法案為時過早，因為當時只有 14 名符合資格的西式助產士，根本無法滿足全港需求。[52] 克拉克還希望修改 1896 年的《生死註冊條例》，允許在死因不明的情況下驗屍，但立法局的華人議員強烈反對這項法案，因為驗屍有悖於中國習俗。

1903 年，殖民地大臣張伯倫（Secretary of State for the Colonies Joseph Chamberlain）終於對這個問題採取行動，要求調查嬰兒死亡率高的原因和可能的補救措施。[53] 結果顯示，感染和營養不良是常見的死亡原因。該委員會建議，教育華人母親育兒的基本衛生常識，及更好地訓練助產士。基於這些調查結果，西比醫生（Dr. Alice Sibree）在雅麗氏紀念產科醫院開展了一項計劃，每年培訓六名華人助產士。1910 年，所有助產士都必須按照《助產士條例》註冊，克拉克得償心願。[54] 由於訓練助產士需要一定的時間，為了培訓更多護士和助產士，雅麗氏紀念產科醫院於 1911 年成立了一個更大的護校，最多可容納 24 名學生。[55] 1939 年，華人嬰兒死亡率降至 345/1,000。[56]

克拉克是香港最早相信蚊子傳播瘧疾理論的醫生之一。他協助譚臣醫生（JC Thomson）研究蚊子，並在香港發現了帶瘧疾寄生蟲

51 Report of the Medical Officer of Health for1900, HKSP,1901, 401.

52 May to Lytton, 21 July1904, CO 129/323/291, 241.

53 I. C. Petrie, The Problem of Infant Mortality in Hong Kong 1886–1937. MA Thesis, The University of British Columbia, August1996.

54 Midwife Ordinance1910, 2 September1910, Historical Laws of Hong Kong Online. Accessed on 6 February 2023, https://oelawhk.lib.hku.hk/items/show/1245.

55 F. Lugard to Lewis Harcourt, 25 July1911. Nursing Institute, CO 129/378/267, 392–97.

56 Medical and Health Services Annual Report1939, HKAR1939, M18.

的按蚊。為了控制蚊子滋生，克拉克和工務局合作「改善溪渠」，即給溪流澆築混凝土，防止水滯留形成有利蚊子滋生的小池。當局對結果很滿意，並廣為宣揚其功效。[57] 1920 年 7 月 24 日，羅斯爵士在《泰晤士報》撰文，稱許克拉克為採用現代瘧疾預防方法的三位英國先驅之一；另外兩位是：巴生的屈臣（Malcolm Watson of Klang）和喀土穆的巴爾福（Andrew Balfour of Khartoum）。[58]

克拉克曾代表香港，活躍於遠東熱帶病學會（Far Eastern Association of Tropical Medicine），並於 1908 年當選為該會第一任秘書長。[59] 腳氣病是一種由於缺乏硫胺素而引起的疾病，在 19 世紀和 20 世紀上半葉，在香港和東亞很常見。1901 至 1938 年間，香港的腳氣病死亡率很高，在 50/100,000 和 200/100,000 之間波動。[60] 1910 年，克拉克推薦以新鮮的魚或豆類，來補充腳氣病患者以米飯為主的飲食習慣；因為有研究發現，在香港和中國，腳氣病與進食精白米，而沒有補充其他食物有關。[61] 由於腳氣病具有相當大的經濟影響，遠東熱帶病學會在 1910 年至 1938 年間，在亞洲舉行的連續十次的大會上都有聚焦其上，持續關注。1910 年，在馬尼拉的成立大會上，克拉克提出一項決議：鑑於有足夠的證據表明，腳氣病與常年以白米作為主食有關，各國政府必須採取行動。

57 Daniel Ham, "Management of Malaria and Leprosy in Hong Kong and the International Settlement of Shanghai 1880s-1940s," Dissertation for a PhD degree, Corpus Christie College, University of Cambridge, September 2012, 159–60.

58 "Notes and Comments. Francis Clark," *Caduceus* 7(4) (1928): 290.

59 *The Lancet*, 2 May1908, 1314. Dr. Francis Clark, Medical Officer of Health in Hong Kong was elected the first general secretary – treasurer of the Far Eastern Association of Tropical Medicine.

60 Chan-Yeung, *A Medical History of Hong Kong*, 1842–1941, 221.

61 Medical and Sanitary Report for year1911, HKAR,1911, L23.

然而，這項決議對香港的腳氣病問題的作用不大。[62] 當包括苦力在內的所有人，都不打算把精白米這種熟悉的奢侈品換成糙米或蒸穀米時，根除腳氣病是不可能的，而且既得利益集團也強烈反對。

克拉克來港後，一直很熱心教導香港西醫書院（Hong Kong College of Medicine, HKCM）的學生（見第三章）。他講授各種科目，包括熱帶病、衛生學和生理學。他是學院的第三任院長，在位 16 年（1896-1912 年），是任職時間最長的院長。他為學生獻身多年。1912 年香港西醫書院成為香港大學醫學院時，他是第一任醫學院院長，也是大學宿舍（盧吉堂）（Lugard Hall）的第一任舍監，直至 1915 年。他也是香港大學醫學院的醫學法理學教授。他監督學生從書院過渡到大學的醫學院，確保他們的利益不會受損。學生在他們的刊物《啟思》（*Caduceus*）懷緬老師，由衛生醫官擔任院長和舍監，何其有幸。從 1912 到 15 年，在克拉克的不斷檢查和監督下，校園沒有蚊患。[63] 由於大學的財務狀況不佳，克拉克當時以名譽教授身份為大學工作。

英國醫務委員會不認可香港西醫書院，畢業生因而不能在香港執業。克拉克看到香港急需年輕的西醫，這些畢業生正好能滿足需求。除了檢驗醫學稍欠外，畢業生都訓練有素。由於當時香港只有 10% 的死者有明確的死因，他認為書院畢業生能幫助確定死因，尤其是對「棄屍」，即死後被遺留在街上的屍體。他對書院畢業生的支持，是華人公立醫局能聘任他們的原因之一。[64] 作為衛生醫官，他認

62 D. Arnold, British India and the 'Beriberi Problem' 1798–1942, *Med History* 54 (2010): 295–314.

63 "Notes and Comments," *Caduceus* 7, 4 (1928): 290.

64 Frank Ching, *130 years of Medicine in Hong Kong. From the College of Medicine for Chinese to Li Ka Shing Faculty of Medicine (Singapore*: Springer Nature, 2018), 59.

識到公共衛生教育的重要性，並就預防昆蟲叮咬引起的疾病，主持了多次講座，[65] 其中包括瘧疾。[66]

克拉克是英國皇家衛生學會的成員，也是倫敦病理學和臨床學會的成員。他也勤於寫論文，曾為《英國醫學雜誌》和《醫學雜誌》等多種醫學期刊撰稿。[67] 他的主要娛樂是遊艇，自 1906 年成立以來，他一直是科林斯遊艇會（Corinthian Yacht Club）的會長，[68] 他也是共濟會會員。

1915 年，克拉克在香港工作了 20 年後，在學生和眾多朋友、同事的美好祝願下，辭去職務返回英國。1922 年他回到中國，在英國駐瀋陽大使館工作。1924 至 29 年，他在威海衛任高級醫官。1930 年威海衛回歸中國。克拉克 1929 年退休，1940 年病逝於英國。[69]

克拉克醫生是香港第一位衛生醫官，表現優秀。他推行衛生改革，以確保環境清潔，推動助產士註冊，從而降低香港的嬰兒死亡率。他與工務局合作改善明渠，並採取措施根除蚊子滋生，以預防瘧疾。作為香港西醫書院的院長，他更取得突破，幫助書院畢業生可以在本地行醫，讓他們能夠在香港擁有未來。

---

65 "Men's Insect Enemies: Dr. Clark's Lecture. Plague, Malaria and Typhoid," *South China Morning Post*, 9 May1922.

66 "Malaria in Hong Kong," *South China Morning Post*, 22 December1910.

67 Arnold Wright and H. A. Cartwright, Twentieth Century Impressions of Hong Kong, Shanghai and other Treaty Ports, Volume 1 Google books,1908, 265.

68 "Corinthian Yacht Club," *South China Morning Post*, 25 January1906 and 21 November1914.

69 Faith C. S. Ho, *Western Medicine for Chinese: How the Hong Kong College of Medicine Achieved a Breakthrough* (Hong Kong: Hong Kong University Press, 2017), 29–30.

1875-1909

亨特

William Hunter

MB, CM, FRIPM(London)

亨特醫生生於 1875 年，1896 年畢業於鴨巴甸大學（University of Aberdeen）醫學系，並在國王學院（King's College）、西倫敦醫院（West London Hospital）、萊比錫大學（Leipzig University）、柏林大學（Berlin University）等多所著名學府深造。亨特是一名傑出的學生，曾獲頒獎章、獎學金和研究金。他曾在鴨巴甸大學病理學系和倫敦國王學院神經病理學實驗室擔任實驗室助理。從他的學士後進修經歷可見，他對檢驗醫學特別感興趣。1900 年，他成為倫敦醫院的助理細菌學家，後來成為病理研究所所長。[70] 1902 年，白文信（Patrick Manson）推薦他出任香港的政府細菌學家，他當然非常勝任這項工作。

瘟疫年復一年地肆虐香港之際，總督卜力任命了亨特。總督曾邀請英國專家辛普森和翟維克來港，提供防治鼠疫方面的建議，但他希望有自己的專家來研究鼠疫和其他傳染病。政府有兩年的盈餘資金，卜力決定建立一個研究所，並聘請一名細菌學家來負責這項研究。[71] 亨特很精明，他要求將最先進的研究設備作為聘用條件的一部分，設備、薪水和旅費共 40,000 元，是頗大的數額。[72] 對於當時只有簡陋醫療設施的殖民地來説，這個不尋常的建議是很有遠見

70 Arnold Wright and H. A. Cartwright, *Twentieth Century Impressions of Hong Kong, Shanghai and other Treaty Ports*, Volume 1, Google books,1908, 265.

71 Blake to Chamberlain, on Bacteriologist, 12 June1901, CO 129/305/221, 350.

72 William Hunter to Government House, Hong Kong, on Requirements for a bacteriology laboratory, 25 October1901. Enclosed in CO 129/307/440, 300–304.

的。由於鼠疫對貿易如此不利，為了預防鼠疫，立法局毫不猶豫地批准了細菌學檢驗所的預算。對於一名年輕的細菌學家來説，這一任命是否明智，忙碌的總督並沒有考慮到。亨特要面對基礎設施不足和缺乏同僚支持的工作環境；其他醫務人員自然也希望獲得更多資金，來改善醫院簡陋的設施。

初到香港時，亨特在堅尼地城傳染病醫院設立臨時實驗室。在建造細菌學檢驗所的同時，他搬進附近的一座新建築，那就是未來的山道公眾殮房。[73] 由於設備在運往香港途中損毀，實驗室的設置被推遲了幾個月。

亨特督建細菌學檢驗所。檢驗所於 1906 年完工，擁有四個實驗室，兩個在頂層，兩個在主樓的底層；有一個做疫苗的動物樓，還有一個員工宿舍。他的工作包括解剖公眾殮房的所有屍體以確定死因、為臨床樣本進行細菌學檢查，以及定期檢查水和牛奶的質量。多年來，該檢驗所一直檢驗每天收集到的所有老鼠，進行鼠疫桿菌檢測，並適時生產針對天花、霍亂和其他傳染病的疫苗。[74]

亨特到港後，總督卜力任命他加入調查華人嬰兒死亡率過高問題的委員會。委員會報告指出，大約 50% 的嬰兒死於牙關緊閉症或鎖喉症，這已知是由破傷風桿菌感染引起的。這一發現，導致香港大學病理學教授王寵益進一步調查這個問題。1927 年，王寵益在華人婦女慣用的新生兒臍帶粉中，發現了活的破傷風桿菌。[75] 禁止這種做法後，新生兒的牙關緊閉症幾乎完全消失。

73 Morgue/Public Mortuary (2nd generation), Hill Road, accessed on 26 April 2022, https://gwulo.com/node/30723.

74 William Hunter, Report of the Government Bacteriologist for the year1906, HKSP1907, Annex L 474–482.

75 C. Y. Wang, "Infantile Tetanus (Tetanus neonatorum) in Hong Kong: Its Prevalence and Sources of Infection," *Caduceus* 6 (1927): 249.

亨特的研究並不局限於嬰兒的死因，他還研究成人死亡的原因。除非法律要求，否則華人不允許驗屍。由於嚴苛的防疫規定，在鼠疫或天花流行期間，人們常常把屍體棄置在街頭或海港，以避免成為接觸者，然後房屋被強制消毒。沒有親人的病人經常被扔到街上，任其自生自滅，又或在死後屍體被隨便丟棄。亨特到港後不久，就調查了這些屍體的死因。1902 年 3 月至 1903 年 2 月期間，亨特檢查了 2,816 具屍體。他將死因分為兩類：一般原因和局部原因。在患有一般疾病的患者中（N=1,636），大多數死於感染。那一年的常見原因是鼠疫（473）、霍亂（379）和肺結核（151），其他傳染病包括：天花、傷寒、痢疾、腳氣病、瘧疾、破傷風、麻瘋病和梅毒（後天性和先天性）。儘管沒能分離出微生物，腳氣病一直被歸類為傳染病，直到第二次世界大戰後。貧血、早產死亡、死產、燒傷、上吊和窒息也被分類為一般死亡原因。局部疾病（N=1,099）按系統劃分：神經系統、循環系統、呼吸系統、消化系統、淋巴系統、泌尿系統和生殖系統。他根據顯微鏡和細菌學所見進行分類。[76] 這是香港的首次驗屍研究。

他的第二個任務，是確認老鼠是傳播鼠疫的媒介。儘管鼠疫耶爾森氏菌（Yersinia pestis）是鼠疫公認的病因，但還沒有確認老鼠是傳播媒介。公眾殮房設有專門的老鼠驗屍室，為每天在香港收集的死老鼠，進行細菌學檢查。這項研究於 1902 年 3 月開始，那時他剛上任後不久，有四名日本醫生協助他進行細菌學檢查。日本醫生離開後，由西醫書院的三名畢業生接手工作。在那一年，他發現感染鼠疫桿菌的老鼠數量，與人類鼠疫病例數量之間存在高度相關

76 William Hunter, Report of the Government Bacteriologist for the year1903, HKSP1904, 263–64.

性。受感染老鼠數量的增加，先於人類染病大約一周。[77] 隨後幾年的研究結果相同，證實老鼠與人類染病之間的關係，老鼠有可能是疾病傳播的媒介。

在貓身上也發現了鼠疫，亨特認為牠們得病，是因為吞食了被感染的老鼠。他繼續研究其他動物是否也容易感染，以及鼠疫桿菌如何進入人體。他曾到薄扶林牛奶公司農場及堅尼地城屠房進行研究，發現豬、牛、羊、猴、禽均易感染鼠疫。他告誡人們應該小心食物感染的可能性，並假設鼠疫桿菌更多經腸胃道而不是皮膚進入人體。[78]

除鼠疫外，他還調查了肝吸蟲（華支睾吸蟲）的傳播媒介。華支睾吸蟲能引起反復發作的化膿性膽管炎，這在當時的香港很常見。他也研究腳氣病的病因，並斷定腳氣病不是傳染病，因為他未能從病人身上分離出致病菌。[79]

他也培訓實驗室的技術人員。他頒發給學員的實驗室培訓證書，被英國一些大學認可，可滿足公共衛生文憑的部分要求[80]，殖民地部的管理委員會亦同樣認可證書。[81]1905 年，到港三年後，他發表了四篇原創論文和三篇病例報告。儘管以今天的標準看不算多產，但必須考慮到他是從無到有——從監督實驗室的建設開始——而且他的臨床工作非常沉重。他必須日復一日地長時間工作，才有

77 William Hunter, Report of the Government Bacteriologist for the Year1903, HKSP1904, 124–26.

78 William Hunter, Report of the Government Bacteriologist,1905, HKSP1906, 380. Enclosed in Lugard to Elgin, 12 October1907, CO 129/341/258, 489–517.

79 William Hunter, Wilfred V.M. Koch, A Research into the Etiology of Beriberi. Report for the year1906. HKSP1907, No 11/1906, 123–145.

80 University of Durham to the Colonial Office, 3 October1907, CO 129/345, 640.

81 Secretary of Committee of Management, Colonial Office, 8 October1907, CO 129/345, 643.

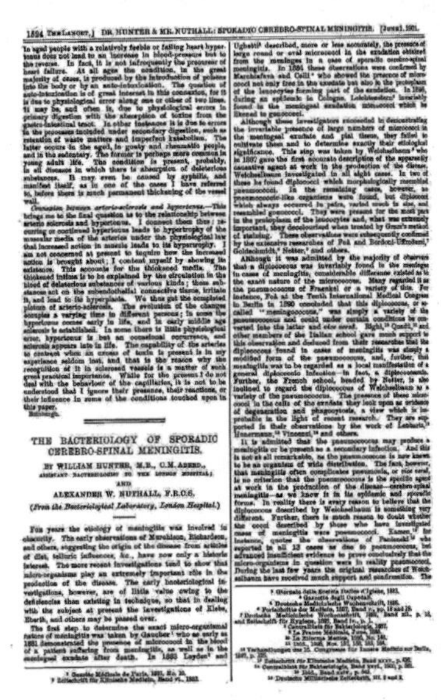

1504 THE LANCET,] DR. HUNTER & MR. NUTHALL: SPORADIC CEREBRO-SPINAL MENINGITIS. [JUNE 1, 1901.

THE BACTERIOLOGY OF SPORADIC CEREBRO-SPINAL MENINGITIS.

BY WILLIAM HUNTER, M.B., C.M. ABERD.,

AND

ALEXANDER W. NUTHALL, F.R.C.S.

(*From the Bacteriological Laboratory, London Hospital.*)

亨特在《柳葉刀》刊登的論文：散發性腦脊髓膜炎的細菌學
圖片來源：*The Lancet*, June 1（1901）: 1504.

可能做出這樣的成績。儘管亨特的工作效率很高，但他的臨時任命必須每三年更新一次，而且頭五年過後，能變為永久僱員，似乎無望。在《柳葉刀》和《英國醫學雜誌》等著名期刊上發表文章，讓他的研究開始在英國獲得認可。當得知連任成問題，對他來說一定打擊很大；部分原因是總督卜力已離開，而接任的彌敦（Governor Nathan）對醫療問題不太感興趣。亨特被告知香港太小，無力負擔一個研究所，事實上，是首席民事醫務官反對他的連任。[82]

雖然亨特最終在 1908 年得到續約，但不久後，他於 1909 年突然去世，享年 34 歲。盧吉總督給殖民地部的電報簡潔而含糊：「遺憾地通知你，細菌學家亨特的死訊。」[83] 電報並沒有透露死因。

亨特的職業生涯雖然短暫，但成就斐然。他幫助建立了細菌學檢驗所；他解剖「棄置」屍體以確認死因，為香港驗屍開先河；他針對當地醫療的問題開展研究計劃，並培訓技術人員。他取得的成就，超出了人們對他的期望。細菌學檢驗所繼續為香港市民提供公

82 William Hunter to Sir Patrick Manson, 26 July1906, CO 129/338, 650.

83 Governor Frederick Lugard to Colonial Office, Death of Hunter, 10 June1909, CO 129/356, Telegram, 322.

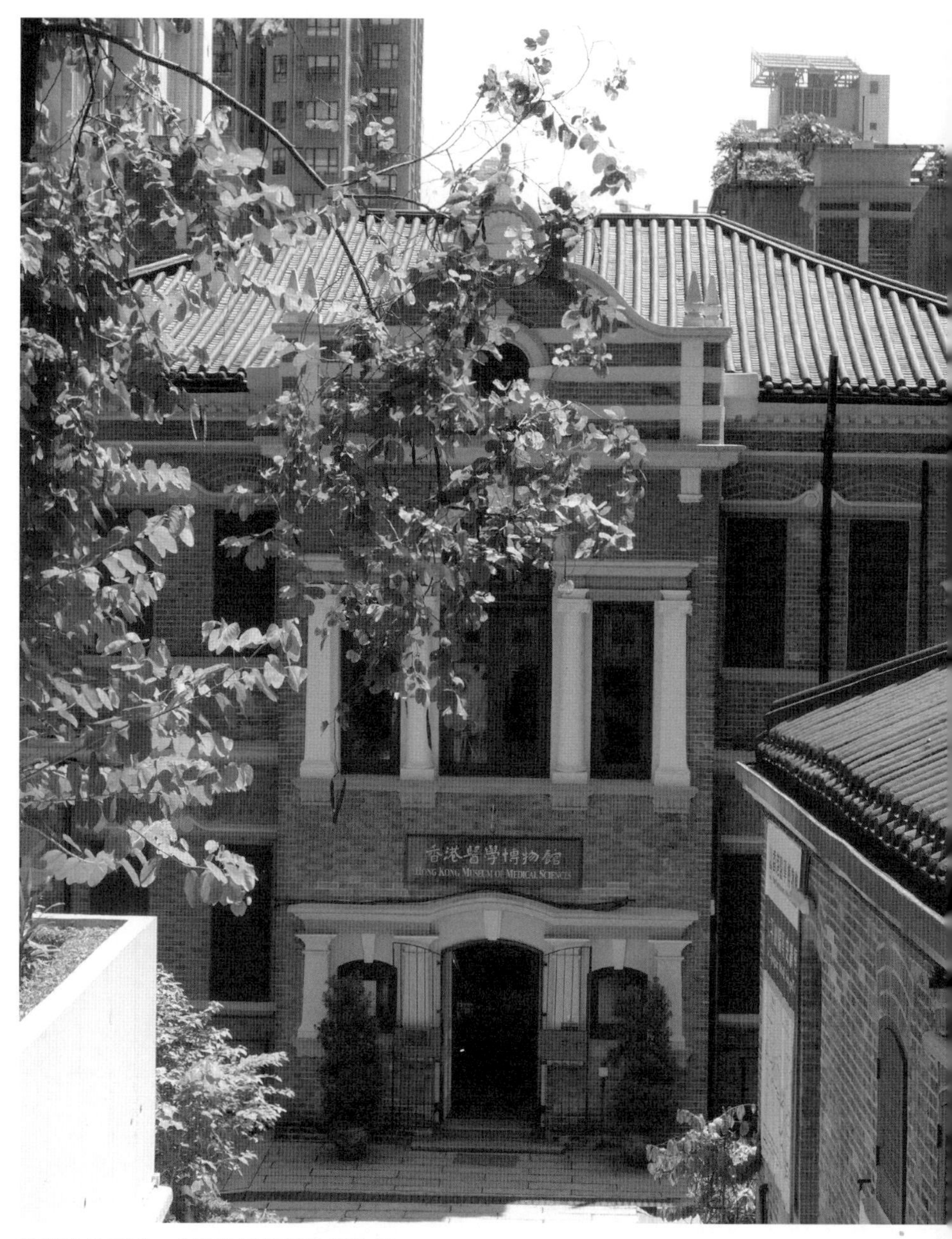

細菌學檢驗所，今天的香港醫學博物館。
圖片來源：陳慕華

共衞生服務，包括：疾病預防、鼠疫和其他疾病監測計劃、疫苗生產，以及水和牛奶質量監控等。在香港，很少人真正認識到它在公共衞生方面的作用和貢獻。二戰後，細菌學檢驗所更名為「病理檢驗所」。病理檢驗所於 1960 年遷往西營盤分科診所的新設施後，疫苗生產繼續在舊大樓進行，直至 1970 年代。1990 年，該建築被宣佈為受保護古蹟，並於 1996 年在香港醫學博物館學會的贊助下，轉型為醫學博物館。

1877-1961

衛寧敦

Arthur Robartes Wellington

MD, DTM&H(Cantab), DPH(Cantab), CMG

下一個對香港政府醫務署做出重大改變的人是衛寧敦醫生。他於 1877 年出生於加拿大，但在塔維斯托（Tavistock）克凱利學院（Kelly College）和倫敦聖瑪麗醫院接受醫學教育，並於 1902 年獲得醫學士資格。他在劍橋進修熱帶醫學和公共衛生課程，並於 1905 年考獲 DTM&H（Cantab）和 DPH（Cantab）文憑。[84]1905 年，他加入英屬北婆羅洲的沙撈越醫務部門（Sarawak Medical Service）。[85]雖然他很享受作為開拓者的挑戰，但由於妻子身體不好，他在第一份合同結束後，就去了新加坡。在新加坡，他出任聖約翰島的衛生官，他的兩位前任都死於斑疹傷寒，但他並沒有因此而卻步。

1908 年，他在馬來聯邦瘧疾肆虐的雪蘭莪州和霹靂州工作時，不僅對付瘧疾，也為控制性病和斑疹傷寒做出巨大貢獻。當時，羅斯醫生（Ronald Ross）已發現蚊子是傳播瘧疾的媒介。[86]衛寧敦與屈臣醫生（Malcolm Watson）密切合作，使用土木工程技術，控制蚊子滋生。結果，屈臣醫生為此在英國被封為爵士，而生性謙虛的衛寧敦則沒有得到勳銜。1919 年，他晉升為英屬馬來聯邦首席衛生官。衛寧敦於 1929 年出任香港醫務衛生總監，直到 1937 年。

衛寧敦被任命為香港立法局議員，成為政府在公共衛生、醫

84 "Obituary, A. R. Wellington, CMG, MRCS, LRCP, DPH, DTM&H," *Brit Med J*, 25, November1961, 1439.

85 1963 年，沙撈越成為馬來亞的一部分。

86 Robert E. Sniden, "Malaria, mosquitoes and the legacy of Ronald Ross" Accessed on 6 February 2023, https://www.ncbi.nlm.nih.gov/pmc/articles/PMC2636258/.

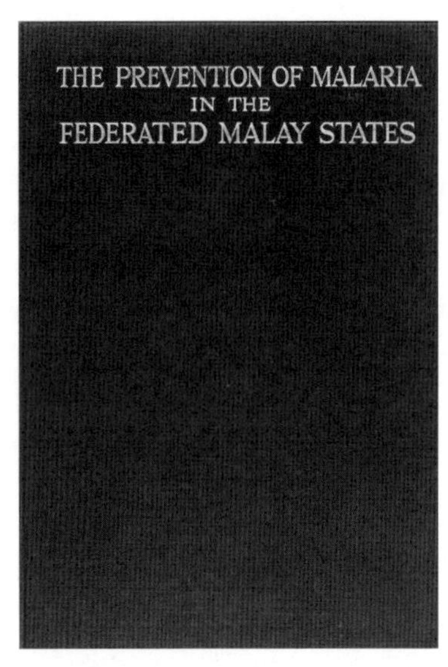

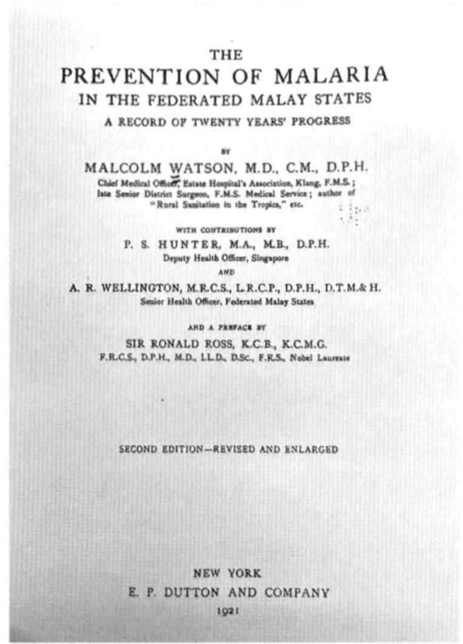

THE
PREVENTION OF MALARIA
IN THE FEDERATED MALAY STATES
A RECORD OF TWENTY YEARS' PROGRESS

BY
MALCOLM WATSON, M.D., C.M., D.P.H.
Chief Medical Officer, Estate Hospital's Association, Klang, F.M.S.; late Senior District Surgeon, F.M.S. Medical Service; author of "Rural Sanitation in the Tropics," etc.

WITH CONTRIBUTIONS BY
P. S. HUNTER, M.A., M.B., D.P.H.
Deputy Health Officer, Singapore
AND
A. R. WELLINGTON, M.R.C.S., L.R.C.P., D.P.H., D.T.M.& H.
Senior Health Officer, Federated Malay States

AND A PREFACE BY
SIR RONALD ROSS, K.C.B., K.C.M.G.
F.R.C.S., D.P.H., M.D., LL.D., D.Sc., F.R.S., Nobel Laureate

SECOND EDITION—REVISED AND ENLARGED

NEW YORK
E. P. DUTTON AND COMPANY
1921

屈臣醫生與衛寧敦合著關於預防瘧疾的書
圖片來源：黃大偉

療和環境衛生等事務方面的官方顧問。政府還責成他重組醫療和衛生服務。他研究了香港的醫療衛生系統，並提議由醫務衛生總監（Director of Medical and Sanitary Services）掌控所有政府的公共衛生項目，除了清糞、清理垃圾和公共工程。[87] 該計劃提交給潔淨局審議，最終在數年後的 1936 年才落實重組。重組後的市政局取代了潔淨局，提供更廣泛的服務。醫務署和潔淨署合併，由醫務衛生總監監督衛生醫官、獸醫和衛生督察，並擔任市政局副主席。市政局、醫務署、潔淨署和工務局的職責都得到明確界定。[88] 醫務署負責營運政府醫院和醫局、巡查華人醫院和補助醫院、細菌研究、疾病

87 A. R. Wellington, "Public Health in Hong Kong, The Need to Reorganize the Medical and Sanitary Services and for the Establishment of an Up-to-Date System," 2 October1931, CO 129/531/131, 17–45.

88 A. R. Wellington," Changes in the Public Health Organization of Hong Kong During the Period1929–1937," HKSP1937, no 4/1937, 103–12.

的檢測、控制、檢疫和預防、出生和死亡登記、疫苗接種計劃、性病診所和學校健康計劃。[89] 重組後，潔淨署與醫務署由同一個總監掌控，在制定和實施重要的公共衛生政策方面，可從醫務署得到寶貴的醫學意見，獲益匪淺。

1934 年，衛寧敦在完成整頓港九的醫療衛生服務後，轉而關注發展落後的新界醫療衛生。1902 年，政府只在大埔設有一間診所，照顧新界警隊。九廣鐵路（KCR）建設期間，政府專為鐵路工人，在筆架山（Beacon Hill）隧道南端設立一間小診所。這間診所和大埔診所，負責照顧九廣鐵路的所有員工。[90] 為了方便行政管理，衛寧敦將新界分為東西兩區，總部分別設在大埔和元朗。西部區域人口 49,848 人，包括內陸四區（荃灣、屏山、凹頭及落馬洲）及鄰近島嶼大嶼山及長洲；東部區域人口 46,864 人，包括內陸五區（沙頭角、上水、大埔、沙田及西貢）、蒲台群島及將軍澳灣。[91] 將新界劃分為兩個醫療區域，有助衛寧敦制定長期策略計劃，擴大新界的醫療服務。

1930 年代初期，聖約翰救傷隊和新界贈醫會這兩個志願組織，在新界不同地區設立診所。1933 年，這兩個志願組織，共有不少於 10 家診所，每家診所都有自己的常駐人員，其中包括護士和助產士。1934 年，政府又在新界設立四間診所：何東夫人醫局、深井醫局、大澳醫局及西貢醫局。結果，在某些地方出現了服務重疊。衛寧敦安排兩個志願組織合拼，與政府合作，確保一個地區只有一

89 A. R. Wellington, Medical and Sanitary Report for the Year1935, HKAR,1935, M11–13.

90 Report of the Railway Medical Officer for the Year1906, HKSP1907, Annex H, 457.

91 Medical and Sanitary Report for the Year1934, HKAR1934, Section X, M95.

個診所，在沒有服務的地區建立新的診所。1930 年代後半期，城門水塘興建水壩。早在大壩開工之前，為應付大量工人湧入所帶來的醫療問題，城門水塘就建起了一家小型醫院。當時新界居民和九廣鐵路及城門水壩工人，最常見的醫療問題是受傷、瘧疾、痢疾和腳氣病。[92]

衛寧敦也見證了瑪麗醫院於 1937 年落成。[93] 瑪麗醫院的建立，是為了取代過於擠逼的國家醫院，而且國家醫院附近人口過於稠密，也不適宜作教學醫院。今天，瑪麗醫院是香港的旗艦醫院，也是兩所教學醫院之一。衛寧敦大大提高了醫療衛生服務水平，特別是在醫院服務方面。退休前，他籌組了《官立醫院和臨床設施重組和改進技術委員會》。該委員會建議再添加 2,500 張病床，並增加門診和福利服務。雖然這項建議得到殖民地部和香港政府的批准，但第二次世界大戰爆發中斷了計劃。[94]

衛寧敦的另一項重大貢獻是控制瘧疾。瘧疾在香港是風土病，夏季特別流行。1880 年代末至 1890 年代初，平民的瘧疾發病率約為 400/100,000，死亡率約為 200/100,000。[95] 最早在香港進行蚊子研究的譚臣醫生發現，本地有傳播瘧疾的按蚊。[96] 個別醫生，例如克拉克醫生和在大埔醫局工作的何乃合醫生，也知道如何控制蚊子

92 Moira Chan-Yeung, *A Medical History of Hong Kong: The Development and Contributions of Outpatient Services* (Hong Kong: The Chinese University of Hong Kong, 2021), 75–83.

93 C. M. Fung, *A History of Queen Mary Hospital, Hong Kong1937–1997* (Hong Kong: Queen Mary Hospital Hong Kong,1997), 5.

94 Extract from Report of the Technical Committee for the Reorganization and Improvement of Existing Official Hospitals and Clinical Facilities of the Colony of Hong Kong1938–1939, Annual Medical Report for1939, HKAR1939, Appendix 2, M105–M110.

95 Medical and Sanitary Reports1901–1938, HKSP or HKAR1901–1938.

96 Hong Kong Government Gazette, 24 November1900, HKGRO, 1700.

滋生，例如改善明渠以防止積水和在水面澆油等方法。一般公眾對瘧疾和瘧蚊一無所知，當局也沒有整體計劃，在香港全域控制蚊子的滋生。

作為馬來聯邦的首席衞生官，衞寧敦在瘧疾控制方面經驗豐富，也認識這方面的專家。他邀得英屬馬來亞的瘧疾學家積臣醫生（R. B. Jackson）和他的助手德先生（Deb），到香港來領導防瘧局。這兩位專家曾長期合作抗瘧，是醫務署防瘧局的核心，並負責培訓本地的新僱員。[97] 早在積臣到來之前，衞寧敦就開始教育公衆，有關瘧疾、蚊子和其他傳染病的知識。[98] 他將抗瘧行動比作一場戰爭。他說：「對蚊子的戰爭就像對人類的戰爭一樣，是一個科學問題……必須盡一切努力打擊敵人的前線……成年蚊子和他的後援——孑孓……」[99] 衞寧敦和積臣根據他們在馬來亞的經驗，企劃抗瘧行動。衞寧敦將監督環境衞生和排水工程的長期責任，委託給工務局的一名工程師。助理瘧疾專家僱用了一隊苦力，在他監督下，為無法排乾的積水注油。[100] 防瘧局定期分析來自本港不同地方的孑孓標本。這項消除蚊子滋生地的計劃是全面而高效的。香港的瘧疾死亡率由1901 年的 203/100,000，下降至 1937 年的 35/100,000，佔當年

97 Daniel Ham, "Management of Malaria and Leprosy in Hong Kong and the International Settlement of Shanghai 1880s–1940s," 176–77.

98 "Malaria Lectures: Sanitary Board Decision to Reproduce," *China Mail*, 2 April1940, 8. A. R. Wellington, "Malaria in Its Relation to Man and Mosquitoes," *Caduceus*, 8, 3 (1929):117–29. "The Menace of Malaria. Its Relation to Men and Mosquitoes, History of the Parasite," *South China Morning Post*, 12 June1929. "Life History of Mosquitoes, Man's Fight Against Malaria," *South China Morning Post*,19 February1930. "Life History of Mosquitoes, War Against the Enemy of Man, a Scientific Problem," *South China Morning Post*, 22 February1930. "Tuberculosis and Smallpox, The Vaccination Problem," *South China Morning Post*, 6 September1930.

99 A. R. Wellington, "The Life History of Mosquitoes," *Caduceus* 9, 1, (1930): 15.

100 A. R. Wellington, Medical and Sanitary Report for the Year1933, HKAR,1933, M137 Appendix B.

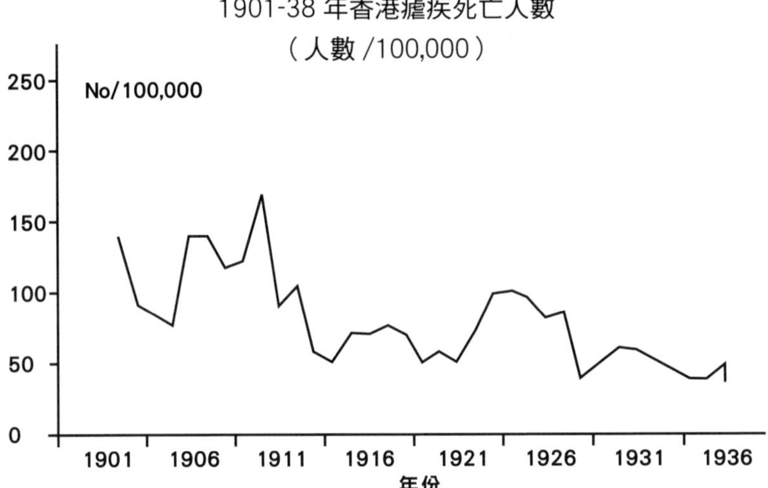

圖片來源：Moira Chan-Yeung, *A Medical History of Hong Kong, 1842-1941*, 210.

所有死亡人數的 8% 和 1%。

防瘧局在調查全港蚊患的同時，亦調查了其他蚊媒疾病：絲蟲病、黃熱病和登革熱。幸好，沒有在香港發現這些疾病。該局還確定了另外兩種在本地傳播瘧疾的按蚊，即微小按蚊（Anopheles minimus）及傑普爾按蚊（Anopheles jeyporiensis）。[101]

衛寧敦在短短的 7 年間，改革了香港的醫療衛生服務，使兩個部門再次合而為一，能更好地協調和支援潔淨署的工作。他還改變了新界的行政劃分，並改善了香港和新界的醫療服務。他專門設立了防瘧局，首次控制了瘧疾為患。1934 年，他獲頒授 CMG 勳章，嘉獎他在香港醫務衛生總監任內的傑出服務。[102]

101 Medical and Sanitary Report for Year1936, HKAR,1936, M126.

102 "Obituary, A. R. Wellington, CMG, MRCS, LRCP, DPH, DTM&H," *Brit Med J* 25, November1961, 1439.

衞寧敦醫生是英國皇家熱帶醫學與衞生學會的創始成員。他曾任英國醫學會馬來亞分會的主席，也代表馬來亞和香港出席世界各地的醫學會議，並曾多次參與國際聯盟的會議。他喜歡打高爾夫球和游泳，並且非常熱愛詩歌。衞寧敦於 1937 年退休，1961 年在法國尼斯逝世。他的繼任者是司徒永覺醫生（Dr. Percy Selwyn Selwyn-Clarke）。[103]

103 "Dr. Selwyn-Clarke Appointed as Successor to Dr. A. R. Wellington," *South China Morning Post*, 1 July1937.

1842

1941

第三章

弘揚西醫的醫生：創辦雅麗氏紀念醫院及香港西醫書院

醫務傳道會醫院關閉 30 年後，LMS 才再次嘗試為香港的窮人提供醫療服務。1881 年加拿大醫生楊威廉（William Young）來到香港，他對貧困華人多病而得不到治療感到震驚。[1] 他聯繫了當地的 LMS，並成立了一個醫務傳道委員會，最初成員只有三名當地商人。該委員會由會計師戴維斯先生（Henry William Davis）擔任主席，他捐贈資金營運一家以他母親名字命名的那打素診所。[2] 診所位於 LMS 的太平山禮拜堂內一個房間，於 1881 年 10 月 4 日開業。楊威廉醫生每週兩天，從早上 7 點到 8 點 30 分到診所義診。在運營的頭三個月，有 927 名患者到診，接受治療。受到診所成功的鼓舞，委員會要求 LMS 建一所醫院，並派遣一名全職醫生負責。[3]

1882 年初，何啟在英國完成了醫生和大律師的培訓後，和他的英籍妻子雅麗氏（Alice Walkden）返港。LMS 的醫務傳道委員會邀請他加入委員會，參加建設一家服務華人的慈善醫院，何啟欣然接受。委員會決定，LMS 將出售位於皇后大道的禮拜堂，最多出資 14,000 元，以購置用地來興建醫院，而 LMS 在香港的資深傳教士將成為管理委員會的成員。這個項目的主要挑戰，是如何找到足夠的資金。

1884 年，何啟的妻子去世，為了紀念她，他慷慨捐出建造醫院的費用來解決經費問題。最終以 22,000 元購得荷李活道和鴨巴甸街交界東北角的一塊地皮，其中

1 Gerald H. Choa, *The Life and Times of Sir Kai Ho Kai* (Hong Kong, The Chinese University of Hong Kong Press 1998), 57–59.

2 The Alice Memorial Hospital, Hong Kong, Historical Sketch, 1 September 1887, Hong Kong Printers at the China Mail Office, 3.

3 Edge (Missionary in Hong Kong) to Thompson (Foreign Secretary, London Missionary Society, LMS) 27 February 1882, LMS Box 9, 1882, no 176.

14,000 元由倫敦會出資，其餘為公眾認捐。雅麗氏紀念醫院於 1887 年 2 月 16 日開業，為所有信仰和國籍的病人提供免費的診症、藥物和住宿，但膳食除外。[4] LMS 本已打算派一名傳教士負責醫院，在這之前，一些本地醫生同意免費提供醫療服務。[5]

隨着香港人口迅速增長，對醫療服務的需求也隨之增加，雅麗氏紀念醫院總是人滿為患。戴維斯先生再次捐款，興建位於般咸道 1 號的那打素醫院，以紀念他的母親。[6] 它於 1893 年 9 月 5 日開業，僅收治女病人[7]，雅麗氏紀念醫院則變成專收男病人的醫院。為了滿足對產科床位的需求，何啟與一群華人知名人士籌集資金，在般咸道 6 號 A 興建了香港第一家產科醫院——雅麗氏產科紀念醫院，並於 1904 年完成。[8] 不久之後，又有提議再建一所醫院，由何啟的姐姐何妙齡出資，以減輕病房的擠迫。何妙齡醫院位於卑利士道，在 1906 年落成。[9] 雅麗氏紀念醫院於 1929 年重建，就在其他三所醫院附近。因此，所有四家小型醫院都彼此相鄰。四院共有 126 張病床，並於 1954 年合併為雅麗氏那打素何妙齡醫院，由 LMS 管理。[10] 醫院今天仍繼續為香港人服

4 Chalmers (Local Missionary) to Thompson, 18 November 1884 and 12 September 1884, LMS Box 10, 1884, no 184.)

5 J. Chalmers, J, 24 December 1884. LMS Box 10, 1884, no190; Report of the Alice Memorial and Nethersole Hospital for1902 in Connection with the London Missionary Society for the year1902, printed at the China Mail Office,1903; Chalmers (Local Missionary) to Thompson, 18 November 1884 and 12 September 1884, LMS Box 10, 1884, no 184.

6 Thomson (Medical Superintendent of AMH) to Thompson, 20 May 1892, LMS Box 11, 1892, no. 208.

7 Thomson to Thompson, 11 September 1893, LMS Box 12, 1893, no 214.

8 Gibson to Cousins. 15 May1903, LMS Box 15,1903, no. 274.

9 E. H. Paterson, *A Hospital for Hong Kong. Centenary History of Alice Ho Miu Ling Nethersole Hospital, Hong Kong, 1887–1987*. (Hong Kong: Alice Ho Miu Ling Nethersole Hospital, 1987), 46–48.

10 Ibid., 89–90.

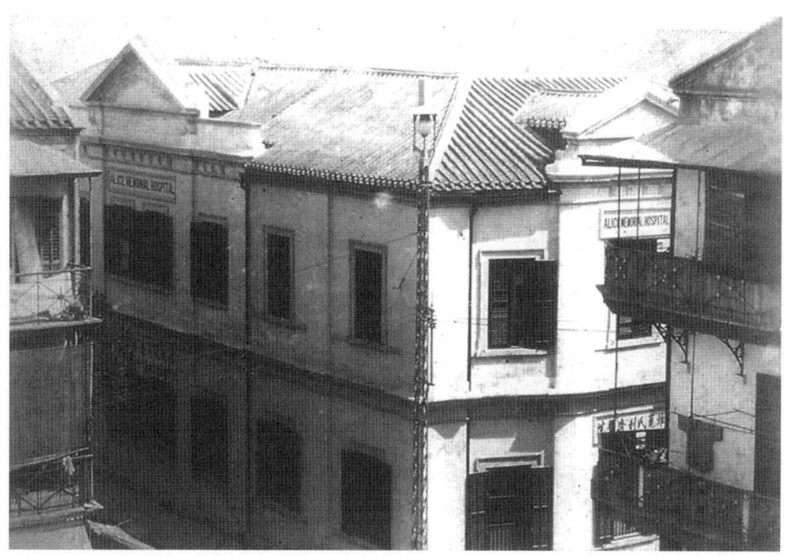

雅麗氏紀念醫院，1887 年。
圖片來源：雅麗氏何妙齡那打素慈善基金會

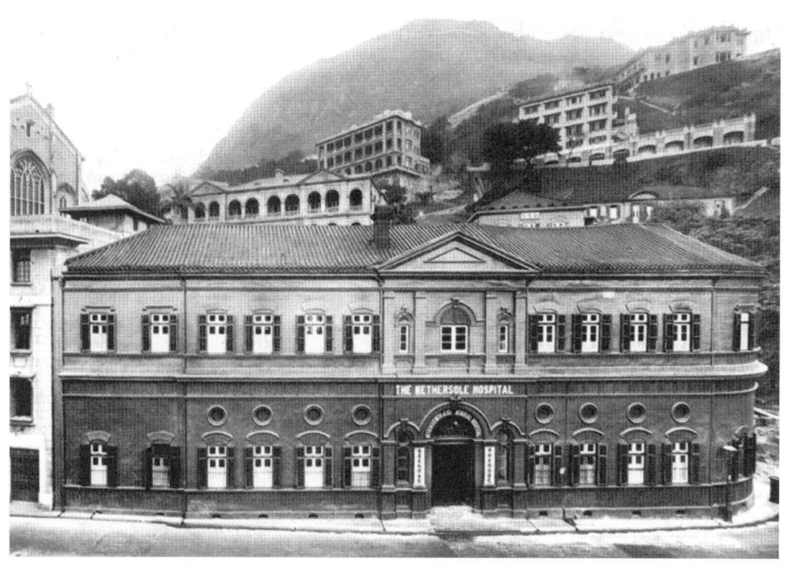

那打素醫院，1893 年。
圖片來源：雅麗氏何妙齡那打素慈善基金會

務，但已搬到位於大埔的新址。

最初為醫院免費服務的四位醫生都是本地的知名醫生，包括：白文信（Patrick Manson）、楊威廉（Wiilliam Young）、夏鐵根（William Hartigan）和佐敦（Gregory Jordan）。這群傑出的醫生，也有意創辦一所醫學院，來教授當地學生。儘管醫學院直到 1887 年 10 月才正式開辦，但在 1887 年 2 月醫院開院時，已有學生想入讀醫學院。[11]

為了減輕私人診所繁重的工作，白文信邀請了康德黎加入為合夥人。1887 年 8 月 30 日，康德黎抵達香港。他也有興趣在華人中傳播西方醫學。他們召開了一次會議，出席會議共有八個人，包括：白文信、康德黎、何啟、佐敦、Johann Gerhard Gerlach、楊威廉、LMS 的查瑪士牧師（John Chalmers）和國家醫院的藥劑師兼分析師 W.E. Crow 先生。是次會議，正式議決成立香港西醫書院，由與會者組成教務委員會，白文信任院長。[12] 書院沒有自己的大樓，由雅麗氏紀念醫院提供講課和實習的房間，臨床教學則在病房上課。[13] 然而，醫院並沒有上實驗課的設施。作為秘書，康德黎接管了書院的日常運作。

書院得到港督德輔（George William Des Vœux）的支持擔任主席，而直隸湖廣總督李鴻章則答允成為贊助人。[14] 書院的教務委員會負責學術和教職員事務，校務委員會負責書院營運事務，校董會則是公共利益的監督

11 Ching, *130 years of Medicine in Hong Kong. From the College of Medicine for Chinese to Li Ka Shing Faculty of Medicine*, 24.

12 Ching, *130 years of Medicine in Hong Kong. From the College of Medicine for Chinese to Li Ka Shing Faculty of Medicine, 25*.

13 Peter Cunich, *A History of the University of Hong Kong,1911–1945*, (Hong Kong: Hong Kong University Press, 2012), 48.

14 Gerald H. Choa, *The Life and Times of Sir Kai Ho Kai*, 63–64.

者。它沒有捐贈基金，政府也沒有為學院的運作提供任何資助；固定收入僅來自學生的學費，而許多學生都是拿獎學金的。[15] 書院的運營預算非常有限。講師包括本地私人醫生、殖民地醫官和其他政府醫官，後來增加了更多的義務教師，包括第一任衞生醫官，雅麗氏醫院院長，以及陸軍和皇家海軍的醫官。[16] 孫中山先生正是書院首兩名畢業生之一。

白文信和康德黎於 1889 年和 1896 年相繼離開香港後，書院少了有心人，士氣也日見低落。根據 1884 年的醫生註冊條例，香港西醫書院因不獲英國醫務委員會認可，畢業生不得在香港執業。[17] 不獲認可的理由是香港西醫書院的課程，「未達英國課程所需的最低要求」。缺乏足夠的臨床和實驗室設施，顯然是影響書院不獲英國認可的因素之一。

1911 年香港大學成立時，香港西醫書院併入大學，成為醫學院。[18] 書院於 1915 年 1 月舉行最後一次的校董會會議。

香港西醫書院成立 28 年來，共錄取 128 名學生，畢業的有 60 人。[19] 由於無法在香港執業，許多畢業生轉往東南亞或中國內地行醫。[20] 在香港大學出版社 2017 年出版的《為中國人帶來西醫：香港西醫書院如何取得突破》

15 Dafydd Emrys Evans, *Constancy of Purpose. An Account of the Foundation and History of Hong Kong College of Medicine and the Faculty of Medicine of the University of Hong Kong 1887–1987*, (Hong Kong: Hong Kong University Press, 1987), 37–38.

16 Evans, *Constancy of Purpose*, 31.

17 Evans, *Constancy of Purpose*, 39.

18 Cunich, *A History of the University of Hong Kong1911–1945*, 72.

19 Faith C. S. Ho, *Western Medicine for Chinese: How the Hong Kong College of Medicine Achieved a Breakthrough*, 17.

20 Cunich, *A History of the University of Hong Kong1911–1945*, 69–70.

一書，何屈志淑教授詳細記載了香港西醫書院及其畢業生的成就。至少有兩名畢業生在愛丁堡接受進一步培訓後返回香港，他們對本地醫學發展的貢獻將在本書後面介紹。其後，一些畢業生獲政府聘任，在華人公立醫局和細菌學檢驗所等崗位工作，服務香港。

本章主要介紹與雅麗氏紀念醫院和香港西醫書院有密切關係的醫生。前四位醫生與這兩個機構的成立有關：何啟、白文信、康德黎和佐敦。白文信和康德黎為香港西醫書院的成立和發展，提供許多必要的醫學專業知識，他們也為本地醫生提供了最新的醫學知識。佐敦自香港西醫書院成立以來，一直參與各科的教學；1911 年港大成立時，他成為香港大學副校長。譚臣是 LMS 的醫務傳教士，雖然他不是書院的創始人，但他關心學生，並在維持書院的營運中發揮了關鍵作用，直到 1909 年他從香港退休。最後，本章還講述香港西醫書院畢業生何高俊的故事；他畢生從事全科醫生的工作，照顧灣仔居民。這群醫生致力於醫學，並希望傳播西方醫學，以造福當地居民。他們對香港的醫療服務和醫學教育，所作出的貢獻是無價的，通過他們的努力，讓當地民眾普遍接受西醫。

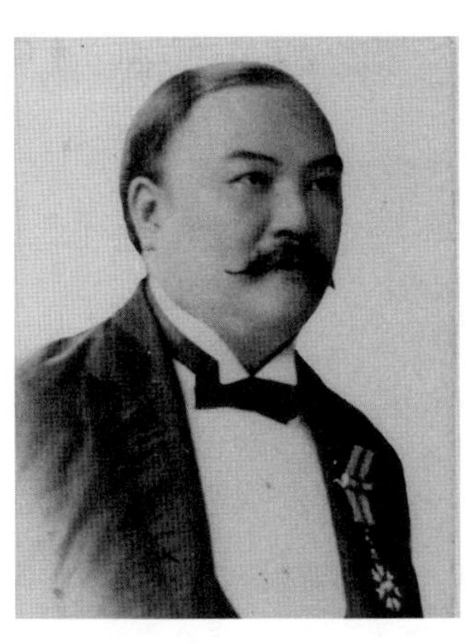

1859-1914

何啟

Ho Kai

MBCM, MRCS and LRCP Lond, JP, KCMG

圖片來源：香港醫學博物館（捐贈者——雅麗氏何妙齡那打素慈善基金會）

何啟爵士是當年香港最傑出的人物之一。雖然他擁有醫學和法律兩方面的資格，但他不行醫，而是以法律工作為生。他捐款興建雅麗氏紀念醫院，並幫助籌集建造雅麗氏附屬醫院的資金。他是香港西醫書院的創辦人之一，並為成立香港大學籌款。何啟不單推動醫學教育和建設醫院，作為潔淨局委員和立法局議員，他對香港社會的福祉也有深遠而持久的影響。

何啟出生於 1859 年，是何福堂牧師的第五子，在一個有 11 個孩子的大家庭中長大。他的姐姐何妙齡是一位虔誠的基督徒，非常聰明，受過良好的教育。她嫁給了伍廷芳，香港第一位華人立法局議員，也是民國著名書法家、政治家、外交家。[21]

何啟天資聰穎，11 歲便考進中央書院（今皇仁書院）第四班，兩年內已跳升到最高的第一班。1872 年，13 歲便入讀在肯特郡馬蓋特（Margate）的帕爾默豪斯學校（Palmer House School）。1875 年 9 月，他考進鴨巴甸大學。1879 年，20 歲的他獲得醫學士學位，前往聖托馬斯醫院（St Thomas' Hospital）接受臨床培訓。他是鴨巴甸大學第一位華人醫科畢業生，在他未來妻子雅麗氏（Alice Walkden）的勸説下，他進入林肯學院學習法律，於 1881 年獲得律師資格。同年，他通過倫敦皇家外科醫學院院員的資格考試，獲得倫敦皇家內科醫學院的執照。他們於 1881 年結婚，並於 1882 年

21 Choa, *The Life and Times of Sir Kai Ho Kai*, 16–17.

初返回香港。[22] 不幸地，妻子三年後死於傷寒，留下一個女兒。何啟後來再婚，並育有 17 個孩子。

1882 年回港後，何啟開始行醫。令他煩惱的是，他無法以醫生的身份謀生。沒有中國人願意花錢看西醫，也沒有洋人會看華人西醫。幸好他有法律學位，可以轉投律師行業。1882 年 3 月 29 日，最高法院接納他為大律師，並成為載入該名冊的第二位華人。他回港定居後不久，便積極參與社區和公共事務。他於 1882 年被任命為太平紳士，並於 1886 年成為潔淨局委員，在位約 10 年。1890 年，他成為第三位華人立法局議員。他在立法局任職至 1914 年，創下在任 24 年的紀錄。[23] 此外，他也是多個委員會的成員，例如工務委員會、常務法律委員會、考試委員會、醫務委員會、保良局委員會、團防局委員會、東華醫院諮詢委員會，以及學校的董事。為這些委員會和董事會服務，他從不吝惜時間。他對香港社會的眾多貢獻都受到表揚，他於 1902 年被授予 CMG 勳銜，並於 1912 年封爵。[24] 本節將主要集中關注他對本地醫療的貢獻。

由於他既是醫生也是基督徒，因此當 LMS 的醫務委員會要建一家為貧困華人服務的慈善西醫醫院時，與他接洽便不足為奇。正如前述，妻子去世後，他捐資興建雅麗氏紀念醫院。[25] 何啟在 LMS 的醫務委員會服務多年，並夥同友人集資興建兩間新醫院，也為所有三間附屬醫院籌集運營資金。

何啟非常支持培訓華人青年學習西醫，將西醫介紹給華人社

22 Choa, *The Life and Times of Sir Kai Ho Kai*. 20–21.

23 May Holdsworth, Christopher Munn, *Dictionary of Hong Kong Biography* (Hong Kong: Hong Kong University Press, 2011), 188-189.

24 Choa, *The Life and Times of Sir Kai Ho Kai*, 24–25.

25 Chalmers to Thompson, 18 November 1884 and 12 September 1884, LMS Box 10, 1884, no. 184.

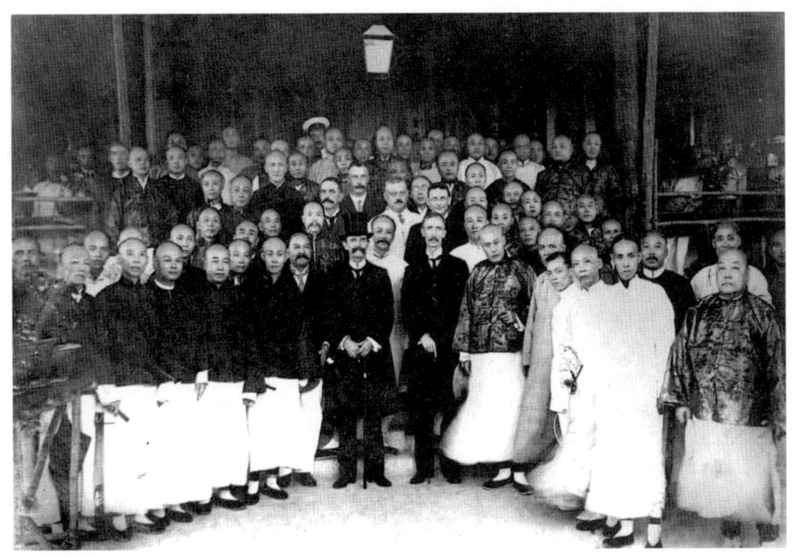

廣華醫院 1911 年開幕，何啟（打領帶者）站在盧吉總督（頭戴禮帽者）的右側。
圖片來源：東華三院文物館藏

區。他是香港西醫書院的創始成員，[26] 在西醫書院教授法醫學多年。香港總督盧吉（1907-12 年）賞識他在華人社區的聲譽和籌集資金的能力，委以重任，讓他從華人社區籌集興建大學資金。[27] 因此，他對醫學教育的貢獻，還包括成立香港大學及其醫學院。

何啟很關心香港的高母嬰死亡率。[28] 他同意香港首任衛生醫官克拉克醫生（Francis Clark）的建議，認為助產士應該接受西式接生的培訓。此外，當時幾乎沒有分娩設施，專門照顧華人婦女。那打素醫院很小；同樣，國家醫院的產科平房床位也很少。位於山頂的維多利亞婦幼醫院，理論上是為所有種族而建，實質上只有洋人使用，因為山頂屬華人禁區。[29] 何啟和友人籌集資金，建造雅麗氏產科

26 Ching, *130 years of Medicine in Hong Kong. From the College of Medicine for Chinese to Li Ka Shing Faculty of Medicine*, 25.

27 Choa, *The Life and Times of Sir Kai Ho Kai*, 77-78.

28 Report of the Medical Officer of Health for 1895–1910, HKSP, 1896–1911.

29 Proposal for a hospital for women and children, Jubilee Celebration Enclosed in CO 129/275/96 468–69; Chater to Blake, Jubilee Hospital and Nursing Institute. 30 June 1899, Enclosed in Blake to Chamberlain 6 September 1899. CO 129/293/254, 340–45.

紀念醫院，該醫院於 1904 年竣工。他們要求聘請一位女醫生負責該醫院。[30] LMS 於是派遣西比醫生（Alice Sibree），一位女性醫務傳教士來管理醫院。[31] 西比醫生在雅麗氏產科紀念醫院培訓助產士，成功將西式接生法引介給華人社區，並得到他們的支持（第六章）。

何啟在任潔淨局 10 年，也當了 24 年立法局議員，得到華人社區的高度評價，因為他代表他們的利益。[32] 根據翟維克的改革衛生建議而草擬的 1887 年《公共衛生條例》，他提出強烈反對，其反對備忘錄頗受爭議。[33] 他認為：「該條例源自英國實施的條例，錯誤地將華人視為歐洲人。華人應該盡可能地按照他們的風俗習慣來管理……」由於華人社區的強烈反對，1887 年頒佈的《公共衛生條例》被大大削弱。[34] 何啟維護華人房東的利益，卻令香港過度擠逼和不衛生的生活環境，得以延續下去。

1894 年鼠疫流行期間，僅有何啟和東華醫院董事局主席，在潔淨局內反對將控制疫症的嚴厲措施定為法律，這些措施包括逐家逐戶尋找病例，以及清理「感染」房屋。然而，他們的反對意見不被採納。嚴厲的法規導致華人隱瞞瘟疫病例，並將屍體棄置街頭。作為 1896 年調查東華醫院特別委員會成員，何啟極力支持衛生改革和引進西醫，但他認為不應廢止中醫。[35] 1907 年，他成為廣華醫院（東華三院之一成員）的創院董事局主席，該醫院最終於 1911 年

30 Gibson to Cousins, 15 May1903, LMS Box 15,1903, no 274 (Opening of Alice Memorial Maternity Hospital).

31 Gibson to Cousins, 12 September1902, LMS Box 15, 1902, no. 268–69.

32 Choa, *The Life and Times of Sir Kai Ho Kai*. 165–75.

33 Dr Ho Kai's Protest Against the 1887 Public Health Bill, submitted to the Government by the Sanitary Board, and the Board's Rejoinder Thereto, HKSP 1887, no 30/87, 403–07.

34 Chan-Yeung, *A Medical History of Hong Kong, 1842–1941*, 126–128.

35 Choa, *The Life and Times of Sir Kai Ho Kai*, 131.

開業。

何啟出國多年，徹底西化，他剪掉自己的辮子，穿上西式的衣服。他甚至與姐夫伍才（伍廷芳）一起成為共濟會會員，伍才是最早加入聖約翰 618 號會所的數名華人之一，這會所是蘇格蘭共濟會在香港成立的第一家會所。[36] 儘管如此，何啟仍然有一顆中國心，忠君保皇，並且從一開始就支持維新運動。[37] 就連清廷高官也經常徵求他的意見。事實上，他曾寫過幾篇關於改革中國政治的文章，如 1887 年以英文發表的《中國之睡與醒——與曾侯商榷》，並由胡禮垣譯成中文，題為《曾論書後》。他對有關中國「改革」的文獻，貢獻良多。[38] 當清廷沒有回應時，他感到很失望。百日維新和義和團的失敗，可能更讓何啟認為必須通過革命推翻滿清政府，正如他的學生孫中山所提出的那樣。1894 年，何啟幫助孫擬定興中會的宗旨，有說他可能有參與策劃乙未廣州起義，奪取廣州作為未來革命的基地，可惜起義以災難告終。1911 年中華民國政府成立時，他被任命為政府顧問。[39]

何啟有時會陷入財困，因為他大部分時間都用在公務上，令收入減少，而且他對捐款非常慷慨。他有 10 個兒子和 7 個女兒，要養活一個有 17 個孩子的大家庭負擔頗大。為了增加收入，他也嘗試營商，但不成功。例如，他和兒子的岳父區德是啟德濱（後來成為啟德機場）的共同所有人。土地長期未能開發，1924 年，他們成立的公司清盤，土地被政府收回。[40]

36 會所是共濟會的基本組織單位。
37 Choa, *The Life and Times of Sir Kai Ho Kai*, 189.
38 "Sir Kai Ho Kai," *South China Morning Post*, 27 February1914.
39 Choa, *The Life and Times of Sir Kai Ho Kai*, 192.
40 Choa, *The Life and Times of Sir Kai Ho Kai*, 31.

何啟爵士於 1914 年 4 月退休，受到華商和社會喬楚的推崇，對他長年的忠誠服務表示敬意，感激他從不猶豫為華人仗義執言。[41] 何啟於 1914 年 7 月去世，無遺囑且負債累累。[42] 港督初時有資助他兒子的教育，他的孩子最終由姐夫伍才照顧，而他的同事和朋友則負責支付眼前的開支。蔡永業教授認為何啟對香港的巨大影響和貢獻，並沒有得到充分的評價，經過深入研究後，他寫了一本題為《何啟爵士的生平與時代》的傳記，於 1981 年由香港中文大學出版社出版。

41 "Sir Kai Ho Kai, Honored by Chinese Merchants, " South China Morning Post, 30 April1914. "Sir Kai Ho Kai, " Honored by Influential Chinese, " *South China Morning Post*, 8 June1914.

42 "The Late Sir Kai Ho Kai. Tribute from the Bar, " *South China Morning Post*, 23 July1914.

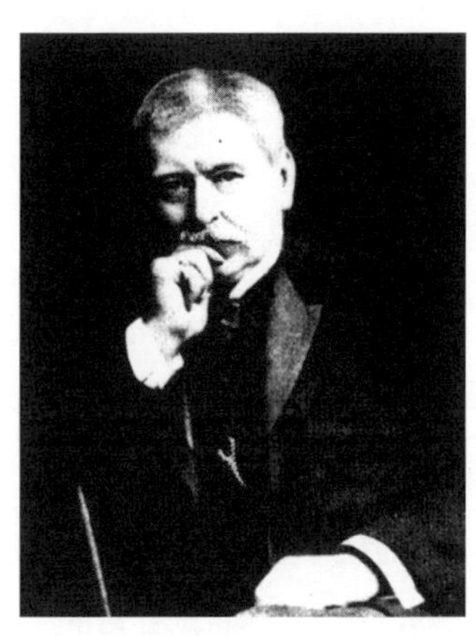

1844-1922

白文信

Patrick Manson

MB, MD, MRCP, FRCP, FRS, DSc, KCMG, GCMG

圖片來源：香港醫學博物館（捐贈者——雅麗氏何妙齡那打素慈善基金會）

白文信（也作孟生）爵士是「熱帶醫學之父」，在香港醫學界享有盛譽，是港大醫學院前身香港西醫書院的創辦人。他是現代研究人員的好榜樣，尤其是研究傳染病的人。白文信 1844 年出生於蘇格蘭鴨巴甸郡的奧梅德姆（Oldmeldrum），他的父親是一位銀行家，在那裏擁有一個大莊園。年輕時的白文信，對博物學有着濃厚的興趣。他在鴨巴甸大學接受醫學教育，並於 1865 年獲得醫學士學位，一年後獲得醫學博士學位。1866 年，年僅 22 歲的白文信，應聘到福爾摩沙的打狗（今台灣高雄），任大清皇家海關的醫官。他的官方職責，包括檢查停靠港口的船隻，並治療有病的船員。他也在當地一家教會醫院行醫，在那裏看到不同的疾病，包括在英國從未遇過的象皮病和痲瘋病。他治療的歐籍患者，主要是因過量飲酒而患肝病。1871 年，由於該地局勢動盪，英國領事勸他轉往廈門。[43] 白文信在廈門的實地研究，成果豐碩，讓他名垂千古。

在廈門，他是當地皇家海關的醫官。他還在浸信傳道會醫院和診所為當地華人服務。他的弟弟白大衛（David Manson）也加入在當地工作兩年。當時，廈門流行瘧疾、傷寒、登革熱、痲瘋病和腳氣病。在沒有導師和指導的環境下，經過多年的仔細觀察和一絲不苟的記錄，白文信成為優秀的臨床醫生和診斷高手。他使用氯仿麻

43 Kelvin K.W. To and Kwok-Yung Yuen, "In memory of Patrick Manson, Founding Father of Tropical Medicine and the Discovery of Vector-borne Infections," *Emerging Microbes and Infections* 1:1, 1-7, DOI: 10.1038/emi.2012.32.

醉，為象皮病患者開刀，尤其是那些因四肢和陰囊腫大而毀容的患者。為了取得當地人的信任，他在臨街的手術室，裝上一扇大玻璃窗，讓路人看見他為病人開刀的情況。[44] 他為膀胱結石患者施行截石術手術，緩解他們的痛楚，並通過引流治療肝膿腫。[45] 他甚至發明了一種用於引流肝膿腫的特殊套管針。[46] 在廈門，白文信培訓了許多當地的年輕人，成為外科醫生和男護士，他們日後在不同地方開設自己的診所。他還普及了疫苗接種。

1875 年，在中國工作了 9 年之後，白文信請假回家。在倫敦，他與 Henrietta Isabella Thurburn 結婚，同時學習眼科手術，這對在中國行醫很重要，因為眼疾很常見，尤其是白內障。對英國缺乏有關熱帶病的新知識，他感到失望。然而，他在大英博物館的圖書館卻讀到一篇印度乳糜尿患者的報告，這位患者與他的象皮病患者相似。在顯微鏡下，發現該患者的乳糜尿和血液中有一種線蟲，即血絲蟲。[47] 他返回中國時，帶了一台功能更好的新型顯微鏡，讓他可以在象皮病患者的血液和尿液中，尋找血絲蟲。

回到中國後，果然在象皮病患者的血液中，發現血絲蟲的微絲蚴，讓他很興奮。微絲蚴總是在夜間出現，在午夜左右達到高峰，與蚊子趁人類睡覺時覓食的時間相吻合。[48] 他讓感染了絲蟲病的園丁

44 "Tercentenary Tribute to Sir P. Manson. His Great Work in Hong Kong and South China," *South China Morning Post*, 5 December1960.

45 Kelvin K.W. To and Kwok-Yung Yuen, "In Memory of Patrick Manson, Founding Father of Tropical Medicine and the Discovery of Vector-borne Infections," *Emerging Microbes and Infections* 1:1, 1-7, DOI: 10.1038/emi.2012.32.

46 Patrick Manson, "Remarks on an Operation for Abscesses of the Liver," *Brit. Med. J.* 1 (1892):163–67.

47 Eli Chernin: Sir Patrick Manson: An Annotated Bibliography and a Note on a Collected Set of His Writings, Reviews of Infectious Diseases 5 (2) (1983):356–87.

48 Kelvin K.W. To and Kwok-Yung Yuen, "In memory of Patrick Manson, Founding Father of Tropical Medicine and the Discovery of Vector-borne Infections," *Emerging Microbes and Infections* 1:1, 1-7, DOI: 10.1038/emi.2012.32.

睡在他專門搭建的蚊帳裏。午夜時分，打開蚊帳 30 分鐘，讓蚊子進來。早上捕獲的蚊子，腹部鼓滿了園丁的血。白文信在顯微鏡下解剖蚊子，發現有微絲蚴。[49] 白文信對蚊子的了解不多，認為被感染的蚊子死亡後，微絲蚴會進入水中，人類喝了被感染的水就會得病。[50] 儘管如此，他以如此有限的資源，發現疾病可以通過昆蟲叮咬傳播，實在令人震撼，因為他開闢了一個全新的疾病譜系。這個研究的經典論文《蚊子作為保母的角色》，發表在《大清皇家海關醫學報告》上。他也將文章轉發給倫敦的林奈學會（Linnaean Society），世界上最古老且仍活躍的博物學學會。[51]

這絕不是他在廈門唯一的科學發現。白文信也是第一個描述肺吸蟲病的人，這吸蟲經由食用生的或未煮熟的螃蟹或小龍蝦，而感染人類的肺部。他後來確定這是衛氏肺吸蟲（Paragonimus westermani），並提出這種肺吸蟲需要一個中間宿主來完成生命週期。[52]

1883 年，白文信移居香港，結束了他對絲蟲病和其他熱帶病研究成果最豐碩的時期。在香港，白文信與夏鐵根醫生（William Hartigan）合作，開設一家賺錢的私人診所。抵港後不久，他就仔細記錄一種被稱為「腹瀉」（Sprue）的疾病，在居於熱帶的歐籍人中，

---

49 Philip Manson Bahr, "Sir Patrick Manson. The Founder of the Medical College of Hong Kong (October 1, 1887), and its First Dean," *Elixir*, Spring (1956): 22–30.

50 Eldridge B.F. Patrick Manson and the Discovery Age of Vector Biology. Memorial Lecture, delivered at the 58th annual meeting of the American Mosquito Control Association, Corpus Christi, Texas, on 16 March1992, 217.

51 Philip Manson Bahr, " Sir Patrick Manson. The Founder of the Medical College of Hong Kong (1 October 1887), and its First Dean, " *Elixir*, Spring (1956): 22–30.

52 Kelvin K.W. To and Kwok-Yung Yuen, "In Memory of Patrick Manson, Founding Father of Tropical Medicine and the Discovery of Vector-borne Infections," *Emerging Microbes and Infections* 1:1, 1-7, DOI: 10.1038/emi.2012.32.

表現為腹瀉和吸收不良。他稱這種疾病為「氣候病」。[53] 在香港，白文信是醫學界的領袖人物。他成立了香港醫學會，後來變為英國醫學會（香港分會）。

當時，洋人在香港的死亡率很高，主要是由於感染。為了減少感染和改善營養，白文信和友人在薄扶林成立了牛奶公司，飼養進口牛，為社區提供新鮮的巴氏消毒牛奶。[54] 他認為供應乾淨的牛奶，重要性僅次於清潔的食水。他從鴨巴甸郡的同鄉中招募農夫，同時引入牛隻、母雞、鴨子和鵝。[55] 白文信於 1886 年被任命為潔淨局委員。[56]

1887 年初，白文信被召到天津，為直隸湖廣總督李鴻章治病。李認為自己患了舌癌，但白文信發現只是舌下膿腫，將其切開放膿便治好了。去天津的旅程很辛苦，坐船加騎馬要六個星期。白文信的豐厚回報，是贏得李鴻章對他的非常感激。

白文信一向熱衷教育華人青年，學習西方醫學。1886 年 6 月 3 日，雅麗氏紀念醫院奠基後，他與其他幾位醫生提議成立香港西醫書院。書院不單得到香港總督的支持，還邀請到直隸湖廣總督李鴻章成為贊助人。[57] 1887 年，白文信成為學院第一任院長。

1887 年，隨着診所醫務日趨繁忙，白文信聘請了蘇格蘭同鄉康德黎醫生，成為合夥人。兩年後，白文信退休返回英國，康德黎

53 "Tercentenary Tribute to Sir P. Manson. His Great Work in Hong Kong and South China," *South China Morning Post*, 5 December1960.

54 Kelvin K.W. To and Kwok-Yung Yuen, "In Memory of Patrick Manson, Founding Father of Tropical Medicine and the Discovery of Vector-borne Infections," *Emerging Microbes and Infections* 1:1, 1-7, DOI: 10.1038/emi.2012.32.

55 Philip Manson Bahr, "Sir Patrick Manson. The Founder of the Medical College of Hong Kong (1 October 1887), and its First Dean," *Elixir*, Spring (1956): 22–30.

56 Marsh to Secretary of State for the Colonies. Sanitary Board, appointment of unofficial members. 11 August 1886, CO 129/228/259, 146.

57 Choa, *The Life and Times of Sir Kai Ho Kai*, 63.

接替他成為香港西醫書院的第二任院長。白文信原本希望回英國後退休，也認為自己負擔得起。他和當時很多人一樣，在香港炒地皮，買下了今天太古廣場三期所在的 IL47 C 和 D，但地價並沒有如他所願升值。離開香港 10 年後，他於 1899 年賣掉土地，沒有賺到多少利潤。[58] 中國貨幣貶值，同時也讓他的財富縮水。他不得不放棄退休的念頭。

白文信在倫敦開業，並成為皇家內科醫學院的院士（MRCP）。1889 年，他被任命為無畏艦海員醫院（Seamen's Hospital at Dreadnought）的醫生。兩年後，他在阿爾伯特船塢海員醫院（Albert Dock Seamen Hospital）擔任教職，並發現了許多熱帶疾病，如昏睡病、血吸蟲病和瘧疾。他提出的假設，認為蚊子是傳播這些疾病的媒介。1894 年，他開始與羅斯醫生（Ronald Ross）合作，研究瘧疾的傳播媒介。他指導在印度工作的羅斯，完成研究的每一步，最終發現蚊子是瘧原蟲的傳播媒介。[59] 1900 年，白文信進行了一項重要的實驗，來證實這一假設。他讓受感染的蚊子叮咬自己的兒子，他是蓋伊醫院（Guy's Hospital）的學生。15 天之內，兒子患上了瘧疾，在他的血液中發現瘧原蟲，從而證實他的理論。[60] 白文信於 1895 年獲選為英國皇家內科醫學院榮授院士（FRCP），1900 年晉身為英國皇家學會院士（FRS）。

他深信，有必要設立一所專門教授熱帶病的學校。1899 年，

---

58 Moira Chan-Yeung, *Lam Woo. Master Builder, Revolutionary and Philanthropist* (Hong Kong: The Chinese University of Hong Kong Press, 2017), 133–34; Purchase of IL47, Memorial 26094, HKRS 490-28-261, Hong Kong Public Records Office.

59 Kelvin K.W. To and Kwok-Yung Yuen, "In Memory of Patrick Manson, Founding Father of Tropical Medicine and the Discovery of Vector-borne Infections," *Emerging Microbes and Infections* 1:1, 1-7, DOI: 10.1038/emi.2012.32.

60 Holdsworth and Munn, *Dictionary of Hong Kong Biography*, 307

他創立了倫敦熱帶醫學與衛生學院（The London School of Hygiene and Tropical Medicine），並在那裏任教。[61] 他也是熱帶醫學與衛生學會（Society of Tropical Medicine and Hygiene）的首任會長，該學會由重返倫敦的康德黎於 1907 年創立。Kristin Hussey 研究白文信的生活和工作習慣，還有他在安妮女王街 21 號的家，讓我們一窺白文信的作息方式，以及他與家庭成員和家居環境的互動。[62] 他的房子有五層樓，頂樓是他的實驗室，他飼養了各種帶寄生蟲的動物，如老鼠和豚鼠。他還用狗、猴子和鳥作為寄生蟲的孵化器，進行活體實驗。診症室位於一樓，他在這裏營造出異國情調的東方氛圍，有時甚至會打扮成中國官吏。他以其獨特的診斷方法而聞名：使用血塗片檢測寄生蟲。他的客廳和飯廳，距離診室只有幾步之遙，是他和病人及政要經常社交應酬的場所。1899 年，倫敦熱帶醫學和衛生學院成立後，他在安妮女王街的家成為學院的活動中心。校委會在那裏開會，甚至比在學院本身更多。全家人都為白文信工作，參與他的一切活動，確保他無論在專業或社交方面都能成功。在他的房子裏，沒有家居、工作或科學空間之間的劃分。[63]

白文信因獨創的科學成就，一生獲得無數榮譽，1900 年獲授 CMG，1903 年又被封為爵士。[64] 1912 年，他從殖民地部醫療顧問的位置上退下來，並於 1922 年去世。[65] 1973 年 3 月 8 日，香港大

61 Eldridge B.F. Patrick Manson and the Discovery Age of Vector Biology. Memorial Lecture, delivered at the 58th annual meeting of the American Mosquito Control Association, Corpus Christi, Texas, on March 16,1992, 218

62 Kristin D Hussey, "Sir Patrick Manson at Home: 21 Queen Anne Street as a Hybrid Space," *J R Coll Physicians Edin* 49 (2019) 84–91.

63 Kristin D Hussey, "Sir Patrick Manson at Home: 21 Queen Anne Street as a Hybrid Space. *J R Coll Physicians Edin* 49 (2019) 84–91.,

64 "Sir Patrick Manson. His Retirement," *South China Morning Post*, 15 August1912.

65 "Overnight Cables. Death of Sir Patrick Manson. A Benefactor of Hong Kong. The Father of Dairy Farm," *South China Morning Post*, 11 April1922.

學以他的名字命名一幢大樓，即白文信大樓，內設醫學圖書館、學生中心和醫學院行政辦公室。[66]

白文信爵士不僅是出色的臨床醫生、稱職的外科醫生、熱心的教師，還極具創意和想像力。他是第一個證明昆蟲可以成為致病性寄生蟲宿主的人；他的發現，為預防熱帶病奠定了堅實的基礎——通過控制病媒來根除瘧疾、血吸蟲病和絲蟲病等疾病。我們實在應該感激白文信醫生。

66 Ching, *130 years of Medicine in Hong Kong. From the College of Medicine for Chinese to Li Ka Shing Faculty of Medicine*, 250.

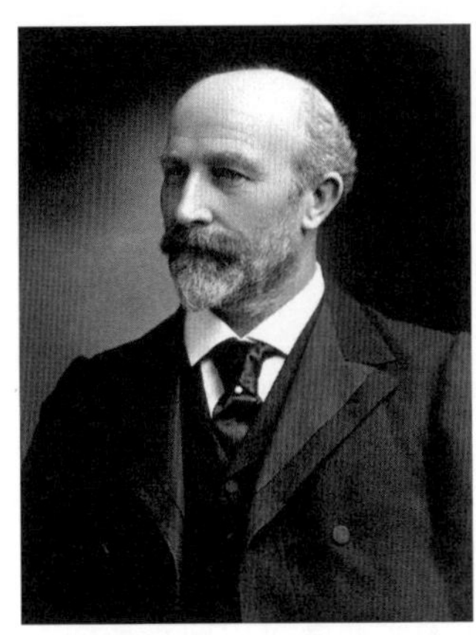

1851-1926

康德黎

James Cantlie

MBChM, FRCS, KBE, KStJ

圖片來源：Wellcome Collection（4.0 International（CC BY 4.0）

康德黎爵士最廣為國人所知的事蹟，是拯救被清廷官員綁架的孫中山先生，讓他獲得釋放。孫中山在倫敦街頭被抓走，關押在清國大使館，準備偷運回國處決。然而，康德黎在醫學上的成就，同樣非同凡響。

康德黎於 1851 年出生於蘇格蘭班夫郡（Banffshire），是富農家庭的長子。父親會關懷環境比他們差的人，康德黎在這方面很像他的父親。康德黎在鴨巴甸大學接受教育，兼修文理，然後攻讀醫學士，並於 1873 年以優異的成績畢業。他在查令十字醫院（Charing Cross Hospital）擔任解剖學助教，並在同院接受外科培訓。他鍾情急救，加入了聖約翰救傷會，成為講師。1883 年，康德黎志願赴埃及服役，協助軍方控制霍亂疫情，引起他對熱帶病的興趣。回到倫敦後，康德黎開始關注城市貧民的體弱和周遭環境的不衛生狀況。他在 1885 年發表一篇題為《倫敦人的退化》的文章，指出倫敦人健康狀況不佳，是由於空氣污染。空氣污染導致健康問題，這樣的設想，實在是走在時代的前面了，他的文章受到廣泛批評。這讓他很沮喪，所以當他收到白文信的邀請，便欣然接受到香港行醫。[67]

67 Mark Harrison, Cantlie, Sir James, *Oxford Dictionary of National Biography*. Accessed on 6 February 2023, https://www.oxforddnb.com/view/10.1093/ref:odnb/9780198614128.001.0001/odnb-9780198614128-e-50530.

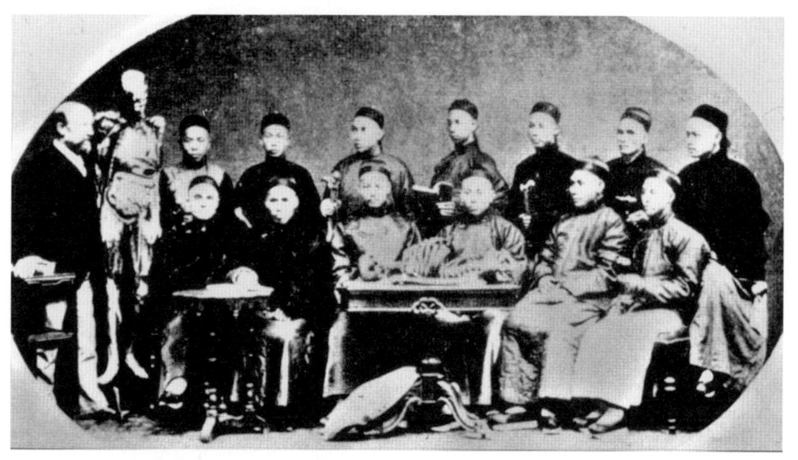

康德黎教香港西醫書院學生解剖學，1893 年。
圖片來源：Wellcome Collection: Cantlie's work and activities in Hong Kong.

康德黎在 1887 至 1896 年間，對香港的貢獻多得令人難以置信。他和妻子都孜孜不倦地為香港市民服務，直到他們離開。雖然普遍認為白文信是香港西醫書院的創辦人，但在康德黎女兒撰寫的傳記《仁慈為本：康德黎夫婦的生平》中，是康德黎在他抵港 34 天後，召集了成立書院的第一次會議。[68] 不過，她並沒有提到，之前已經開了好幾次有關成立香港西醫書院的會議。康德黎到港後，香港西醫書院才正式成立。康德黎根據查令十字醫院的經驗，設計了香港西醫書院的課程，貢獻良多，白文信離任後，他又成為院長。孫中山是書院首批兩名畢業生之一，更是康德黎的得意門生。1896 年 10 月，剛回到倫敦不久，康德黎就接到孫中山的消息，說他被清政府綁架。康德黎聯繫也在倫敦的白文信，兩位一起各方奔走，確保孫中山能獲釋。[69] 康和孫兩家人，目前還有聯繫。[70]

作為外科醫生，康德黎在香港享有盛譽。肝膿腫是常見病，當時多由阿米巴或細菌引起的，引流法由白文信開始，到康德黎手上

68 Jean Cantlie Stewart, *The Quality of Mercy: The Lives of Sir James and Lady Cantlie* (New York: Unwin Hyman, First Edition1983), 43.

69 Stewart. *The Quality of Mercy*, 86–95.

70 Cecily Liu, "Family proud of long, strong bonds with China" *China Daily* 3 January 2019. Accessed on 6 February 2023, https://global.chinadaily.com.cn/a/201901/03/WS5c2ce352a310d91214053242.html.

更為完善。康德黎還研究肝部分切除術，他首先提出肝分葉，應基於血管供應而不是表面標記，並建議肝部分切除術，應基於血管供應。[71]

康德黎為香港做出了多樣的貢獻。他和家人住在山頂，由於他的病人很多，所以他常常要到不同的地方出診，可是病人在家中得到的護理總是不夠好。為了解決這個問題，康德黎在山頂租了一間房子來安置他的病人，但這是不合法的。最終，政府批准他開辦山頂醫院。[72] 起初，他請妻子擔任護士，但以她一個人的力量實在是不夠，令她不堪重負。1888 年，康德黎邀請親戚英格爾（Maude Ingall）來港，她是受過正規訓練的護士，並成為香港第一個訓練有素的私人護士。不久，英格爾在總督府工作了一段時間，之後就連港督德輔都支持引進護士。結果，從英國引進的合格護士不僅為富有的歐籍居民提供私人護理服務，也為政府的國家醫院服務，大大提高了醫院的護理水平。

康德黎非常關注改善香港的衛生環境，並被港督德輔任命為潔淨局委員。當時，由於潔淨局非官方成員代表的既得利益和社會的反對，任何與公共衛生有關的重要條例都難以通過。康德黎最終有兩個提案獲得通過：1. 為供水系統設置濾水池，以去除細菌和寄生蟲，減少牠們引起有關疾病的肆虐；2. 建立一個疫苗研究所，為香港提供自己的疫苗。[73] 使用天花病灶的結痂，用於疫苗接種已廣為華人接受，因為它在中國由來已久。使用牛痘疫苗，可降低反應的嚴重程度，但牛痘疫苗要從英國進口，香港常常有缺貨的情況。建立

71 Thomas S.N. Chen and Peter S.Y. Chen. "The Accomplishments of Sir James Cantlie," *J Med Biography* 7 (1999):197–99.

72 Stewart, *The Quality of Mercy*, 51–52.

73 Ibid., 52.

疫苗研究所的提議得到港督德輔的批准，並於 1891 年成立。除了生產天花疫苗外，疫苗研究所後來還生產用於霍亂、傷寒、副傷寒和腦膜炎球菌感染的抗血清。1906 年，疫苗研究所併入細菌檢驗所。[74]

1894 年鼠疫期間，康德黎協助耶爾辛（Alexander Yersin）尋找鼠疫桿菌。[75] 鼠疫之後，政府於 1895 年檢討醫務署的工作，他是五位專員之一。基於專員的建議，香港任命了首任衛生醫官，醫務署的內部組織也得到改善。

康德黎較鮮為人知的貢獻，與痲瘋病有關。大英帝國對中國移民的恐懼，他應負大部分責任，因為他認為痲瘋病是一種性病，傳染性很強，但他並不主張將這些病人驅逐出境。他建議政府取得清廷的許可，在邊境附近的一個島嶼上建立一個痲瘋村。他和妻子曾參觀澳門一家歐式痲瘋病院，病人悲慘的境況讓他們震驚。有感於病人的苦況，他們每年都回來探望，為病人帶來物資，並治療那些需要醫治的人。[76]

康德黎也沒有放棄推廣急救，因為這是他的興趣。他加入了香港義勇軍醫療隊，並擔任上校醫官；他培訓香港西醫書院的學生，為香港的聖約翰救傷會的救護服務提供四個擔架小隊；[77] 他還積極參與建立香港的公共圖書館。[78]

在香港工作了 9 年後，康德黎一家回到倫敦，開設私人診所。

74 Harry Y.J. Wu, "Triturator for Smallpox Vaccine Production" *Hong Kong Med J*, 25 (2019) 86–88.

75 耶爾辛在 1894 年鼠疫期間，發現了鼠疫桿菌。後來，該菌還以他的名字命名為 yersinia pestis。

76 Daniel Ham, "The Management of Leprosy and Malaria in Hong Kong and the International Settlement in Shanghai, 1880s–1940s", 37–41.

77 Stewart, *The Quality of Mercy*, 56.

78 Cunich, *A History of the University of Hong Kong*, 28.

他曾經發表過許多有關熱帶病的文章，為他贏得熱帶疾病專家的聲譽，特別是治療肝膿腫。1896 年，孟買爆發鼠疫，由於他曾經歷香港的鼠疫，印度政府任命他為顧問。[79] 1899 年，他支持白文信創辦倫敦熱帶醫學與衞生學院，成為該校首位外科醫生和熱帶外科講師。康德黎於 1907 年與盧佐治（George Carmichael Low）醫生創立熱帶醫學與衞生學會，並與熱帶病專家辛普森（William Simpson）醫生共同創辦了《熱帶醫學與衞生雜誌》（*Journal of Tropical Medicine and Hygiene*）；辛普森醫生曾於 1902 年應港督卜力邀請，成為香港控制鼠疫的顧問，康德黎擔任該雜誌的編輯長達 23 年。[80] 此外，他還撰寫許多醫學書籍，其中包括一本名為《肉眼所見的解剖學》的教科書。他還為一本醫學詞典撰寫有關潰瘍、靜脈、動脈結紮、槍傷的條目，以及有關腳氣病、鼠疫、熱帶手術和疾病的文章。[81]

他繼續致力於聖約翰救傷會和緊急醫療援助的工作，擔任陸軍部的顧問。第一次世界大戰期間，他和妻子成為英國紅十字會的指揮官，負責協調志願醫療援助。他組織了一支人道救援部隊，幫助那些在戰爭期間，因疾病或貧困而陷入困境的人。由於這些服務，康德黎於 1918 年被授予大英帝國騎士（KBE）和聖約翰騎士勳章（K.St.J）。他的妻子，因戰時在紅十字會的志願援助支隊工作，也獲

79 Mark Harrison, "Cantlie, Sir James" *Oxford Dictionary of National Biography*. Accessed on 6 February 2023, https://www.oxforddnb.com/view/10.1093/ref:odnb/9780198614128.001.0001/odnb-9780198614128-e-50530

80 Ibid.

81 "Obituary, Sir James Cantlie, Venerable Hong Kong Doctor" *South China Morning Post*, 31 May1926.

頒 OBE 勳銜。[82]

康德黎爵士於 1926 年因嚴重腦溢血去世。[83] 一個主要由中華民國政府資助鑄造的康德黎爵士雕像，曾在倫敦皇家藝術學院展出，然後運往中國的一家博物館作展品。[84]

82 Mark Harrison, "Cantlie, Sir James" *Oxford Dictionary of National Biography*. Accessed on 6 February 2023, https://www.oxforddnb.com/view/10.1093/ref:odnb/9780198614128.001.0001/odnb-9780198614128-e-50530.

83 "Obituary, Sir James Cantlie, Venerable Hong Kong Doctor" *South China Morning Post*, 31 May1926.

84 "Statue of Dr Cantlie" *South China Morning Post*, 20 March1947.

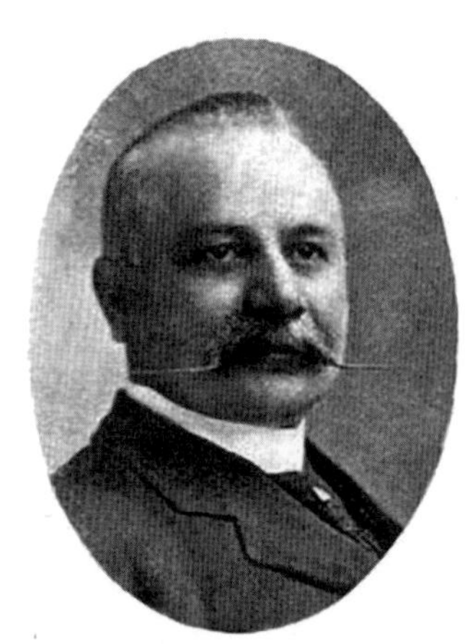

1858-1921

佐敦

Gregory Paul Jordan

MB CM Edin, MRCS Edin.
Hon. LLD

圖片來源：維基百科

佐敦醫生在香港擔任了 31 年的半職港口衛生官，是一位深受病人信賴、非常成功的私人醫生。儘管如此，他始終熱心公益事務：為雅麗氏紀念醫院患者義診，亦為香港西醫書院共同創辦人，一直教授書院和後來港大醫學院的學生。他曾擔任港大代校長兩年。有説他是「一個被忽略了的人」，因為他的貢獻並非廣為人知。[85] 九龍的佐敦道不是以他的名字命名的，那位佐敦爵士（Sir John Newell Jordan），是英國派到清廷的特使和全權公使（1906-10 年）。

佐敦是亞美尼亞人，1858 年出生於加爾各答。佐敦的族人，多年前從亞美尼亞的新朱爾法（New Julfa）搬到印度。佐敦的父親是股票經紀，業務以香港和上海為主，他定期回到加爾各答，看望在那裏出生的八個孩子。佐敦最初在加爾各答接受教育，然後被送到愛丁堡大學讀醫科。他於 1880 年獲醫學士（MBCM（Edin）），並在 1884 年考獲外科院員（MRCS），之後他在倫敦的聖托馬斯醫院，以及維也納和巴黎的醫院接受進一步的培訓。1885 年完成進修後，他來到香港。他的舅舅遮打（Paul Chater）是一位非常成功的香港商人。[86]

一到香港，佐敦就非常努力地為自己的未來打拼。當時，亞當

85 A Man Overlooked: A Faded Memory of a Glorious Career. Armenians in India-Behind the Scenes Forgotten History. Accessed on 6 February 2023, https://chater-genealogy.blogspot.com/2015/01/a-man-overlooked-faded-memory-of.html.

86 A Man Overlooked: A Faded Memory of a Glorious Career. Armenians in India-Behind the Scenes Forgotten History. 遮打是一位非常成功的香港商人，特別在土地發展方面。他於 1902 年獲封爵士，以表揚他在填海和行政局議員任內的貢獻。

斯醫生（William Stanley Adams）是第一位受薪的半職港口衞生官兼移民體檢官，他與亨德森醫生（James Orr Henderson）合夥，開設亞當斯和亨德森私人醫務所。當亞當斯要休假數月時，他請佐敦代行港口衞生官的職務。亞當斯回來後，殖民地醫官艾爾斯醫生（P. B. C. Ayres）又請佐敦在他休假期間，臨時代理他的職務。因此，佐敦在抵港一年內，就成為代理殖民地醫官。佐敦很好地履行了職責。1888 年，亞當斯再次請假時，佐敦再成為他的代理。這一次，亞當斯回來後沒有復職，由佐敦接替他成為港口衞生官，直到 1919 年他快要退休的時候。[87]

當時，每年有超過 4,000 艘船抵達香港（每天可高達 15 艘），每艘載有數百名旅客。作為港口衞生官，佐敦必須登上每艘抵達的船隻，評估離船乘客的健康狀況。作為「移民體檢官」，他還要檢查有意出洋的人，監督他們在出發前和航行中，與個人舒適和健康有關的所有事項。他在任 31 年，居然沒有患上霍亂、鼠疫等嚴重的傳染病，可算是奇蹟。這個職位為他的醫務所帶來額外的賺錢業務——檢查船員、治療乘客和簽發健康證明書。佐敦認定，這個職務是他整個事業的基礎，因此對港口衞生的工作一直不離不棄。[88]

1887 年，佐敦加入亞當斯位於畢打街的醫務所，成為合夥人。到 1888 年初，佐敦基本上已經是醫務所的負責人，儘管醫務所的名字仍是以亞當斯排頭位。佐敦的醫務工作發展蓬勃，許多本地名人，例如他的舅舅遮打及家人，以及何東，香港另一位成功的企業家和慈善家，都是他的病人。佐敦能說流利的粵語和國語，備受華人社區的信賴和尊敬。他在香港西醫書院的學生譚嘉士醫生說：

87 Katherine Mattock, *Hong Kong Practice: Drs. Anderson and Partners, The First 100 Years* (Hong Kong: Anderson and Partners, Link Print Ltd.1984), 6–7.

88 Ibid., 14.

他（佐敦）特別受華人的愛戴，幾近是崇拜。連提及他的名字，也用上充滿敬畏、尊重和親切的態度。真正病重的人，無論如何，都要看他至少一次。他的個性也很突出。他個子不高，身材粗壯，有俊偉的頭和醒目的鬍鬚，加上深沉、洪亮但溫柔的嗓音，容貌舉止都能讓人更加信賴他。[89]

當佐敦忙得無法按時赴約時，華人社區集資送了他一輛汽車，以便他可以繼續兼顧醫務所和港口衛生的工作。[90] 1900 年，佐敦的醫務所增多了兩名醫生。斯旺（James Herbert Swan）和吉布森（Robert Gibson），他們很快離開，由另外兩位醫生：福賽思（Charles Forsyth）和格羅內（Friedrich Piers Grone）取代。他們兩人在職的時間比較長，福賽斯更達 25 年。直到 1914 年，醫務所共有五位醫生：佐敦、福賽思、格羅內、奧比（C.E. Aubrey）和活士（L. Woods）。[91] 從醫務所醫生數目的增加，可以看出業務增長了不少。

雅麗氏紀念醫院剛開院時，醫務傳教士還未到任醫院院長之前，佐敦就是其中一位提供義診的醫生。他也是香港西醫書院的創始人之一，並教授熱帶醫學。港督盧吉（Frederick Lugard）爵士成立香港大學時，計劃將香港西醫書院併入為香港大學醫學院，佐敦是少數參與的人。1913 年，佐敦被任命為大學副校長，直到 1921 年。

大學從一開始就缺乏資金，不單營運資金，捐贈基金也不足。1910 年代末，大學面臨重大的財政危機。1918 年，第一任校長儀禮（Charles Eliot）被外交部借調為外交官，大學由佐敦擔任代理校

89 Ibid., 24.
90 A Man Overlooked: A Faded Memory of a Glorious Career. Armenians in India-Behind the Scenes Forgotten History.
91 Mattock, *Hong Kong Practice*: Drs. Anderson and Partners, The First 100 years, 40.

長一年（1918 年）。佐敦沒有管理大學財務的經驗，處理大學的財務狀況嚴重不當，以至大學校董會無法接受 1919-20 年的大學賬目。總督成立了一個調查委員會，任命大律師夏普（E.H. Sharp）為主席。結果，政府注入 100 萬元以支付大學的銀行透支費用。此外，根據《大學條例》，成立了一個財務委員會，以確保未來大學的支出要得到委員會批准。[92]

1921 年 1 月，佐敦從大學副校長位上退休。繼任校長的卜蘭溢爵士（Sir William Brunyate）授予佐敦榮譽法學博士學位，以表彰他的貢獻。儀式結束後，學生將他從陸佑堂抬到車上，然後把車從薄扶林拖進城裏。他曾從朋友那裏籌集了 20,000 元，來裝修學生會大樓，因而贏得學生的愛戴。[93]

除了參與公共事務，佐敦還是一名共濟會會員，這也幫助他很快在香港站穩了腳。他在愛丁堡時，早已加入共濟會。在香港，他成為毅力會所（Perseverance Lodge）的成員，當時他的兄弟是那裏的會長，他的舅舅遮打和殖民地醫官艾爾斯則是前任的會長。1904 年，佐敦成為區會總會長。[94]

佐敦於 1921 年退休，不久後回到英國。不幸的是，他沒有太多時間享受退休生活，他於 1921 年 12 月 4 日因心臟病去世。[95] 他為港大學生會創建圖書館的心願，最後在他舅舅的幫助下完成。1922 年 9 月 16 日，佐敦紀念圖書館由他的妻子主持開幕。

92 Cunich, *A History of the University of Hong Kong. Volume* 1, 51–52.

93 A Man Overlooked: A Faded Memory of a Glorious Career. Armenians in India-Behind the Scenes Forgotten History.

94 Mattock, *Hong Kong Practice: Drs. Anderson and Partners, The First 100 years*, 14.

95 A Man Overlooked: A Faded Memory of a Glorious Career. Armenians in India-Behind the Scenes Forgotten History.

1863-?

譚臣

John Christopher Thomson

MBCM(Edin) and MD(Edin)

譚臣醫生是 LMS 派往雅麗紀念醫院的傳教士醫生，擔任該院的第一任院長。後來，他離開傳教士崗位，加入政府成為醫務署的醫官。香港很少人認識他，但他對香港西醫書院和東華醫院貢獻良多。他雖然不是香港西醫書院的創辦人，但正是在他的努力下，書院得以延續，直至 1911 年併入香港大學。

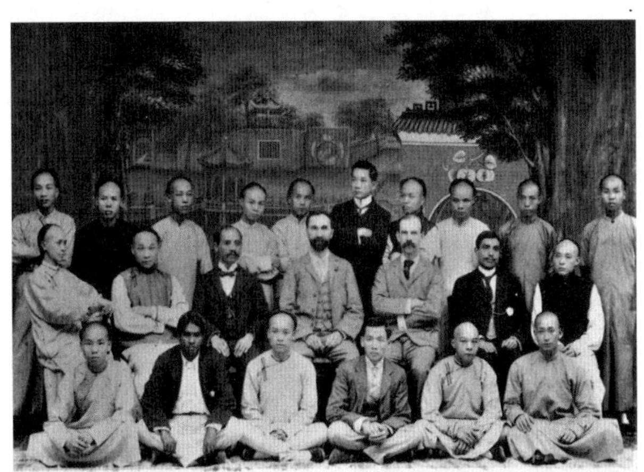

譚臣醫生（中坐者），葉純醫生（Dr. R. M. Gibson）（左旁）與香港西醫書院學生，c1903。
圖片來源：香港醫學博物館（捐贈者——雅麗氏何妙齡那打素慈善基金會）

譚臣於 1863 年出生於蘇格蘭洛克比（Lockerbie），1888 年畢業於愛丁堡大學醫學院，1892 年獲同校的醫學博士學位。他是 LMS 的醫務傳教士，被派到香港當雅麗氏紀念醫院的第一任院長。根據雅麗氏醫院的章程，LMS 會派出一名傳教士來管理醫院，但歡迎所有當地醫生來診症。[96] LMS 直到 1888 年，才任命譚臣。在譚臣到來之前，本地的義診醫生已經成立一個醫務委員會，由佐敦擔任秘書；這家醫院的管理方式，與英格蘭的醫院無異。對 LMS 任命一名剛從醫學院畢業的醫務傳教士擔任院長，院內醫生感到不滿。這些本地醫生的勢力強大，但譚臣並未被嚇倒，他要完成 LMS 交給他的任務。以他的機智和堅韌，逐漸接管了醫院的控制權，白文信醫生離開香港後，譚臣接替了他在院內的工作。[97] 他學會當地語言，兼顧那打素診所，並在醫院展開傳福音的工作。[98] 譚臣接管醫院，確保醫院的長期生存，因為醫院的營運需要一個資金充足的機構來支持，不能單靠一群組織鬆散的當地醫生。

作為雅麗氏紀念醫院的院長，譚臣當然也是香港西醫書院的老師。[99] 他立即全身心投入到教學工作中。起初，他教病理學，然後有八年多的時間講授藥物和治療學。他本質上是一個傳教士，對學生非常關心，在院內主辦的一系列佈道活動也兼顧了醫學生。1891 年，他接任何啟為書院秘書，直至 1909 年退休，其後又出任教務長，一身兼兩職。畢業生無法在香港行醫，書院難以獲得捐贈和資金來建設自己的校舍，讓許多人灰心喪氣。多年來，政府一直未有撥款給香港西醫書院作為營運資金。克拉克醫生（Francis Clark）認為，全賴譚臣的活力、頑強的鬥志和服務的熱誠，書院才能持續運

96 Historical Sketch of the Alice Memorial Hospital, 1 September 1887, The London Missionary Society, Hong Kong, Printed at the China Mail Office, 1887, 7.

97 E.H. Paterson, *A Hospital for Hong Kong, the Centenary History of Alice Ho Miu Ling Nethersole Hospital* (Hong Kong: Alice Ho Miu Ling Nethersole Hospital, 1987), 23–24.

98 Ibid., 24.

99 Ho, *Western Medicine for Chinese*, 34–36.

作。[100] 譚臣和克拉克都非常支持學生，認為他們訓練有素，應該有資格在香港行醫。[101] 其後，譚臣以東華醫院巡院醫官的身份，引介書院的學生或畢業生到東華，協助駐院的鍾景儒醫生。鍾景儒（又名鍾本初），是政府任命的華人西醫，肩負將西醫引入東華的使命。[102] 對學生來說，譚臣就像父親一樣，一直在旁指導和打氣。對於畢業生來說，他亦師亦友，是可以信賴的人。譚臣一直為書院服務，直至 1909 年離任。[103]

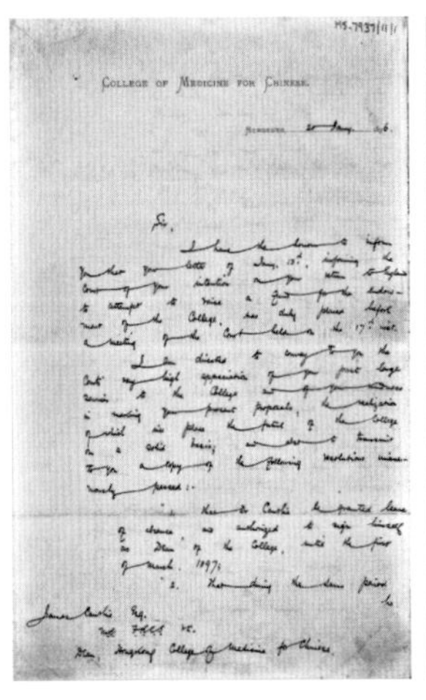

College of Medicine for Chinese.

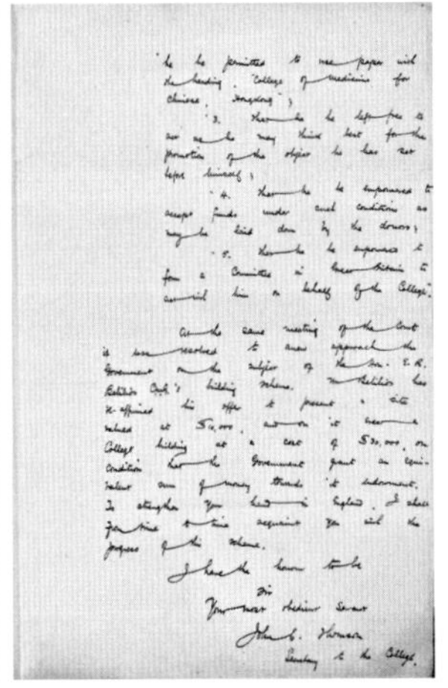

譚臣 1896 年 1 月 20 日給康德黎的謝函，感謝他有意為香港西醫書院籌款。

圖片來源：Wellcome Collection

1897 年，譚臣因醫院前途未卜，辭去院長職務。他曾短暫嘗試私人執業，[104] 但香港鼠疫流行期間，反洋人情緒高漲，他的診所發展並不理想。當時，政府醫務署出現一個新空缺，年薪 3,600 元，

100 "Presentation to the Dr J.C. Thomson" *South China Morning Post*, 11 December1909.

101 Ching, *130 years of Medicine in Hong Kong. From the College of Medicine for Chinese to Li Ka Shing Faculty of Medicine*, 56.

102 Ching, *130 years of Medicine in Hong Kong. From the College of Medicine for Chinese to Li Ka Shing Faculty of Medicine*, 56, 58.

103 Cunich, *A History of the University of Hong Kong, 1911–1945*, 55.

104 Paterson, *A Hospital for Hong Kong*, 41.

外加 700 元代替宿舍和 216 元交通津貼，[105] 他馬上應聘。[106] 多年來，他在醫務署輾轉擔任過不同的職務，主要包括：東華醫院、堅尼地城傳染病醫院、監獄和九廣鐵路的醫務工作。1902 年鼠疫爆發期間，他在堅尼地城傳染病醫院，有兩個重要的觀察。口服石炭酸對治療鼠疫無效，11% 鼠疫患者的血液中發現鼠疫桿菌，屬於嚴重病例。[107]

1894 年瘟疫之後，政府於 1896 年任命了一個委員會，調查東華醫院的運作情況。調查發現，該中醫醫院有很多弱點，尤其是醫院的衞生，患者的治療，也被西醫認為是不科學、無用，甚至是危險的。[108] 住院病人的高死亡率一直沒有改善，自 1872 年成立以來，一直維持在 50% 左右。東華醫院董事局不務正業，一直參與香港和中國的許多政治活動。委員建議醫院集中精力做好醫療工作，停止政治活動。東華醫院的董事局沒有醫生，只有富有的華人精英。它的成員熱衷政治，充當華人社區的代言人，並與清政府的官員保持聯繫。[109] 委員會的其他建議，包括改善醫院衞生和引入西醫。為確保建議能確實執行，政府任命譚臣監督衞生改革，並任命鍾景儒為駐院醫生，引介西醫。入院患者可以選擇中醫或西醫治療。[110]

向來只行中醫的東華醫院引進西醫，是醫院發展的一個重要里程碑。經政府調查後，東華醫院別無選擇，只能停止政治活動，擴

105 Governor Robinson to Joseph Chamberlain (Secretary of State for the Colonies) Appointment of Dr JC Thomson. CO 129/276/145, 172–73.

106 Ibid.

107 Ho, *Western Medicine for Chinese*, 36.

108 The Commission. Report on the Tung Wa Hospital, HKSP 1896.

109 Elizabeth Sinn, *Power and Charity: A Chinese Merchant Elite in Colonial Hong Kong* (Hong Kong: Hong Kong University Press, 2001), 82–120.

110 Commissioners' recommendations. Tung Wa Hospital Report, HKSP 1896, xxx–xxxii.

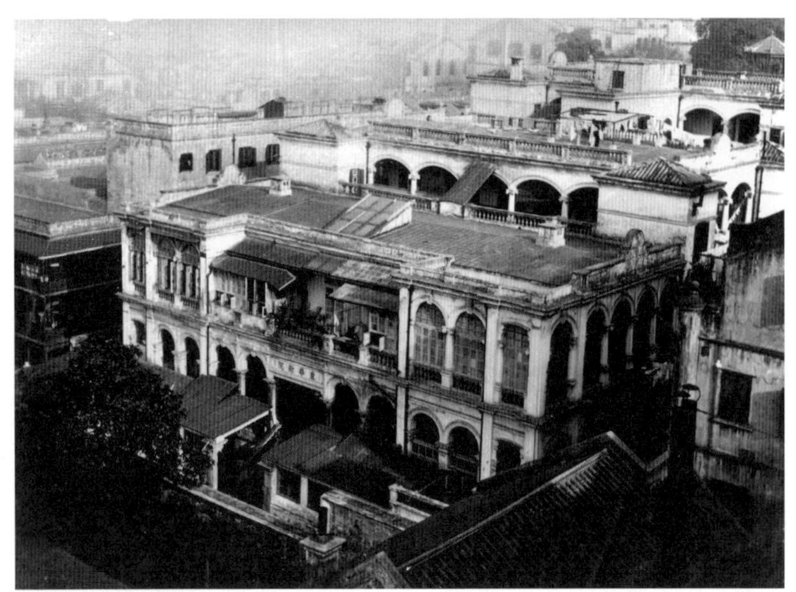

1902 年的東華醫院
圖片來源：東華三院文物館藏

大醫療服務。其後，成立了廣華醫院、東華東院及多間診所。東華三院繼續為病人服務，在香港醫療系統發揮重要作用。譚臣能在不引起當地華人精英對抗的情況下，有效地實施變革，實在發人深省。

鼠疫流行時期，東華的一個主要問題，是未能識別和隔離傳染性病例，導致疫症在醫院和社區傳播。譚臣開闢了一個隔離病房，所有感染病例都被送到那裏，以避免交叉感染，並建立了一個收症房，所有新病人都先在這裏收治。經過鍾景儒和譚臣的檢查，這些病人將被送往適當的病房或醫院。譚臣與鍾景儒一起巡房，以確保患者的診斷正確和治療適當。鼠疫及天花個案，會盡快送往堅尼地城傳染病醫院。

譚臣還與鍾景儒討論，病人在病房或入院前已離世的死因。鍾景儒會查問將死者送到醫院的朋友或親戚，盡可能從死者的症狀中確定死因。當懷疑死因涉及犯法，或發現對公共衛生有重大影響的不明案件時，會尋求死因庭頒令進行驗屍。[111] 這是東華醫院開院以

111 Annual Reports of Inspecting Medical Officers of Tung Wa Hospital from 1897 to1903, HKSP 1898 to1904.

來，首次確定並記錄每位患者的死因。

譚臣將瘧疾發熱、腹瀉痢疾、腳氣病等特殊疾病患者，與普通患者分開安置到不同的病房。這降低了交叉感染的風險，並使患者的管理更容易。只能容納兩個人的小房間，用於安置婦女和兒童或隔離病人；又在院子裏新建兩個病房，供外科病人使用。

譚臣還改善了醫院的通風。他盡可能在隔板上開洞，以改善空氣流通。為防止人滿為患，他通過測量病房的大小，來確定每個病房最多可容納的病人數量。其他衛生措施，包括：盡快從病房移走馬桶；患者的所有衣物每週更換兩次；床上用品每週更換一次；所有弄髒的衣服都必須立即脫掉；髒的舊被子都被燒掉並更換；病房和浴室經常用 Jeyes Fluid（一種消毒劑）來清潔。他每週到醫院檢查兩次，確保醫院乾淨衛生。他也為鍾醫生和醫院員工提供乾淨的宿舍。[112]

醫院要做好每天入院、出院和死亡人數的記錄，以及外來屍體的數量和死因。[113] 東華醫院的住院病人死亡率，原本在 50% 左右，接受中醫治療的病人，死亡率下降到 35%~40% 左右。接受西醫治療者的死亡率為 15%~20%。[114] 過了一段時間，華人病人住進東華醫院時就知道該要求甚麼治療。多年來，譚臣把香港西醫書院的學生如鄧景輝、梁植芬 [115] 及何高俊 [116] 等，引進東華來協助鍾醫生，以應付越來越多選擇西醫的住院病人。

譚臣是一個認真、意志堅定的人，但同時也彬彬有禮，富有同

112 Ibid
113 Ibid.
114 Moira Chan-Yeung, *A Medical History of Hong Kong, 1842 to1941*, 77.
115 Report of the Inspecting Medical Officer of the Tung Wa Hospital, HKAR, 1908.
116 Ho, *Western Medicine for Chinese*, 144.

東華醫院中西醫治療住院死亡率

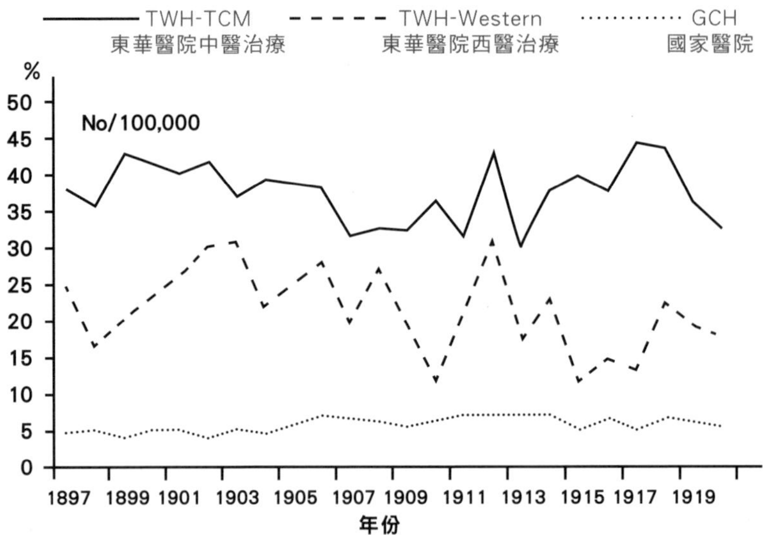

圖片來源：Moira Chan-Yeung, *A Medical History of Hong Kong, 1842-1941*, 77.

情心。結果，他贏得醫院董事局的全力合作，提供改革醫院所需要的資金。引進西醫的進展順利，1908 年，東華總理甚至允許在醫院教授西醫臨床醫學，這是董事局態度的重大轉變，譚臣應記一大功。

譚臣還有一個重大貢獻。瘧疾是香港的風土病，在 1880 年代末和 1890 年代初，平民的瘧疾發病率約為 400/100,000，死亡率約為 50%。[117] 譚臣回英國度假期間，了解到蚊子和瘧疾的關係。1900 年回港後，他對蚊子進行了系統的研究。他與警方合作，在香港、九龍和新界的 36 個警署，每個星期收集 12 隻蚊子，為期一年。譚臣全年接收蚊子 31,350 隻。他發現，平均而言，96.3% 的蚊子屬於庫蚊，3.7% 屬於按蚊。他是第一個發現香港三種攜帶瘧原蟲的按蚊：中華按蚊（Anopheles sinensis）、斑點按蚊（Anopheles maculates）和致倦按蚊（Anopheles fatigans）。[118] 他的研究支持了新

117 Colonial Surgeon Annual Reports, 1885 and 1890. HKSP 1886 and HKSP 1891.

118 J. C. Thomson, Report Regarding the Mosquitoes that Occur in the Colony of Hong Kong. Enclosed in Gascoigne to Chamberlain, 18 August1902, CO 129/312/365, 224–26.

的蚊子致瘧的理論，在倫敦受到好評，殖民地大臣也對他的工作表示讚賞。[119]

出於某種原因，譚臣沒有繼續研究瘧疾。1909 年，他因長期腹瀉、身體虛弱而退休離港。[120] 他為人有禮，對人體貼，與當時的英國殖民者截然不同，華人社會高度讚賞。歡送儀式上，東華醫院董事局贈予他一套銀質茶具以表謝意。[121]

譚臣醫生為香港作出多項寶貴貢獻。通過接管雅麗氏紀念醫院的行政，他使醫院的財務基礎在 LMS 的管理下更加穩固。在經濟拮据的情況下，他繼續維持香港西醫書院的運轉，為學生和畢業生盡心盡力。他在東華醫院進行的衛生改革，以及將西醫引入醫院，確保醫院不可替代的角色，能繼續為香港市民提供醫療服務。他是另一位對香港醫學發展作出了巨大貢獻，卻沒有得到應有的認可或讚賞的醫生。本文是對他的人生一次遲來的禮讚，感謝他高效的管理，他對學生和工作的盡心，以及他對香港人表現出的關懷。

119 Colonial Surgeon Annual Reports, 1885 and 1890. HKSP 1886 and HKSP 1891.

120 The Governor to the Earl of Crewe, Secretary of State for the Colonies, 13 September1909, CO 129/357/265, 509–10.

121 "Presentation of Farewell Address to Dr J.C. Thomson. Tung Wa Hospital Directors' Appreciation" *The China Mail* 24 December1909. "Tung Wa Hospital. Presentation to Dr Thomson" *South China Morning Post*, 24 December1909.

1878-1953

何高俊

Ho Ko Tsun

OBE, LMSH

何高俊於 1878 年出生於一個基督教家庭。他的祖父是何福堂，香港第一位 LMS 按立的華人牧師。叔叔何啟是醫生兼律師，曾捐資興建雅麗氏紀念醫院，也是香港西醫書院的創辦人之一。何高俊曾就讀皇仁學院，1896 年入讀香港西醫書院，獲庇理羅士獎學金，並於 1902 年畢業。[122] 就讀高年級時，他曾擔任政府疫苗接種員（1901 年）和東華醫院駐院醫生助理（1902 年）。[123]

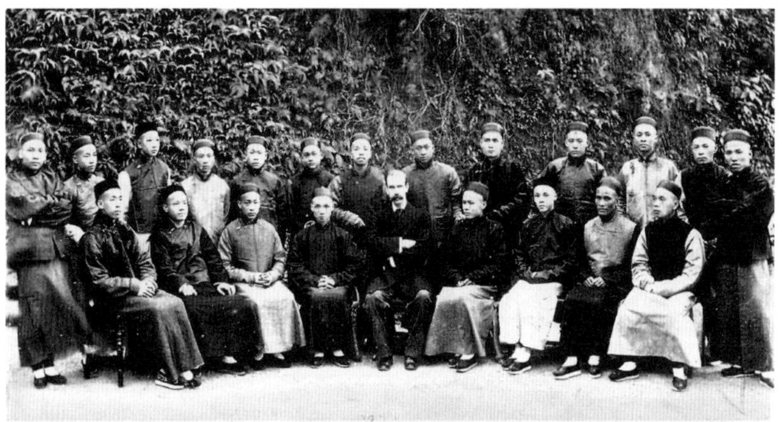

何高俊（站立，左 2）與其他香港西醫書院學生，1897 年。
圖片來源：香港醫學博物館（捐贈者——雅麗氏何妙齡那打素慈善基金會）

他畢業時，工作機會有限，因為香港的《醫生註冊條例》不承認西醫書院的學歷。1902 年初，新任政府細菌學家亨特醫生到任，需要助手幫助解剖死老鼠，以確定是否感染鼠疫。何高俊和另外兩

122 Arnold Wright, *Twentieth Century Impressions of Hong Kong, Shanghai, and other Treaty Ports of China* (London: Lloyd's Greater Britain Publishing Co., Ltd. 1908), 180.
123 Ho, *Western Medicine for Chinese*, 216.

名畢業生，被聘為細菌學家的助手。亨特也在年度報告中，認可他們的工作能力。[124] 1903 年離開公眾殮房後，何高俊加入那打素醫院擔任住院外科醫生，當時的院長是葉純醫生（R. M. Gibson）。一年後，西比醫生加入，負責新的雅麗氏產科紀念醫院。西比是香港第一位女醫生，也是引進西方助產術的先驅。何高俊後來和她合作，為灣仔居民提供產科服務。1904 年開始，他有長達十年的時間，擔任香港西醫書院的解剖和外科學導師。[125] 他於 1907 年離開那打素醫院，掌管在灣仔的東區華人公立醫局。次年，他開始在中環私人執業 [126]，但仍繼續為書院學生上導修課。

1907 至 1911 年間，何高俊還忙於醫務以外的幾個事項。他熱愛運動，於 1908 年在荷李活道開辦體育學校；該校舍白天用作小學，晚上提供體育訓練課程。他是小學的名譽校長，還當選體育訓練機構的主席。他在學校教授衞生和急救，急救講義後來出版成書，名為《赤十字會初級急救要法》。尹文佳醫生和政府督學艾榮先生（E. A. Irving）在該書的序言中指出，普通民眾將從中獲益良多。[127] 學校在日本佔領期間關閉。[128] 1910 年，何高俊成為香港華人游泳總會創會會員。

出於愛國心，何高俊加入了廣東醫學共進會，支持孫中山先生

124 A Starling, F Ho, L Luke, SC Tso, and Edwin Yu, *Plague, SARS and the Story of Medicine in Hong Kong* (Hong Kong: Hong Kong University Press, 2006), 152.

125 "Hong Kong College of Medicine" *South China Morning Post*, 9 February1909.

126 Arnold Wright, *Twentieth Century Impressions of Hong Kong*, 180; 1910 年 7 月 25 日的《華僑日報》有報道他把診所搬到威靈頓街。雖然已有《醫生註冊條例》，但書院的畢業生似乎仍可私人執業，只要他們僅診治華人。

127 清何高俊撰，《赤十字會初級急救要法》，香港聚珍書樓鉛印本，清光緒 34 年。

128 「何高俊醫生逝世」，《華僑日報》，1953 年 6 月 7 日。

的革命。[129] 辛亥革命後，廣州政府邀請何高俊加入衛生司，擔任副司長，當時掌舵的司長是李樹芬醫生（見第五章）。公共衛生對中國來說是新事物，他們必須從頭開始建立整個系統。例如，何高俊頒佈了醫院和醫護人員申領執照的規章制度。[130] 預防傳染病，尤其是鼠疫，也是一項重要的職責。[131] 何高俊提倡用中文教授醫學，提議政府派遣年輕學者出國學醫，回國後身兼醫生和翻譯員，將西方科學帶回國。[132] 1913 年，袁世凱派系的龍濟光將軍接管廣州政府，包括何高俊在內的許多官員被捕入獄。[133] 何高俊在新中國的政治生涯宣告結束。

何高俊在 1916 年返港，重回灣仔的東區華人公立醫局，一直服務至 1949 年退休。華人公立醫局起源於 1894 年的鼠疫。當時市民為了避免成為染疫住戶，被強制消毒，流行把屍體「棄置」街頭。潔淨局的兩名華人委員馮華川和劉鑄伯，提出設立地區事務處的想法。1905 年，首批兩所華人公立醫局，分別在西區和東區（灣仔）成立，由香港西醫書院的畢業生主理。他們的職責是勸阻人們不要棄置屍體，確定這些屍體的死因，並治理疫症患者。華人公立醫局由一個中央委員會管理。後來，華人公立醫局的工作，擴大到

129 Rudi Butt, *Biographical Dictionary of Medical Practitioners in Hong Kong: 1841–1941*. Accessed on 6 February 2023, https://hkmd1841-1941.blogspot.com/2013/09/dr-ho-ko-tsun-1901.

130 高俊，「廣東省政府取締醫務之原因」，《中華醫報》，第 6 期，廣州，1913，1–10。

131 "Canton News: Canton, January19 Sanitary Board Notice " South China Morning Post, 23 January 1912, 11; "Plague in Canton: Measures for Prevention, Canton " *South China Morning Post*, 24 April1913, 6.

132 何高俊：欲中國科學發達當以中國文授課並譯科學書報意見書。 新民報 4 (6) (1917)：38–40；4 (7) (1917)：38–41。

133 "Reform in Canton: Many Official Changes. The Terrors of Martial Law " South China Morning Post, 24 September1913, 7.

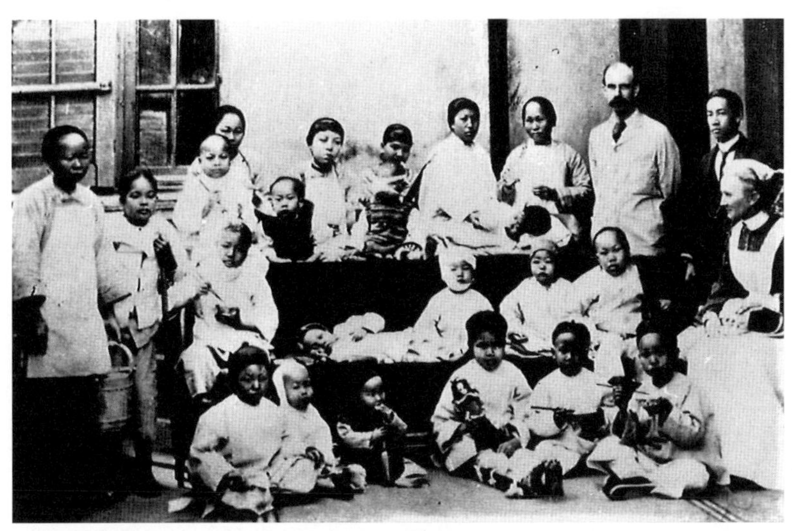

何高俊（後排右 1）在那打素醫院任住院醫生時；院長葉純醫生站在他旁邊。
圖片來源：香港醫學博物館（捐贈者——雅麗氏何妙齡那打素慈善基金會）

包括一般的西醫醫療保健和疫苗接種。[134] 隨着華人公立醫局的廣受歡迎，港島和九龍其他地區也紛紛成立更多的公立醫局。1930 年代，港九市區有九個公立醫局為市民服務。二戰後，所有的公立醫局都被政府接管，成為政府的門診部。[135]

1907 年，何高俊首次加盟灣仔華人公立醫局時，醫局位於皇后大道東的一間地下小店。何高俊推動當地居民籌集資金，擴建醫局。1911 年，新的醫局在石水渠街落成，兼備有瘟疫醫院。到 1919 年，鼠疫病例大減，醫院被改造為產院，[136] 並邀請克寧夫人（即西比醫生）監督助產工作。控制香港所有華人公立醫局的委員會，有見灣仔產院取得如此巨大的成功，決定在西區興建一間更大的產院——贊育醫院（見第六章）。隨着灣仔產院的分娩人數不斷增加，1931 年，華人社群捐款為產院加建一層。[137] 何高俊亦參與

134 Chan-Yeung, *A Medical History of Hong Kong. The Development and Contributions of Outpatient Services*, 15–16.

135 Ibid., 31.

136 M. Chan-Yeung, "Eastern District (Wanchai) Dispensary and Plague Hospital " *Hong Kong Med J* 25(6) (2019): 503–5.

137 "Wanchai Dispensary: Completion of a Modern Maternity Ward, a Gift to the Poor " *South China Morning Post*, 11 December1931, 13.

九龍城公立醫局的發展。[138] 1949 年，他因長期為灣仔窮人服務而獲授 OBE 勳章，特別是在日據時期，他繼續服務，在其他職責之外，還承擔了產院的工作。由於資金短缺，自己承擔大部分財政負擔。[139]

何高俊也是當時本地醫學界的領袖人物。1920 年，關景良醫生舉辦晚宴，商討成立本地的中華醫學會，結果大家一致同意成立香港中華醫學會。第一任會長及副會長為尹文楷醫生及關景良醫生；1923 年，何高俊成為副會長。新成立的醫學會有一個議程，就是創建一家華人私立醫院，以對抗本地一些醫院的種族歧視。[140] 他們成立了一家有限公司，並買入跑馬地一個物業。1922 年，香江養和園應運而生，何高俊當選為董事局主席。[141] 養和園後來成為養和醫院，由李樹芬醫生管理。

何高俊在灣仔公立醫局服務超過 30 年後，於 1949 年 9 月退休。醫局被政府接管時，他仍住在二樓的員工宿舍。華民政務司不想下逐客令，因為何高俊為當地居民做了那麼多，而居民也向政府請願挽留他。[142] 退休後，他在大坑的紅十字會贈醫處義診一年，直到身體無法支持。他於 1953 年 6 月去世，享年 75 歲。

出席葬禮的有很多著名醫生，如醫務衛生署署長楊國璋醫生，也有許多當地居民。秉承他的仁愛精神，收到的花圈金，都用來捐建喜靈洲痳瘋病院。他被火化後，骨灰撒入大海——在當時的華

138 "Kowloon Dispensary: New Recreation Ground Opened Tennis and Croquet " *South China Morning Post*, 16 September1936, 10.

139 "Colourful Ceremony: Governor Presents Insignia to Twenty-Three H.K. Residents" *South China Morning Post*, 31 December1949, 5.

140 W. C. Chau, F. I. Tseung, The Hong Kong Chinese Medical Association, *The Bulletin of the Hong Kong Chinese Medical Association* 1(1) (1948): 8–12.

141 "Yeung Wo Hospital's New Building: Extension Formally Opened by Mrs. Kotewall " *South China Morning Post*,19 May1932, 9.

142 Secretary for Chinese Affairs to Accounts, 1 September1949. Hong Kong Public Records Office. HKRS621-1-18.

人社會，這是頗為少見的。他的長女何中中博士，是真光學校的校長，她在喪禮上說：「何醫生外嚴峻而內和藹，剛毅木訥，生平工作多於享用，為一嚴正而虔誠的基督徒。」[143]

何高俊醫生是街坊醫生的典範，他無我無私，以極大的愛心服務當地的居民。

143 「何高俊醫生遺灰在銀礦灣放散」，《華僑日報》，1953 年 6 月 10 日。

1842

第四章

早期醫學教育工作者：為香港大學醫學院奠下基礎

1941

香港大學於 1911 年成立時，將香港西醫書院併入，成為其醫學院。醫學院的首要任務之一，是確保學位的水準夠高，可以滿足英國醫務委員會（General Medical Council）的註冊要求。港大的醫學學位課程正是依此設計的，因此獲得英國醫務委員會的充分認可。香港政府隨後制定了《醫生註冊修訂條例》（1914 年第 31 號），賦予港大醫科畢業生註冊資格。

曾任西醫書院院長的克拉克醫生成為港大醫學院首任院長，在西醫書院任教的 13 名醫生繼續在新學院任教，大學打算逐步用全職教員取代他們。當資金到位時，大學任命了第一批全職教員：1913 年，麥錦生醫生（G. E. Malcomson）擔任生理學和生物學教授，1914 年，狄比醫生（Kenelm H. Digby）擔任解剖學教授，狄比醫生後來成為外科教授。一戰爆發，麥錦生醫生被召入伍，安爾醫生（Herbert Gastineau Earle）接替了他的職位。狄比和安爾一起，為醫學院奠定了堅實的基礎。下一個全職教員是王寵益醫生，他畢業於西醫書院，其後在愛丁堡和倫敦進修，1920 年返港擔任病理學教授，是港大任命的首位華人教授。

醫學院搬進了大學，但臨床教學繼續在雅麗氏紀念醫院和附屬醫院（那打素醫院、雅麗氏產科紀念醫院和何妙齡醫院）進行。1914 年，克拉克提議，臨床教學應從雅麗氏紀念醫院和附屬醫院轉移到有更多最新設施的國家醫院，那時臨床學系還沒建立；內科、外科和婦產科仍由私人醫生教授。

大學的資金匱乏，運作經費全賴政府並不那麼慷慨的撥款，以及公眾的捐款。在最初的幾年，資金還要用於建造一些新校舍，包括解剖學院和病理與熱帶醫學學院。

1918 年，第一任校長儀禮（Charles Eliot），被外交部任命為外交官，校政由副校長佐敦醫生（後來成為代理校長）和署理總督、副校監施勳（Claude Severn）主持。他們都沒有管理大學財務的經驗。正如第三章所述，大學的財務處理非常不當，以至大學校董會無法接受 1919-20 年度的賬目。1919 年，總督司徒拔爵士（Reginald Edward Stubbs）任命夏普成立調查委員會。最後，政府撥款港幣 100 萬元以彌補大學的透支，並修訂大學條例，並成立財務委員會，以確保未來的大學開支要由財務委員會批准。夏普委員會還建議，儘早開設三個全職臨床教授職位，內科、外科和婦產科各一名；每位教授負責領導自己的部門，並管理所屬病房、臨床實驗室和門診。這些措施將確保英國醫務委員會繼續認可大學的醫學學位，畢業生可以註冊。可是，直到 1923 年洛克菲勒基金會（Rockefeller Foundation）提供援助之前，大學沒有財力落實建議。

1910 年代末，北京協和醫學院建成後，洛克菲勒基金會的中華醫學基金會（China Medical Board）發現工程造價太高，無法在中國再建一所醫學院。1921 年，基金會醫學教育部主任皮爾斯（Richard Pearce）博士訪問香港後，留下良好的印象，他認為可以支持香港現有的教育機構。1922 年，基金會宣佈有條件捐贈 750,000 元用於開設三個教席：內科、外科和婦產科。基金會要求大學：1. 為醫學生建造宿舍，改善醫院的實驗室；2. 開辦醫學圖書館，以及 3. 確保醫學院與政府之間有更好的協調。它還要求政府不要減少每年向大學提供的 50,000 元補助金。最後一個條件是要求每位新任的臨床教授，都必須有一名助理和一名初級醫生輔助，費用由大學支付。1922 年，洛克菲勒基金會為開設內科和外科教席捐贈了 50 萬元；1923 年又為婦產科教席捐贈 25 萬元。該基金會還支持研究經費，並設立多項游學獎學金，讓年輕醫生到外地繼續深造。如果沒有洛克菲勒基金會的資助，香港大學醫學院的臨床部門將無法發展，而英國醫務委員會也可能難以認可香港大學的醫科學位，讓畢業生可以繼續註冊行醫。

在香港大學成立的早期，有數位教授對醫學院的發展發揮了重要作用。他們包括：安爾、王寵益，以及洛克菲勒教授安達臣（John Anderson）、狄比和托定咸（Richard Edward Tottenham）。這些教授是醫學教育先驅，致力將醫學知識傳播到香港和中國。除了發展臨床教研外，他們還參與中國和世界各地的醫學會議，與其他地方的同行分享他們的知識和研究成果。他們開創了研究傳統，為今天的醫學院奠定基礎。

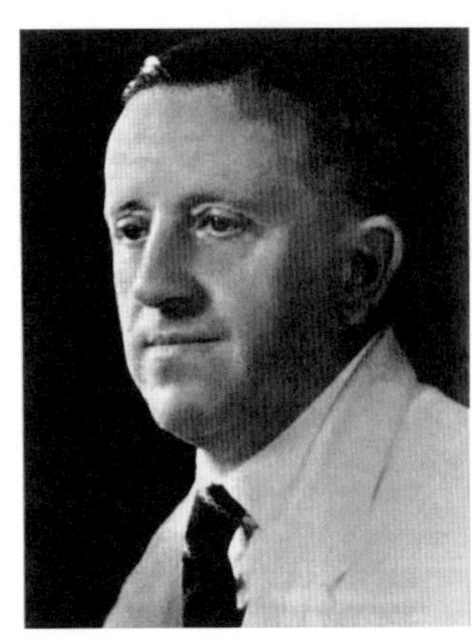

1884-1954

狄比

Kenelm Hutchinson Digby

OBE, MBBS, FRCS

圖片來源：
"Kenelm Hutchinson Digby", *Elixir*, May1954:67.

狄比教授是二戰前，在香港大學醫學院任職時間最長的教師，他奠定了港大外科學系的基礎；他的學生對香港的外科界亦有重大影響。狄比 1884 年出生於倫敦，1907 年在倫敦大學獲得醫學士學位；他是一名出色的學生，曾多次獲獎，其中包括解剖學獎。畢業後，他加入了著名的蓋伊醫院，擔任外科和麻醉醫生。他於 1910 年成為英國皇家外科醫學院院士。在加入香港大學之前，他是大中央鐵路的首席醫生。[1]

狄比於 1913 年加入剛成立的香港大學醫學院，擔任解剖學教授。他的相關經驗包括：在蓋伊醫院擔任解剖學助理示範員和外科解剖學講師，以及研究扁桃腺、腸淋巴集結和闌尾的比較解剖學。[2] 港大得到何東爵士的捐贈，於 1915 年設立臨床外科教席。當首任教授 M. Lobb 醫生辭職時，狄比被任命為繼任人，同時領導解剖學和外科兩個部門近十年。1915 年，創院院長克拉克醫生離開香港，年僅 31 歲的狄比接任，成為學院歷史上最年輕的院長。在接下來的十年裏，院長職位由他和生理學系的安爾教授輪流擔任。[3] 在他擔任院長期間，大學陷入財政困難，需要更多資金才能推動進一步發展。1920 年，狄比獲大學校委會的批准，寫信給紐約的洛克

1 Julia Chan, NG Patil. Digby: *A Remarkable Life* (Hong Kong: Hong Kong University Press, 2006), 3.

2 Ibid., 8.

3 Evans, Constancy of Purpose, 151.

菲勒基金會尋求支持，機緣巧合基金會剛成立了中華醫學基金會。如前述，經磋商後，基金會同意在 1922 年資助兩名全職教授，內科和外科各一名，第三名教授在次年任命，擔任婦產科教授。[4] 1923 年，狄比辭去解剖學系的職務，成為全職外科教授。他領導該部門多 20 年，直到二戰後退休。

狄比於 1913 年來港，也帶來了英國的學術傳統，例如 1721 年成立的蓋伊醫院。他大力支持香港大學醫學會（1914 年 1 月成立），及其於 1922 年出版的期刊《啟思》。[5] 醫學院的所有學生和教職員都是學會的會員，其他醫生也可應邀參加。學會召開學術會議，鼓勵學生發表和討論科學論文。狄比在學會年會的主席致辭中，表達了他的醫學教育理念：學生不應該像留聲機一樣，背誦從書本和老師那裏學到的東西；學會應提倡原創思想，促進會員的認真辯論。[6] 他向何光先生募捐，設立一個獎項（何光獎），以獎勵發表最優秀論文的學生。[7] 1924 年，他懇求醫學院利用洛克菲勒教席授的資源，從事更多原創性的科學研究。[8] 他認為，研究對於提高大學水平和增加中國對科學知識的貢獻至關重要。他建議學生了解研究的最佳方式是在醫院實習一年。那時，醫生註冊不需要經過實習。對於年輕的醫生，這一年可以學會研究，同時獲得一些臨床經驗，大學還應該為年輕的研究生提供研究獎學金。狄比確實言行一致，

4 "Hong Kong University: The Rockefeller Gift " *South China Morning Post*, 11 July1922, 6.

5 Notes and Comments. *Caduceus* 1(1) (1922): 5–6.

6 "University of Hong Kong: Medical Society " *South China Morning Post*, 11 October1919, 3.

7 S. W. Phoon, "Kenelm Hutchinson Digby, O.B.E., F.R.C.S. An Appreciation " *Bulletin of the Hong Kong Chinese Medical Association*, 7 (1955): 26–28.

8 K. H. Digby, Presidential Address on Clinical Research, *Caduceus*, 3(1) (1924): 31–36.

他的研究生涯始於來港之前。他於 1913 年開始研究扁桃腺和腸道上皮下淋巴組織的免疫功能，研究結果於 1919 年結集成書，題為《免疫與身體健康：扁桃腺和其他上皮下淋巴腺的功能》。《英國醫學雜誌》的書評指出，他對扁桃腺和腸道淋巴組織免疫功能有新見解；[9] 當時傾向為兒童切除腫大的扁桃腺，但狄比認為這種做法沒有必要。[10] 狄比超前於他的時代，因為隨後的研究證明，完好的扁桃腺和上皮下淋巴腺，對兒童的免疫力很重要。

他在英國的學術期刊和《啟思》發表過許多論文，其中包括一些香港特有的病，例如起源於肝臟的膽管結石——後來被稱為復發性化膿性膽管炎，在香港華人中很常見，這些患者可表現為急腹症。[11] 他觀察到香港的鼻咽癌患病率異常高[12]，並於 1941 年在英國外科雜誌，報告了一個大型的病例系列。[13] 最初他曾試用鐳來治療鼻咽癌，雖然沒有成功，但為戰後的放射治療鋪平了道路。他還根據屍體實驗，建議通過阻斷肋間神經使上肺塌陷，來治療早期肺結核。[14] 當時骨科還不是一門獨立的學科，狄比對骨科也有很多的貢獻，例如他研究象牙能否用作為兔子的脛骨髓內桿。更令人矚目的是，他邀請了香港大學物理學、數學和工程學的同事合作，確定了象牙管

---

9 "Review: A Plea for The Tonsils " *British Medical Journal*, 2 (3070) (1919): 562.

10 Kenelm H. Digby, "What Is a 'Diseased' Tonsil"? *British Medical Journal* 1 (3260) (1923): 1075.

11 A.G.M. Severn, K.H. Digby, "Two cases of Intrahepatic Stone Formation and Suppression of Bile " *Caduceus* 3(3) (1924): 145–50; K.H. Digby, "Common-duct Stones of Liver Origin " *The British Journal of Surgery* 17 (1930): 578–91.

12 K.H. Digby, G.H. Thomas, S.T. Hsiu, "Notes on Carcinoma of the Nasopharynx " *The Caduceus* 9 (2) (1930) :45–68.

13 K.H. Digby, "Nasopharyngeal Carcinoma " *The British Journal of Surgery* 27 (1941): 517–37.

14 K.H. Digby, "A Suggestion for the Treatment of Early Phthisis by Upper Intercostals Nerve Block " *Caduceus* 3(3) (1924): 111–12.

的物理和機械特性，並與人體骨骼作比較。[15] 後來，外科系內成立了一個新的骨科「部」，由他的首席助理潘錫華醫生負責教授這門新學科。[16] 狄比無疑是香港骨科手術的先驅。[17] 經過 20 多年的竭誠服務，他於 1937 年榮獲國王加冕勳章（King's Coronation Medal）[18]，並於 1939 年獲頒 OBE 勳銜。[19]

狄比於 1913 年開始在港大任教時，授課和研究的地方是位於校本部西鬧的新解剖學院大樓。1915 年，他擔任何東外科講座教授兼解剖學教授時，臨床教學是在國家醫院進行。醫院分配了大約 50 張床位給外科，並任命狄比為醫院的名譽顧問醫生。1923 年，他被任命為新的外科講座教授，但只能與新任解剖學教授共用解剖學院大樓。他積極籌集資金，遊説大學為外科學系建造一座新大樓。他的努力於 1935 年取得成果，一棟獨立的外科學院在校本部解剖學院旁邊建成了。這座新的兩層樓建築，有一個演講廳、實驗室和外科標本室。大學希望狄比利用新設施來開展研究生教學，培養更多的專家。[20] 大樓一直使用，直到外科學系於 1950 年遷往瑪麗醫院。1956 年，舊大樓更名「狄比外科學院」，以紀念他；大樓最終於 1977 年被拆，讓路給新的大學大樓。[21]

---

15 K.H. Digby, "A Few Observations on the Properties of Ivory as a Material for Use in Bone Surgery " *Caduceus* 3(3) (1924): 103–10.

16 S.W. Phoon, " Kenelm Hutchinson Digby, O.B.E., F.R.C.S. An Appreciation" *Bulletin of the Hong Kong Chinese Medical Association* 7 (1955): 26–28；骨科學系在二戰後才正式成立。

17 Louis Fu, "The Contributions of Kenelm Hutchinson Digby to Orthopedics in Hong Kong Part 1 " *Journal of Orthopedics, Trauma and Rehabilitation*19 (2015): 66–71.

18 "Medals Awarded: Hongkong Recipients Representative Public Services " *South China Morning Post*, 15 May1937, 9.

19 "The Birthday Honors " *The British Medical Journal* 1 (4093) (1939): 1247.

20 "Honorary Degrees: Hong Kong University Congregation Opening of New Building for the School of Surgery " *South China Morning Post*, 8 January1935, 11.

21 Evans, *Constancy of Purpose*, 200.

1941 年 12 月 8 日，日軍開始進攻香港，瑪麗醫院變成傷員治理醫院。狄比在香港戰役期間，為許多受傷的士兵和平民施手術。香港在聖誕節投降，日軍接管了醫院，因為它是新建且設備齊全。日軍匆忙清出醫院的病人，無視港府醫務總監司徒永覺醫生（Dr. Percy Selwyn Selwyn-Clarke）的強烈抗議。當狄比被問及是否願意像許多其他醫生一樣留在拘留營外，為社區的健康盡力時，他很憤慨，並發表了慷慨激昂的抗議。他不會「與日本人合作，這幫破壞者、野蠻人，簡而言之，能夠以如此無情的方式清空醫院的人」。[22]

1942 年 1 月上旬，他被送往赤柱的平民拘留營。狄比和一眾在囚醫生，在營內建立白沙灣醫院，並利用他們僅有的一點資源，為被拘留者提供醫療服務。他的不辭辛勞和創意，贏得營友的高度讚揚。一名營友因摔倒導致股骨和脊椎骨折，狄比用掃把棍做了一個夾板，用熨斗充當牽引裝置，脊柱受傷部分，他拆下吊扇，加木條做成支架，骨折最終得到滿意的癒合。[23] 除了醫院的工作，狄比作為代理院長，還跟其他醫學院的營友開會，計劃戰後學院的重組。[24] 例如，提議設立新的藥學系和牙科學院。

1945 年 10 月，狄比返回英國，希望能養好拘留期間受損的身體。他後來返回香港，但由於健康欠佳，不得不在 1946-47 年間退休，並被大學尊為外科榮休教授。在短暫的私人執業後，他於 1949 年返回英國。作為研究的忠實信徒，他在皇家外科醫學院的 Buckston Browne 研究農場，繼續研究上皮下淋巴腺的功能，並於

22 Emily Hahn, *China to Me* (London: Virago 1987), 319.

23 Maude Winifred Redwood, *It was like this...* Isis Large Print; Large Print edition (October 1, 2003), 204–5.

24 Chan and Patil, *Digby: A Remarkable Life*, 15.

1954 年發表他的最後一篇論文。[25] 他於 1954 年 2 月死於直腸癌。

他的朋友和以前的學生成立了「狄比紀念基金」，以「永久紀念一位偉大的老師和完美的君子」。[26] 潘錫華醫生是他的前學生和首席助理，他指狄比非常關心學生；他對病人的態度和責任心，也為學生樹立良好的榜樣。他為人謙虛，不怕承認自己的無知，並會聽取學生和助手的建議。[27] 他的老朋友譚嘉士醫生形容他為「一位有創見的人和天生的教師。學生從來不會懼怕他……」在手術室，他對助手也非常客氣。[28] 紀念基金設立狄比紀念獎學金，以幫助有需要的學生，以及提供遊學獎助金。1969 年，王源美教授籌集了一筆捐贈基金，創立狄比紀念講座，邀請知名人士任講者。[29]

香港大學校長史樂詩（Duncan Sloss）博士評價説：「狄比教授的職業生涯是單軌的，從不偏離一名優秀外科醫生的職責。」但狄比教授不僅是一位優秀且富有創意的外科醫生；人們還會銘記他是一位熱心的教育家。[30] M. B. Osman 醫生，代理病理學教授，[31] 他以前的學生和助手，有這樣的看法：「老師的作用不僅僅是傳授知識……而是提出一種態度：不是填滿筆記本，而是振奮靈魂……狄比教授不知怎樣，用罕見的手術技巧，解剖和展示了我的靈魂」。[32]

---

25 Chan and Patil, *Digby: A Remarkable Life*, 25; K.H. Digby, J.B. Enticknap, "The Immunization Function of the Rabbit Vermiform Appendix " *Br J Exp Pathol* 35 (3) (1954): 294–98.

26 Chan and Patil, *Digby: A Remarkable Life*, 29.

27 S. W. Phoon, "Kenelm Hutchinson Digby, O.B.E., F.R.C.S. An Appreciation " *Bulletin of the Hong Kong Chinese Medical Association* 7 (1955): 26–28.

28 "Kenelm Hutchison Digby " *Elixir May*1954: 67–69.

29 Chan and Patil, *Digby: A Remarkable Life*, 29–31.

30 Chan and Patil, *Digby: A Remarkable Life*, 16.

31 Osman 是來自馬來亞的學生，1924 年畢業於香港大學。1925–30 年間，他是病理學教授的助理。他於 1930 年離港返回馬來亞。

32 "Doctor Wedded: Marriage of Hongkong University Professor Osman-Kotwall " *South China Morning Post*, 9 November1929, 10.

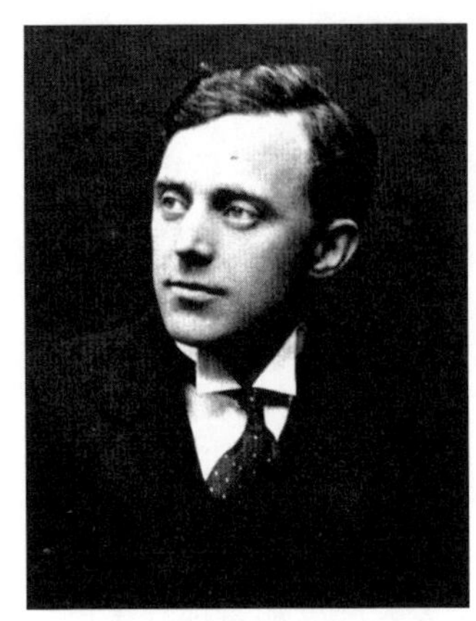

1882-1946

安爾

Herbert Gastineau Earle

MA, MB, FRCP, FRSM, FRSTMH, Hon. LLD

圖片來源：香港大學檔案館

安爾教授對醫學院的課程，作出首次重大改革，使其更配合醫學實踐，並與英國的課程保持一致。

安爾於 1882 年出生於倫敦，曾就讀於倫敦市立學校和劍橋大學唐寧學院（Downing College. Cambridge），並取得大學的獎學金。他於 1903 年獲得自然科學的一級榮譽和文學學士學位，並於 1913 年獲得文學碩士學位和醫學士學位。從 1904 至 15 年，他擔任生理學助教，並於 1909 至 15 年在密德薩斯（Middlesex）醫院擔任生物學聯席講師。

他於 1915 年移居香港，擔任香港大學生理學兼生物學教授，1918 年後改任生理學教授，並成為生理學系的創系主任。[33] 此外，他於 1916 至 20 年，以及 1923 年和 1925 年擔任醫學院院長。1916 年，他是國家醫院的名譽客座醫師。

安爾在劍橋大學和倫敦教學醫院工作的經歷，讓他清楚知道英國正在進行醫學教育的改革。一個檢討大學教育的皇家委員會於 1913 年建議：1. 臨床教授應與其他學科的教授一樣，把大部分時間用於教學和研究；2. 部門的組織安排應使教授能夠進行研究並教導學生；3.「大學醫院部門」應有一名教授及多名助手，可與他知識互補，協助進行科學研究，病房應由他控制，而實驗室應靠近病房；4. 教學應以臨床示範為主；5. 學生應該能夠接觸到病人，使他們能

33 Herbert Earle. World Biographic Encyclopedia. Accessed on 26 January 2022. https://prabook.com/web/herbert.earle/2347211

夠通過臨床實踐的經驗來學習。

安爾作為院長，甚至在他 1918 年提出新計劃前，已引入一些改變來收緊醫學院課程，讓學生必須滿足更具體的課程要求，增加學生與患者的接觸。學生必須在不同的臨床學科學習一定的時間，例如初級內科和外科見習各三個月，另外高級內科和外科見習又各需三個月。臨床學習集中在課程的最後三年。他還修改了課程，將考試次數從四次減少到三次。[34]

安爾指出，香港大學醫學課程的一些缺陷：1. 各部門之間以及各課程之間缺乏協調；2. 醫院外的課堂教學太多；3. 臨床教學的病床不足；4. 缺乏門診教學；5. 臨床實驗室不足；6. 沒有死後屍檢，以及 7. 沒有研究和特殊的研究生課程。安爾建議任命三位全職教授，內科、外科和婦產科各一名，而每個教授都是他所屬部門的負責人，負責管理名下病房、臨床實驗室和門診。他將負責組織學系的教學和研究。教授本人還要教學，邀請私人執業醫生或政府醫生教授他們感興趣的科目。這些想法與夏普委員會的建議不謀而合。安爾希望醫學院能盡快實施這些改革，但因資金不足而無法實現。[35] 狄比教授提出向洛克菲勒基金會的皮爾斯博士尋求財政援助，安爾最初並不贊同接受美國捐贈的想法，但考慮到實際情況，他改變了主意，因為依靠美國慈善機構的幫助，辦一所一流學校總比不接受幫助，而辦二流院校要好。[36]

洛克菲勒基金會的捐贈為醫學院帶來新的活力，使其能夠發展三個臨床部門，從而確保其學位能繼續得到英國醫務委員會的認

34 Evans, *Constancy of Purpose*, 46–48.

35 Evans, *Constancy of Purposes*, 55–56.

36 Ching, *130 years of Medicine in Hong Kong. From the College of Medicine for Chinese to Li Ka Shing Faculty of Medicine*, 127.

可。1926 年大學需要開生物系時，安爾建議向洛克菲勒基金會申請。可惜，這一次基金會拒絕了，因為大學未能履行其早先的承諾，特別是由於缺乏資金，而未能在醫院旁邊建造醫學生宿舍。

1928 年，安爾離開香港大學，出任雷氏德基金會（Lester Trust）的顧問，並出任上海雷氏德醫學研究院（Henry Lester Institute of Medical Research）所長。[37] 在中國，他參與發展生理學科，是中國生理學會首任理事，更是《中國生理學雜誌》的共同創辦人。他研究中國人和西方人的基礎代謝，並在科學期刊上發表成果 [38]，也在香港大學醫學會期刊《啟思》發表關於新陳代謝的論文。[39] 他是英國皇家醫學會（FRSM）和英國皇家熱帶醫學與衛生學會（FRSTMH）的院士。1936 年，獲香港大學頒授名譽法學博士學位。[40]

1941 年，安爾教授因年事已高，退任雷氏德醫學研究院所長。他留在上海，日據時期被安置在龍華拘留營，期間他常照顧生病的營友和他們的孩子。拘留兩年後，他的健康狀況惡化，但日本投降後，他仍第一時間確保日本人歸還雷氏德醫學研究院的樓房。然後，安爾決定返回英國，於 1946 年 5 月 7 日登上一艘醫院船，準備在新加坡與兒子會合，他兒子是皇家陸軍醫療隊（Royal Army

37 雷氏德是英國人，他的身份包括建築師、地產商和慈善家。他死後捐出遺產造福上海市民，成立醫學研究院、工學院、醫院、學校和為盲人、窮人、孤兒而設的院舍。在安爾教授之前，安達臣教授是第一位應聘到雷氏德醫學研究院的香港大學教授。Accessed on 6 February 2023, https://www.shine.cn/feature/art-culture/1907047873/

38 Herbert Earle. World Biographic Encyclopedia, accessed on 26 January 2022. Accessed on 28 January 2022, https://prabook.com/web/herbert.earle/2347211

39 H. E. Earle, "Basal Metabolism " *Caduceus* 1 (1922): 81–85.

40 Herbert Gastineau Earle. Doctor of Laws honoris causa. Congregation1936. Accessed on 28 January 2022, https://www4.hku.hk/hongrads/citations/m-a-m-b-herbert-gastineau-earle

Medical Corps）的中校。6 月 5 日，安爾教授因中風病逝，留下妻子、一個兒子和三個女兒。[41] 中國失去了一位忠誠的朋友，他一生的大部分時間都在教育中國年輕人科學和醫學，並促進人民的福祉。

41 "Dr. Herbert G. Earle. Former Hong Kong Resident Dies on Way Home" *South China Morning Post*, 21 June1946.

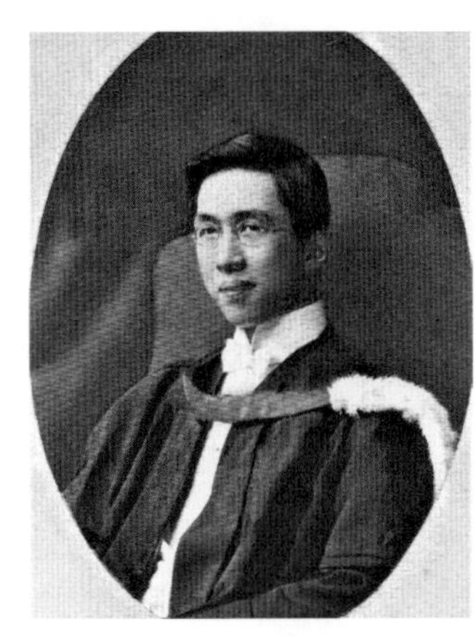

1888-1930

王寵益

Wang Chung Yik

MBChM, MD, BSc, DTM&H

圖片來源：香港醫學博物館

王寵益教授是香港大學醫學院首位病理學教授，也是首位華裔教授。

王寵益出身於一個非凡的家庭，他的幾個兄弟都在英國或美國接受教育。在晚清時期，他的一些兄弟成為重要人物，當時中國人還留着辮子。和何啟一樣，他的父親也是基督徒和牧師。王煜初牧師是香港道濟會堂的牧師，會堂是倫敦傳道會的華人教會。他的祖父是家裏第一個皈依基督教的人。[42] 當時，香港不少基督教家庭的子女因與教會有來往，接受西方教育，能説英語及成為社會精英。在中國，他們也為共和國的現代化做出巨大貢獻。王寵益入讀皇仁書院，考進香港西醫書院，並於 1908 年畢業。香港西醫書院的證書不被英國醫務委員會認可，他無法在香港執業，於是前往愛丁堡大學就讀，兩年後獲得醫學士（MBChM）學位。[43]

在香港西醫書院期間，王寵益的室友是李樹芬，他後來成為著名的外科醫生。宿舍當時在那打素醫院，他們每天一起步行，到雅麗氏紀念醫院聽課和參加臨床教學。李樹芬形容王寵益是「一個基督徒，一個最和藹可親的伙伴，一個才華橫溢的年輕人」。他們成了好朋友。[44] 他們都在愛丁堡大學深造，並且住在同一個寄宿公寓。

42 Faith C.S. Ho, "Hong Kong's First Professor of Pathology and the Laboratory of the Royal College of Physicians of Edinburgh", *J R Coll Physicians Edin,* 41 (2011): 67-72.

43 *Wongs and Wangs Chronicle*, privately published, 2005, 173–74.

44 Li Shu Fan, Hong Kong Surgeon (New York: E. P. Dutton 1964), 25.

李樹芬講了一個有關王寵益的故事：話說寄宿家庭的女房東發現，每天晚上她的洗衣板都會失蹤，早上又再出現，令她感到困惑。原來，王寵益每晚都用洗衣板把床頭伸到窗外，這樣他就可以整夜呼吸新鮮空氣，因為他可能「有點」肺結核。他是對的，因為幾十年後，他確是死於結核。[45]

畢業後，王寵益於 1911 年繼續修讀熱帶醫學和衛生學文憑課程，並於 1912 年轉到曼徹斯特大學修讀公共衛生課程。次年，他還獲得曼徹斯特大學細菌學和比較病理學學士學位。他發現自己的興趣在檢驗醫學和科學研究，於是開始在愛丁堡的皇家內科醫學院（RCPE）的實驗室全職工作，並獲得獎學金。[46]

在 RCPE 實驗室工作期間，他研究蘇格蘭當地人的結核病。他的論文「一項關於結核病某些階段的研究，特別有關牛結核感染的發生率以及疾病的潛伏期和患病率問題」，為他贏得愛丁堡大學的醫學博士學位，而結核病成為他畢生的研究興趣。第一次世界大戰期間，他被任命為實驗室的臨時助理主管，負責所有送往實驗室的臨床樣本，還要兼顧自己的研究。這些臨床經歷，為他未來在香港的工作做好了準備。應付大量工作之餘，他還要準備並提交「1915-1920 年實驗室報告」。[47]

一次世界大戰結束時，王寵益在英國的病理學界逐漸為人所知。香港大學招聘病理學教授的消息一出，他便申請應聘，推薦人

45 Ibid, 30.

46 王寵益獲得獎學金包括：McGunn Research Scholarship、Carnegie Research Fellowship 及愛丁堡皇家內科醫學院的 Freeland Barbour Fellowship。Faith C.S. Ho. "Hong Kong's First Professor of Pathology and the Laboratory of the Royal College of Physicians of Edinburgh", *J R Coll Physicians Edinb.* 41 (2011): 67–72.

47 Faith C.S. Ho. "Hong Kong's First Professor of Pathology and the Laboratory of the Royal College of Physicians of Edinburgh " *J R Coll Physicians Edinb.* 41 (2011): 67–72.

也給他很高的評價。香港大學教授的任命，是經香港大學校委會批准後，由一個諮詢委員會在倫敦作出。1920 年，港大署理校長佐敦，授權倫敦諮詢委員會作出任命，而無須諮詢港大校委會。出人意料的是，這個職位竟然落在一個資歷較差的英國人手中。大學校委會拒絕接受倫敦諮詢委員會的建議，雖然該建議已獲大學教務委員會通過，但教務委員會無權任命大學教職員。倫敦諮詢委員會以為，香港大學不應任命華人擔任教授職位，可幸第一位受聘人辭任，王寵益在 1920 年得到這個職位。他的哥哥、國民黨高級外交官王寵惠博士似乎對任命提出質疑，帶來最終撥亂反正的結果。[48] 然而，王寵益其後在港大工作的 10 年裏，仍頻頻遭遇種族歧視問題。

大學的其他教授，例如解剖學和生理學教授，年薪為 8,000 元，而因為他是華人，年薪僅為 6,000 元。他有一個支持者——洛克菲勒基金會的皮爾斯博士，他代表基金會捐贈了三個臨床部門的洛克菲勒教席。皮爾斯博士很高興有華人被任命為講座教授，也告訴校長卜蘭溢爵士（Sir William Brunyate），華人教授的薪水、房屋和其他福利，應該與其他教授相同。直到 1924 年，王寵益才拿到與同級同事同等的薪水和福利。[49]

王寵益從頭開始為大學籌建病理學系，然而，這份工作除了教學之外，還有許多其他職責。他是香港政府的名譽病理學顧問，不同醫院和診所送來的所有臨床標本都由他負責撰寫報告，並要為死亡的住院病人進行屍檢。當政府細菌學家請假時，他兼負細菌學

48 Correspondence between William Hornell, VC of HKU and Sir William Peel, Governor of HK and Chancellor of the University, the British Minister in Peking, Sir Miles Lampson, the Foreign Office , March–April1931, CO 129/531/9, 24-28.

49 Ching, *130 years of Medicine in Hong Kong. From the College of Medicine for Chinese to Li Ka Shing Faculty of Medicine*, 125.

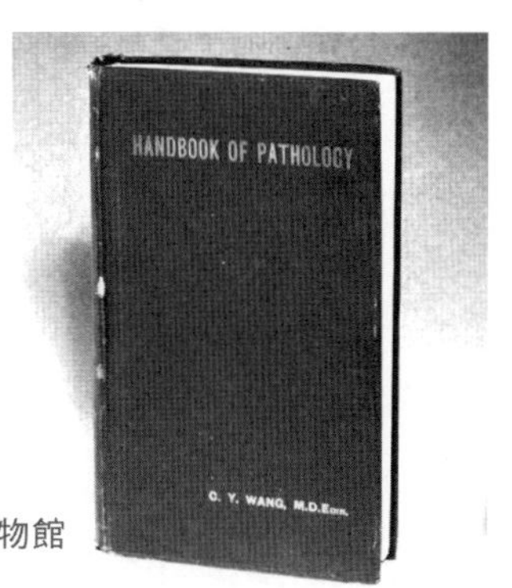

病理學手冊
圖片來源：香港醫學博物館

檢驗所的所有工作；也就是説，他必須剖驗公眾殮房的屍體，並為送往細菌學檢驗所的臨床樣本寫報告，而他只有一名助手，很難想像，他如何能抽出時間進行研究。儘管如此，他仍然每年有至少一篇論文在《啟思》或其他期刊上發表。在他的論文中，對香港新生兒破傷風的研究最為重要，因為該病引起的牙關緊閉症，在 20 世紀初佔本地嬰兒死亡人數的 50%。他在許多華人常用的新生兒臍部敷藥膏，以及中藥店出售的臍帶粉中發現了破傷風桿菌。[50] 臍帶粉由紅棉布燒灰、磨細的牛糞或人髮、胭脂和龍骨製成，但更常見的成分是泥土或糞便——一種良好的細菌培養基，適合破傷風桿菌滋長。禁止銷售這些粉末，由破傷風導致的嬰兒死亡率便降低。

王寵益為學生編寫了一本名為《病理學手冊》的教科書，在籌措印刷資金時遇到一些困難。大學拒絕支付費用，因為它不是研究論文。最終，在狄比教授的努力下，由商人兼立法局議員羅旭龢和兩位華人紳士出資，於 1925 年出版這本書。[51] 與其他病理學教科書

50 C. Y. Wang, "Infantile Tetanus (Tetanus Neonatorum) in Hong Kong. Its Prevalence and Source of Infection " *Caduceus* 6 (1927): 249-252.

51 Ching, *130 years of Medicine in Hong Kong. From the College of Medicine for Chinese to Li Ka Shing Faculty of Medicine*, 126.

不同，手冊不是按系統分章節，而是以病因編排。它在香港和世界各地一紙風行。[52]

他為病理學系建立了教學標本室，收藏包括顯微鏡切片。不幸的是，這些都在日本佔領期間被摧毀了。[53] 他曾當選香港大學醫學會 1922-23 年度會長 [54] 及醫學院的代理院長。[55]

1930 年，王寵益教授患上結核性喉炎，不能說話。他寫下講課筆記，讓助手朗讀。同年 9 月，他病得很重，照顧他的四位醫生，包括李樹芬醫生在內，寫信告知校長康寧爵士（Sir William Hornell），王寵益不能繼續工作。與此同時，他請了 12 個月的病假。大學准予他六個月的半薪假期，準備在六個月後重新評估情況。王寵益在 1920 年離開愛丁堡之前，與 Florence Folkard 結婚。他們有兩個兒子，收入減少和高昂的醫療費用令生活變得困難，但他拒絕要求大學重新考慮他的案子。幾位教授寫信給大學，要求給他加薪。然而，大學對此存在分歧。校長康寧會見了王夫人，她否認自己或丈夫曾質疑過大學發半薪的決定的公平性，但承認入不敷支，增加津貼會有助紓困。最終，財委會主席同意增加病假工資，但 10 天後，王寵益教授就去世了。[56]

1930 年 12 月 15 日，校長康寧在薄扶林墳場王寵益的墓地，發表了感人的悼詞：

---

52 U. S. Khoo. "Handbook of Pathology." *Hong Kong Med J* 24(5) (2018): 546–48.

53 Faith C.S. Ho, "Hong Kong's First Professor of Pathology and the Laboratory of the Royal College of Physicians of Edinburgh " *J R Coll Physicians Edinb.* 41 (2011): 67–72.

54 *Caduceus* 2(1) (1923).

55 Faith C.S. Ho, "Hong Kong's First Professor of Pathology and the Laboratory of the Royal College of Physicians of Edinburgh " *J R Coll Physicians Edinb.* 41 (2011): 67–72.

56 Ching, *130 years of Medicine in Hong Kong. From the College of Medicine for Chinese to Li Ka Shing Faculty of Medicine*, 133–34.

「……你為醫學的科學和藝術最重要的一個方面，奉獻了一生。你救了別人，卻救不了自己。在你風華正茂的時候，致命的惡疾抓住了你，你以勇氣和耐心平靜地面對，為你所愛的人，艱苦地為生存奮鬥……你那低調奉獻、無瑕的一生，留給我們難忘的回憶。這是您給家人、大學和國家的禮物。一份不小的禮物——一路走好」。

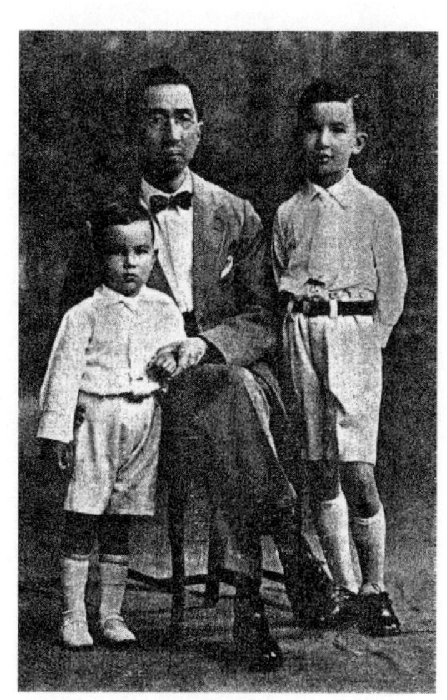

王寵益教授與兩個兒子，c1930。
圖片來源：香港醫學博物館

1879-1931

安達臣

John Anderson

MA, MD, BSc, MRCP, DTM&H

安達臣教授是洛克菲勒基金會資助的三位教授之一，也是內科學系的創系教授。他具備醫學教授所需的所有品質：精明而仁慈的臨床醫生、敬業的教師和熱心的研究員。

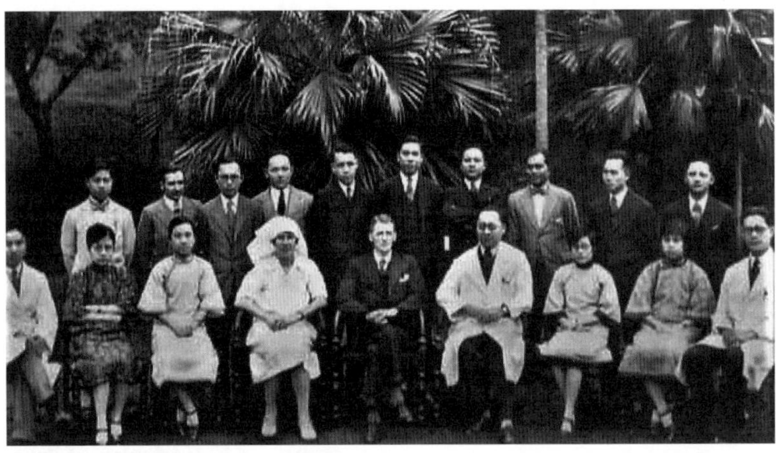

安達臣教授（中坐者），李祖佑醫生坐在他旁邊（右 4）及華則仁醫生（右 1）和其他學生及員工，1928 年。
圖片來源：香港醫學博物館（捐贈者—華叔平醫生）

他於 1879 年出生於格拉斯哥，並在那裏上醫學院，在學期間獲得許多學科的獎章。他不僅學業成績卓越，實踐的能力也很強。1907 年畢業後，他在格拉斯哥西部醫院、皮膚病醫院、加德洛克（Gardlock）瘋人院和 Ruchill 熱病醫院擔任住院醫師。然後，他在利物浦附近的沃拉西（Wallasey）私人執業，診所很成功；他也經常在當地擔任顧問醫生。一次世界大戰爆發，他被徵召到加里波利

(Gallipoli)任醫官，作為軍隊的外科專家。有一次，敵人在他的手術帳篷周圍投下炸彈，點燃了鄰近的構築物，他仍能處變不驚完成腹部手術，令他聲名大噪。戰爭快結束時，他對實用細菌學和病理學產生了濃厚的興趣。他已經擔任過外科和內科專家，接下來他成為病理學專家，在戰爭結束前，指揮各種野戰實驗室。1920 年返回英國之前，他在埃及和蘇丹擔任醫務總醫官的醫事顧問。回英國後，他入讀倫敦衛生及熱帶醫學學院。次年，他陪同萊珀(R. T. Leiper)教授前往英屬圭亞那(British Guiana)，參加由白文信爵士和海員醫院協會組織的絲蟲病研究項目。項目結束後，他被任命為香港大學內科學教授。[57]

一拿到洛克菲勒基金會的捐贈基金，大學就開始招聘內科學教授。年薪 800 英鎊，並提供宿舍，頭等艙往返香港。[58] 當時，應殖民地部的要求，香港的政府學校(包括大學)對所有外籍教師的任命，都必須通過倫敦的教育局。[59] 教育局的遴選委員會共收到九個申請，但沒有找到合適的人選。教育局再發廣告，安達臣成為下一個申請人。曾與他共事的人，特別是萊珀教授都大力推薦。萊珀教授很欣賞安達臣，他對有色人種的同情心、禮貌和機智、研究能力，都給他留下了深刻的印象。有六個月時間，萊珀教授甚至將絲蟲病的研究項目完全交給安達臣負責。[60] 教育委員會明智地建議大學任命安達臣，並於 1923 年 3 月開始支付他的薪水，允許他在香港 9 月開學

57 Philip Manson-Bahr, "Obituary. John Anderson MA, MD, BSc, MRCP, DTM and H" *Brit Med J*, April 11, 1931; 647–48.

58 N.T. Mackintosh to the Colonial Secretary Hong Kong. 23 June1922, CO 129/478, 475–76.

59 Herbert Earle to the Board of Education, 14 July1922, CO 129/478, 473.

60 R. T. Leiper to the Secretary, Board of Education, 13 December1922, CO 129/478, 490–91.

前，訪問英國和美國的大學，調查醫學院的組織情況。[61]

當時港大很小，醫學院也很小。在 20 年代，臨床教學主要在國家醫院。國家醫院的 212 張病床中，分配給大學內科部的，分散在三個病房的 42 張床和 4 張嬰兒床。安達臣於 1923 年 9 月到香港後，發現自己無法控制病床的使用，便開始組建其部門。除了住院病人，他還負責醫院上、下午的內科門診。他將其中一些門診用於教學，以增加學生接觸病人的機會。這些門診，每年診治超過 5,000 名患者，而且人數還在不斷增加。[62]

安達臣手下有三名全職臨床助理。1927 年 2 月，李祖佑醫生出任教授助理，他是洛克菲勒遊學獎學金得主，剛從歐美進修歸來。李醫生講授兒科學和梅毒學，負責病房和門診的部分臨床教學工作。安達臣於 1927 年任命蔣法賢醫生為臨床助理，他後來成為 20 世紀中葉香港最著名的醫生之一。[63]（見第五章）第三位臨床助理，職位屬於住院醫生。1927 年兩位住院醫生分別是鮑志成醫生和 J. S. Guzdar 醫生，每人服務六個月，並協助監督見習學生。[64] 內科部有兩位兼職講師：譚嘉士醫生和華倫泰（J. Valentine）醫生。譚嘉士是 20 世紀上半葉，香港另一位知名醫生，他畢業後一直任職政府，為窮人服務，而不作全職私人執業。[65] 華倫泰醫生是國家醫院的主管，他負責教授治療學。

61 The Board of Education to the Colonial Office, 18 December1922, CO 129/478, 488–89.

62 Medical and Sanitary Report1927, Hong Kong Administrative Reports 1927, M [1] 12–13.

63 Faith C. S. Ho, "Dr. Tseung Fat Im's notebook of Professor Anderson's Lectures 1924 " *Hong Kong Med J*, 22 (2016): 298–99.

64 Medical and Sanitary Report 1927, Hong Kong Administrative Report 1927, M(1)12.

65 Choa, *The Life and Times of Sir Kai Ho Kai*, 75.

傳染病在20世紀初很普遍。國家醫院是一家綜合醫院，內科病房裏擠滿患有各種感染或傳染病的病人，其中包括細菌性痢疾、阿米巴痢疾和其他類型的寄生蟲感染，例如伴有貧血的鉤蟲病、伴有發熱的瘧疾、肺結核和性病，尤其是伴有多種神經系統表現的梅毒。[66]天花、鼠疫等傳染性強的疾病，有專門的傳染病醫院治療。[67]

20年代，是巴斯德（Pasteur）和科赫（Koch）的「細菌學說」確立的時代。引致霍亂、鼠疫、性病等疾病的各種細菌病原體已被確定。安達臣教導學生用簡單的實驗室檢查來作診斷，例如用顯微鏡檢查體液內的致病微生物，包括顯示血液中的瘧疾寄生蟲，以及診斷梅毒的血清學檢查。雖然當時還未發現抗生素，但還是有些藥物可以用來治療，例如梅毒和寄生蟲病，只是副作用很常見。癌症、中風、冠心病和糖尿病等慢性非傳染性疾病，不太常見，但學生也有機會碰上。據醫學會期刊《啟思》記載，安達臣教授在門診引入了胰島素來治療糖尿病，又用甲狀腺提取物醫治甲狀腺功能減退症的患者。[68]

大學一直允許教授私人執業，以彌補他們相對較低的薪水。由於安達臣的醫術高明，關心病人，無分華洋，所以他的私人診所發展迅速。安達臣為人和藹，教學熱心，很受學生歡迎。[69]雖然每年的醫學生人數不多，從20到30人不等，但他還是要依靠兼職教員，來分擔教學工作。

安達臣以研究痢疾和絲蟲病而聞名，在香港大學期間，他繼續

66 Medical and Sanitary Report 1922, Hong Kong Administrative Reports, M(1) 9, 10 and 18.

67 Medical and Sanitary Report 1928, Hong Kong Administrative Reports1928, M23.

68 *Caduceus* 3(1) (1924): 40–41. (Treatment of diabetes and thyroid extract).

69 *Caduceus* 2(3) (1923): 158–59.

研究這些項目，但也開始新的項目。1924 年，他進行了使用舊結核菌素治療結核病的臨床試驗，當時還沒有治療結核病的有效藥物；他又研究鉤蟲的幼蟲。[70] 巨大的臨床工作量、繁重的教學任務和缺乏研究設施，令他沒有時間和空間來進行有意義的研究。儘管如此，安達臣還是在《啟思》上發表了兩三篇論文。[71]

短短 6 年間，安達臣從零開始建立了內科學系，堪比英國的醫學院。他組織了住院和門診服務，教授醫學生，並建立一個小團隊。儘管缺乏時間、資源、設施和空間，作為大學學者的本份，他還是開展了研究項目。

1929 年，安達臣教授獲邀往上海，出任雷氏德醫學研究院所長，該研究院的成立，乃受益於超過 100 萬英鎊的遺贈。遺憾的是，他在兩年後去世，享年 52 歲。當時，他剛剛完成爭取研究院為中國教育界認可的談判，包括制定未來的研究計劃。他在遺囑指定捐出 250 英鎊給香港大學，設立安達臣金獎，頒發給在專業考試中獲得最高總分的學生。[72]

1931 年 4 月 2 日，大學舉行安達臣教授的追悼會，禮堂座無虛席，由校長康寧爵士主持。對雷氏德醫學研究院和安達臣教授的家人所承受的無法彌補的損失，大學也表示哀悼。[73]

---

70 "Hospital Work at the University Clinics " *Caduceus* 3(1) (1924): 40–41.

71 John Anderson, "The Present Position of Malaria in Hong Kong " *Caduceus* 6(2) (1927): 105–15.

72 Philip Manson-Bahr "Obituary:John Anderson MA, MD, BSc, MRCP, DTM and H" *Brit Med J,* April 11,1931; 647–48.

73 "Late Dr. Anderson. Memorial Meeting Held at University. Tribute Paid " *South China Morning Post*, 2 April1931.

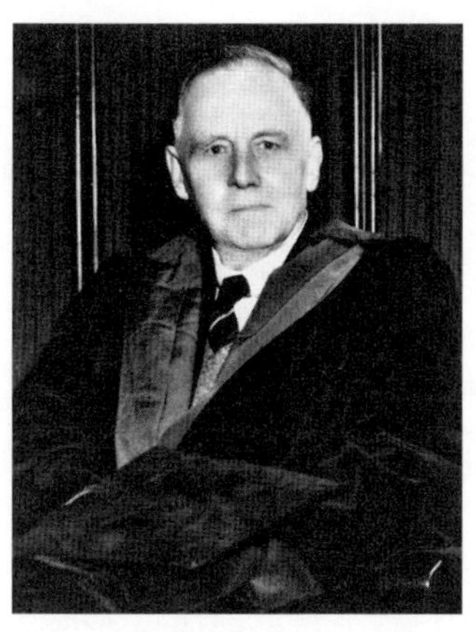

1889-1971

托定咸

Richard Edward Tottenham

MB, FRCP(Ireland), FRCOG(Ireland)

圖片來源：香港大學婦產科學系

托定咸教授於 1889 年出生於愛爾蘭科克郡（Cork County, Ireland），就讀於都柏林聖三一學院（Trinity College, Dublin）。畢業後，他在都柏林兩家最著名的婦產科醫院接受進一步的培訓。他於 1919 年成為愛爾蘭皇家內科醫學院院士，並於 1929 年成為皇家婦產科醫學院院士。作為都柏林帕特里克鄧恩爵士（Sir Patrick Dunn Hospital）醫院的當然管治委員，他吸取了更多行政經驗；在向香港大學申請成為洛克菲勒教授的信中，他表示決心讓該系聞名亞洲。[74]

1923 年，洛克菲勒基金會同意捐贈三個教席給港大設立臨床學系，[75] 內科、外科、婦產科各一，而婦產科教席的設立是在其他兩個教席之後大約一年。延遲的原因有兩個：首先，內科和外科學，早在 19 世紀已被確立為獨立的學科，而婦產科被認為是次要的。直到 20 世紀初，預防性助產、產前護理、人工介入分娩、產後手術治療和無菌操作，成為現代醫學的重要核心知識，婦產科才開始嶄露頭角。英國醫務委員會對婦產科培訓的要求，包括在病房和門診見習至少三個月、參與 20 個分娩，以及通過這兩個科目的期末考試。[76] 其次，政府未能提供足夠的產科培訓資源。當時，政府在維多利亞婦幼醫院和國家醫院都設有產科病床，但教學設施簡陋，床位

74 Carol C.L .Tsang, "Out of the Dark: Women's Medicine and Women's Disease in Colonial Hong Kong " Dissertation for the Degree of Doctor of Philosophy, the University of Hong Kong, 2011, 87.

75 Evans, *Constancy of Purpose*, 59.

76 "The Medical Curriculum " *Caduceus*, 2(1) (1923): 8.

總數不足 25 張，未達洛克菲勒基金會為教學和培訓規定的最低要求。直到 1924 年，政府才同意將婦產科床位增至 25 張，教席才獲得設立。[77]

1925 年到任後，托定咸發現香港的母嬰死亡率都很高。他認為，這是由於貧窮的華人婦女的教育程度低，不接受西醫所致；他發現香港的產婦死亡率與社會地位直接相關：社會地位越低，出現併發症和死於妊娠的風險就越高。[78] 底層婦女健康欠佳，生育子女眾多，也耗盡了她們的精力。生活環境衞生差，也容易滋生疾病。[79] 對西醫的恐懼，尤其是醫院，導致這些婦女死到臨頭才肯去醫院。西比醫生做了很多工作，向華人婦女介紹和普及西醫，但仍有大量工作要做。

托定咸在 1926 年發表於《啟思》的文章「殖民地香港的婦產科」中指出，香港婦產科的發展還處於起步，而西方國家已在成熟階段。雖然他不想「淘汰中醫」，但對土法治療的厭惡是顯而易見的。[80] 國家醫院的產科平房有 25 張病床，可供托定咸用於教學和研究。他很快就發現，平房裏的手術室經常被外科佔用，而平房裏幾乎沒有甚麼教學空間。[81]

與此同時，贊育醫院的主管西比醫生，根據都柏林羅頓達醫院

77 Tsang, "Out of the Dark: Women's Medicine and Women's Disease in Colonial Hong Kong, 80.

78 R. E. Tottenham, A Surgeon's Journey, 121–24. Quoted in Carol C. L. Tsang" Knowing Chinese Women: Richard Tottenham and Colonial Medicine in Interwar Hong Kong", JRASHKB, 53 (2013): 167-181.

79 Ibid., 126–28. Quoted in Carol C. L. Tsang" Knowing Chinese Women: Richard Tottenham and Colonial Medicine in Interwar Hong Kong, *JRASHKB*, 53 (2013): 167-179.

80 R. E. Tottenham, "Maternity Work in the Colony of Hong Kong " *Caduceus*, 5(2) (1926): 82-87.

81 Tsang, "Out of the Dark: Women's Medicine and Women's Disease in Colonial Hong Kong " 92-93.

（Rotunda Hospital）的先例，對醫院進行重組。護理人員訓練有素，能夠處理產科併發症。該院產婦多來自社會的低下階層，更容易出現併發症，學生從較貧困產婦的身上獲益更多，可得到更多處理併發症的經驗。國家醫院的產婦來自較高的社會階層，主要是公務員的妻子。贊育醫院也較國家醫院寬敞。西比醫生曾在羅頓達醫院受訓，托定咸也曾在同一家醫院工作。羅頓達醫院由愛爾蘭外科醫生兼男性助產士 Bartholomew Mosse 於 1745 年建立，服務對象為在 1740-41 年愛爾蘭飢荒中倖存下來的貧窮婦女。它最終成為 19 世紀不列顛群島最著名的婦產科醫院，樹立了當時的產科診治標準。[82] 當時贊育醫院沒有專科醫生，重症患者要送到國家醫院。[83] 應西比醫生及籌建贊育醫院的大律師曹善允博士邀請，托定咸將教學單位遷至贊育醫院，一舉滿足了雙方的需要。

1928 年西比醫生去世後，大學婦產科與贊育醫院的合作仍然繼續，直至今日。1934 年，由華人公立醫局管理的贊育醫院移交給香港政府，因為醫院變得太大、太昂貴，非政府組織無法營運。[84] 那時，贊育醫院已是一個重要的婦產科教學和治療中心，政府因而破天荒肯接管一家僅服務華人的醫院，並給予每年 20,000 元的預算。

1926 年遷往贊育醫院後，托定咸開始了他的研究計劃，並發展他的部門。他研究妊娠期子癇的治療，並比較了不同治療方法

82 The History of Rotunda Hospital. Accessed on 6 February 2023, https://rotunda.ie/history-of-rotunda-hospital/

83 Gordon King, "The History of Tsan Yuk Hospital1922-1955 " *Bulletin of the Hong Kong Chinese Medical Association*, 8 (1956):31-39.

84 Peel to Cunliffe-Lister, Tsan Yuk—a free gift to the Government, 4 May1933, CO 129/544/1; Peel to Cunliffe-Lister, Tsan Yuk—a free gift to the Government, 7 May1933, CO 129/549/6.

的成果。[85] 他得出的結論是，應該像羅頓達醫院的 Earnest Hasting Tweedy 醫生那樣採用保守治療，而不該使用侵入性手術，倉促分娩嬰兒，這樣做常會導致併發症和死亡。Tweedy 使用嗎啡來控制子癇抽搐，而托定咸發現華人對嗎啡反應較大，他改為經肛門灌入橄欖油乙醚，子癇導致的產婦死亡率因此下降。

托定咸感興趣的另一個研究對象是陰道狹窄症，這種情況很常見，起因是難產、感染或腐蝕性物質造成陰道的傷害，並常常導致日後分娩困難。有時狹窄位太緊，疤痕組織太大量，因而無法用產鉗取出胎兒。托定咸施行並描述了各種可以緩解病情的外科手術。[86] 他提倡使用剖宮產作為應對嚴重狹窄的首選。1925 年，他將剖宮產術引入贊育醫院，並在香港推廣手術。剖宮產在香港逐漸流行，正如在羅頓達醫院一樣。事實上，他是將羅頓達醫院的做法改良，然後轉移到贊育醫院。[87]

他以羅頓達醫院為榜樣，從 1928 到 35 年，幾乎每年都向政府醫務署和《啟思》提交年度報告。他非常詳細地介紹了當年贊育醫院和國家醫院產房的情況：每年的入院和出院情況、疾病的性質、干預措施、治療結果；如果是手術，有否任何併發症。[88] 事實上，通過這些報告可以確定疾病模式和部門治療方案的變化，以及可能需要改進的地方。[89]

---

85 R. E. Tottenham, "Some Observations on the History and Treatment of Eclampsia" *Caduceus* 7(1) (1928): 8–13.

86 R. E. Tottenham, "Strictures of the Vagina among the Chinese" *Caduceus*, 6(2) (1927): 150–54.

87 Tsang, "Out of the Dark: Women's Medicine and Women's Disease in Colonial Hong Kong" 98.

88 *Caduceus* 1928 to1936, in the February issues of respective years. .

89 R. E. Tottenham and E.C. Crichton, "Clinical Report of the Rotunda Hospital for One Year. November 1st1913 to October 31st1914" *Transactions of the Royal Academy of Medicine in Ireland* 3 (1) (1915): 287–325.

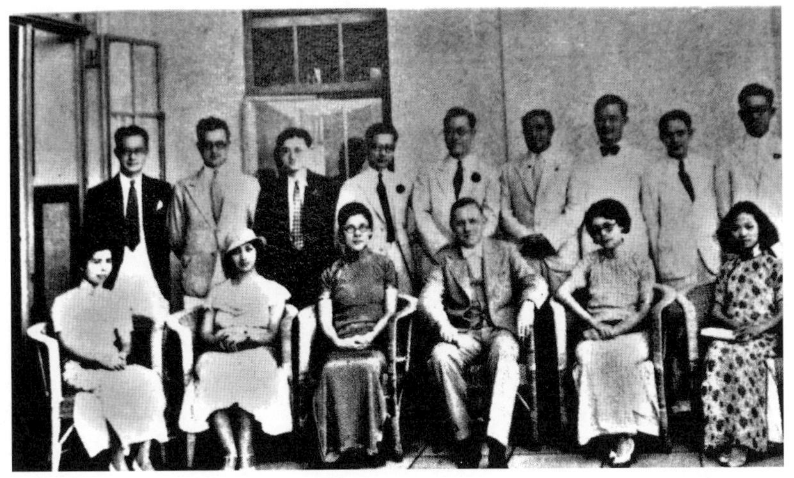

托定咸教授（中坐者）與歡送會參加者，何綺華醫生坐在他右邊（左 3），1935 年。
圖片來源：香港婦產科學會 45 週年紀念冊

1935 年，托定咸辭職離任，轉到北愛爾蘭倫敦德里的市郡醫院（City and County Hospital）任職。托定咸的辭職令許多港大員工感到意外。他和妻子都覺得在香港 10 年已足夠，尤其大學的薪水還那麼低。[90] 1935 年 5 月 9 日，港大醫學會會員齊聚學生會大禮堂向托定咸教授致意，感謝他對設立婦產科學系的貢獻和對眾多學生的教導，並贈他一尊象牙佛和黑木鳳虎以示謝意。[91] 他的繼任人是尼克遜醫生（William Nixon），一位非常有才華的年輕教授。

托定咸是香港大學婦產科創系教授，他將學系遷至贊育醫院非常明智，該醫院自此成為婦產科培訓中心。他竭盡所能發展婦產科，帶領香港的婦女醫學進入現代化。

90 Tsang, "Out of the Dark: Women's Medicine and Women's Disease in Colonial Hong Kong " 107.

91 "Dr. R. E. Tottenham. University Professor Leaving " *South China Morning Post*, 9 May1935.

1842

第五章

熱心公益的私人執業醫生：改善醫療和教育

1941

香港成為英國殖民地之初，華人對西醫並不信任，他們更相信傳統中醫，認為手術是野蠻人的所為，西醫用了將近一個世紀的時間才成為香港醫學的主流。香港開埠最初的幾十年，私人執業醫生都是來自英國的洋人，照顧的對象也是歐裔市民。雅麗氏紀念醫院（1887 年）及其附屬醫院的啟用，是當地民眾接觸西醫的重大突破。香港西醫書院的成立，進一步克服了對西醫的不信任和語言障礙。從 1900 到 1910 年代，華人公立醫局在香港不同地區成立，由西醫書院的畢業生應診。本地華人發現，西醫可以治癒一些中醫治不好的病。當東華醫院被迫引入西醫，並讓患者選擇西醫或中醫治療時（見第三章），西醫治療的死亡率低於中醫。同樣，公立醫局在聘任使用西法的助產士後，孕婦和嬰兒死亡率也有所降低。這些因素導致華人普遍接受西醫，西醫遂成為二戰前香港醫學的主流。

正如前述，英國醫務委員會並未認可西醫書院頒發的證書，該書院的畢業生不得在香港行醫。然而，貧困的華人非常需要醫療服務。當華人精英建立公立醫局時，政府有見這些西醫書院的畢業生，曾接受相當良好的培訓，因此樂意聘任他們在公立醫局工作。儘管他們最初只負責查明街頭棄屍的死因，後來也可以在公立醫局治療病人和配藥。[1]

戰後，政府接管了這些醫局，成為政府門診部。

漸漸地，一些書院的畢業生，如何高俊、馬祿和關景良，在香港開設了自己的私人診所。政府沒有干預他們私人執業，因為看到有需要讓華人醫生，照顧有自費能

1　Chan-Yeung, *A Medical History of Hong Kong: The Development and Contribution of Outpatient Services*, 14–16.

力的華人患者。1922 年，這些本地醫生和三名外地畢業的醫生，美國的趙學、天津的尹文楷與愛丁堡大學的吳天保，創辦了香江養和園。[2] 當時，大多數華人醫生都是個人執業。只有歐裔的私人醫生，常合夥執業。

1911 年，香港西醫書院成為香港大學醫學院，課程遵循了英國醫務委員會的建議，因此醫學學位獲得認可。殖民地政府修訂了 1884 年的《醫生註冊條例》，以確保香港大學的醫科畢業生，可獲得在香港執業的執照。[3]

右頁圖表顯示了二戰前各年合資格在香港執業的醫生人數，及他們取得醫學學位的地區。第一份合資格醫生的名單於 1904 年刊憲，此後每年刊登一次。[4] 1904 年有 18 位合資格西醫，其中英國畢業的有 12 人，其餘來自日本、加拿大和德國。[5] 到 1941 年，合資格醫生總數增至 310 人，其中港大畢業生 198 人，英國 66 人，其他國家 46 人。後一類，主要是畢業於加拿大、日本的華裔醫生和少數來自歐洲的醫生。[6] 可以看出，在二戰前的幾十年，在提供西方醫療服務方面，海外畢業生發揮了更為重要的作用。

二戰前，香港的私家醫生大部分都是全科醫生。那時還沒有專科培訓，有幾位各科專家都曾在海外進修。例如，李樹芬醫生在愛丁堡大學接受外科培訓；他的胞弟李樹培醫生在維也納大學耳鼻喉科進修；[7] 胡惠德醫

2 Shu-fan Li, *Hong Kong Surgeon* (Hong Kong: The Li Shu Fan Medical Foundation,1964), 52.

3 Evans, *Constancy of Purpose*, 39.

4 Hong Kong Government Gazette,1904,1905 (5 May1905, 636–37),1915 (7 May1915, 240–42),1925 (8 May1925, 167–73),1935 (10 May1945, 573–92),1941 (9 May1941, 704–33).

5 Hong Kong Government Gazette,1904.

6 Hong Kong Government Gazette,1941, 9 May1941, 704–33.

7 Li Shu Pui, Brit Med J, 331 (7421) (2005): 908.

二戰前各年合資格在香港執業的醫生人數

年份	總數	港大畢業生	英國畢業生	其他國家
1904	18	0	12	6
1905	21	0	14	7
1915	38	3	25	10
1925	117	40	62	15
1935	233	159	61	13
1941	310	198	66	46

圖片來源：Moira Chan-Yeung, *A Medical History of Hong Kong,1842-1941, Hong Kong*（Hong Kong Chinese University Press, 2018）, 242, derived from Hong Kong Government Gazette,1904,1905,1915,1925,1935,1941.

生在英國米德爾塞克斯醫院和美國約翰霍普金斯醫院（Johns Hopkins Hospital）接受婦科培訓；以及在都柏林羅頓達醫院（Rotunda）接受婦產科培訓的何綺華醫生。

因為華人西醫供不應求，香港大學的本地畢業生通常會選擇入息豐厚的私人執業。當然也有例外，例如賴寶川醫生（見第六章）和譚嘉士醫生都在政府醫療機構服務，表現出色，盡其所學為窮人服務。[8] 也有少數人，除了是成功的私家醫生外，還積極投身公益事業，致力於推動社區的醫療、社會和教育服務。李樹芬醫生、胡惠德醫生和蔣法賢醫生就是個中的表表者。

8 Cunich, *A History of the University of Hong Kong,* 239.

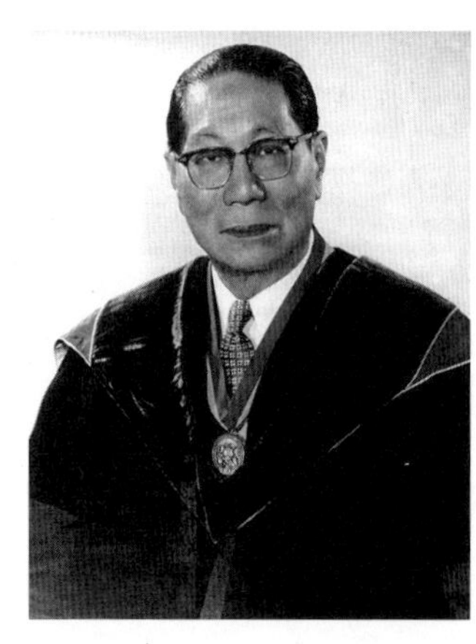

1887-1966

李樹芬

Li Shu Fan

MBChB(Edin.), DTM & H(Edin), FRCS(Edin), LLD

圖片來源：李樹芬醫學基金會

李樹芬醫生的人生成就非凡，生活多姿多彩，正如其自傳《香港外科醫生》中所描述那樣，他是著名的外科醫生、醫界領袖、革命家、學者、傑出的立法者、出色的獵人和慈善家，很少人能在一生中，同時扮演如此多的角色。

李樹芬於 1887 年生於廣東省，12 歲到波士頓與父親團聚，並在那裏住了三年，然後才回鄉。從小他就知道自己想做甚麼——西醫。拔萃男書院畢業後，他於 1903 年考入香港西醫書院。[9] 在學期間，他與王寵益是室友，王寵益後來成為港大病理學教授，二人成為終生摯友。[10] 他同時加入了孫中山先生創立的同盟會，企圖推翻滿清帝國；當時同盟會是一個秘密組織，其成員可被處以斬首的懲罰，但李樹芬毫不猶豫地加入了。他學習成績優異，獲清政府獎學金赴愛丁堡留學，畢業後也保證得到官職。儘管李樹芬在愛丁堡期間，仍與同盟會保持聯繫，但滿清政府顯然對他的秘密活動一無所知。[11] 在愛丁堡，他與舊室友王寵益重聚，合租一間寄宿公寓。他倆都在 1910 年取得醫學士學位，並在次年考獲熱帶醫學和衛生學文憑。回國後，清政府任命他為南滿防疫總醫官。[12]

9 Citation, Li Shu Fan, Doctor of Law *honoris causa*. 55th Congregation (1961), The University of Hong Kong. Accessed on 6 February 20236, https://www4.hku.hk/hongrads/citations/mb-chb-frcs-shu-fan-li-li-shu-fan.

10 Li, *Hong Kong Surgeon*, 30.

11 Ching, *130 Years of Medicine in Hong Kong. From the College of Medicine for Chinese to Li Ka Shing Faculty of Medicine*, 80.

12 Li, *Hong Kong Surgeon*, 31.

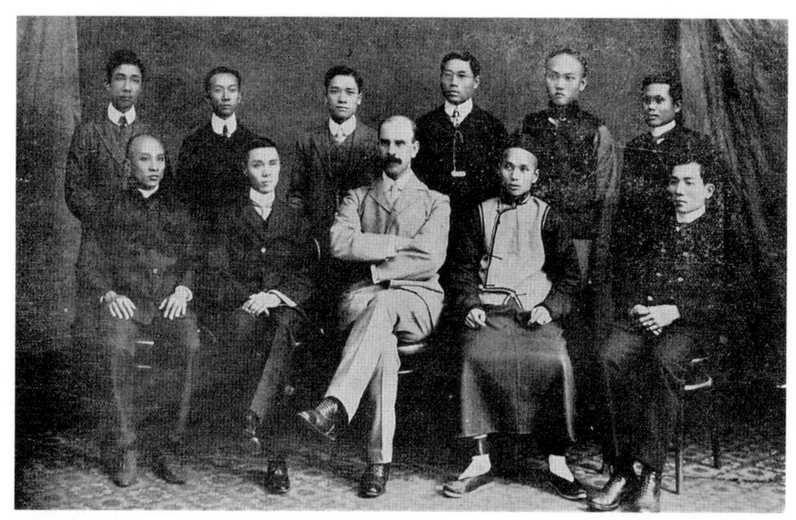

李樹芬（站立左 4），王寵益（站立左 1），葉純醫生（中坐者）與其他香港西醫書院學生，1904 年。
圖片來源：香港醫學博物館（捐贈者——雅麗氏何妙齡那打素慈善基金會）

1911 年武昌起義成功，清朝滅亡，中華民國成立，中國發生了翻天覆地的變化。李樹芬在新政府任衛生司司長。然而，他並沒有在這個職位上待太久。1912 年，龍濟光將軍接管廣州後，他回到香港私人執業，但他仍然是孫中山先生的醫事顧問。[13]

1921 年，他重回愛丁堡進修，考取了愛丁堡皇家外科醫學院的院士（FRCSEd），專攻婦科和普通外科。回港前，他參觀柏林、巴黎、維也納及奧斯陸的知名醫療設施。1923 年回國後，接任廣東公醫醫學院校長。他巡迴北美多個城市，籌集資金，成功把醫學院升格為大學。當時中國正發生內戰，造成很多人受傷。李樹芬使用不同類型的麻醉劑（包括乙醚、氯仿和脊髓麻醉），為傷者施手術。[14] 孫中山先生晚年，腹部不適疑有腫塊，作為醫事顧問，他建議孫中山接受剖腹探查。1925 年，孫中山在北京協和醫院動手術，發現患的是晚期肝癌。1920 年代，共產國際在中國的首席代表鮑羅庭（Mikhail Markovich Borodin），患上肺炎，他拒絕其他外國專家，只

13 Ibid., 49.

14 Li Shu Fan, Reminiscence of 50 years of Medical Work in Hong Kong and China, *Bull of the Hong Kong Chinese Medical Association*, 10 (1958):161–73.

肯接受李樹芬的治療。[15]

擔任公醫醫學院校長兩年後，李樹芬回到香港，積極投入私人執業。[16] 三位資深醫界前輩邀他重組香江養和園，該院由華人醫生於 1922 年創立，旨在滿足華人病人的醫療需求。當時，東華醫院和國家醫院都可以收治華人病人，但兩所醫院總是人滿為患。養和正面臨嚴重的年度赤字。1926 年，他被選為醫院董事長兼院長，他勉為其難同意帶領重組醫院。[17] 他建造了一座新的醫院大樓，將床位數量從 24 增加到 94 張，還把設施現代化，安裝了 X 光設備，並在醫院開辦護士學校。新大樓於 1932 年落成，由羅旭龢夫人主持啟用禮。[18] 1935 年，醫院的英文名稱更改為 Hong Kong Sanatorium and Hospital。

當時，養和醫院收治的病人中，近 40% 患有肺結核。那時還沒有抗結核藥物，只能用不同的外科手術來縮小胸腔，讓肺部塌陷，以便肺結核病灶能更好地癒合。李樹芬最常用的手術，是壓碎膈神經讓橫膈膜癱瘓，從而使肺萎陷。他甚至設計了一種特殊的「拔膈神經鉗」，交由倫敦的唐斯兄弟公司（Downs Brothers）生產。在香港，他是第一個施行胸廓成形術的人，以實現更完全和持久的肺塌陷。[19] 在此期間，他經常投稿《啟思》分享他的臨床經驗，[20] 例如如何

15 Li, *Hong Kong Surgeon*, 50.

16 Hong Kong College of Surgeons, *Healing with the Scalpel: From the First Colonial Surgeon to the College of Surgeons of Hong Kong*, Hong Kong: Hong Kong Academy of Medicine Press, 2010), 55.

17 Li, *Hong Kong Surgeon*, 52.

18 "Yeung Wo Hospital's New Building Extension Formally opened by Mrs. Kotewall Yesterday " *South China Morning Post* , 19 May 1932.

19 Li Shu Fan, Reminiscence of 50 years of Medical Work in Hong Kong and China，*Bull of the Hong Kong Chinese Medical Association*, 10 (1958)：170. 胸廓成形術是以外科手術切除多條肋骨，讓肺部長期塌陷，以便肺結核病灶能更好地癒合。

20 S. F. Lee, "The Surgical side of General Practice " *Caduceus* 5(1) (1926): 14–19.

使用脊髓麻醉。[21]

二戰前，他已活躍於公共事務，扮演重要的角色，曾在不同時期出任潔淨局委員、市政局和立法局議員、香港中華醫學會會長、聖約翰救傷隊分區總醫官、醫務局成員、太平紳士和香港大學校董。[22] 在每一個組織，他都發揮積極作用。在出任潔淨局委員期間，他提出許多與社區福祉相關的重要問題。例如堅尼地城的蒼蠅滋擾、學校衞生隊巡查全港註冊學校、香港「街頭棄屍」問題等。[23] 他在潔淨局服務五年後辭職，其後獲委任為立法局議員，[24] 就在日本佔領香港之前的 1941 年，他辭任立法局議員。[25]

1941 年日軍侵港期間，李樹芬因有在中國治療戰傷的經歷，養和醫院遂成為傷員急救醫院。在日本佔領的初期，醫院仍然開業，有時日本人會徵用醫院來給自己人做手術。[26] 因此，醫院能夠獲得食物和醫療用品。然而，當日本人要委任他為中日醫學會會長時，他選擇逃回中國後方。[27]

---

21 S. F. Li, "Recent Development and observations on spinal anesthesia under Novocaine Caffeine Compound " *Caduceus* 6(3) (1927): 326.

22 Citation: Li Shu Fan, Doctor of Laws, *honoris causa*, 55th Congregation (1961), The University of Hong Kong. Accessed on 6 February 2023, https://www4.hku.hk/hongrads/citations/mb-chb-frcs-shu-fan-li-li-shu-fan.

23 "Dr. Li's Questions. Nuisance and Flies in Kennedy Town " *South China Morning Post*, 20 July1932; "Health in Schools. Questions regarding Medical Inspection " *South China Morning Post*, 27 February1932; "Small-pox in Hong Kong. Replies to Li's questions " *South China Morning Post*, 15 March1933.

24 "New Councillors. Dr. Li Shu Fan and Mr. Leo d' Almada " *South China Morning Post*, 22 January1937.

25 "A Valued Member. Dr Li Shu-fan's Service on Legislative Council. Retirement Regrets " *South China Morning Post*, 21 February1941.

26 Li, *Hong Kong Surgeon*, 141.

27 Ibid., 145.

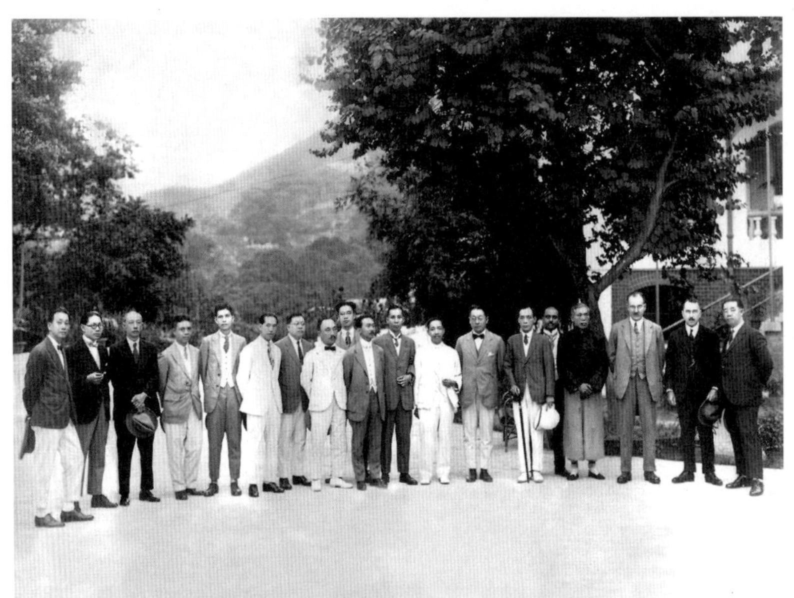

1922 年香江養和園落成典禮，李樹芬（左 2）及其他董事及嘉賓；何高俊（左 12）。
圖片來源：香港醫學博物館

二次大戰後，李樹芬回到香港重整醫院。1948 年，他赴美參加會議，趁機諮詢美國專家，帶回進一步擴建醫院的新想法。當時，養和只有 170 張病床，因需求增加，他打算擴建醫院。[28] 在政府批出的一塊相鄰土地，建造了醫院的新翼大樓。完工後，他以美國為師，為新翼配備空調和其他最新設施。不久，他恢復出任公職，成為香港防癆會董事、國際痲瘋救濟會香港協會理事，以及於 1956 年出任美國胸肺科學會監察委員。[29] 他仍然是扶輪社的成員，並與其他社員分享他的遊獵經歷，及為他們籌款。

在中國和香港行醫多年，李曾染上白喉、肺結核、傷寒等多種嚴重傳染病。有一次，他為垂死的腺鼠疫病人注射抗血清時，不慎割傷手指，差點染上鼠疫。[30] 幸好，他活了下來。

28 "Dr Li Shu Fan. Returning from America with Hospital Plans " *South China Morning Post*, 23 July1948.

29 College of Surgeons of Hong Kong, *Healing with the Scalpel: From the First Colonial Surgeon to the College of Surgeons of Hong Kong* (Hong Kong: Hong Kong Academy of Medicine Press, 2010), 59.

30 Li, *Hong Kong Surgeon*, 57.

李樹芬不是只會埋頭工作的人。眾所周知，他熱愛打獵，喜歡捕捉森林中最大、最可怕的獵物。[31] 在 50 年代，他遊歷了不同的大陸，獵殺老虎、獅子、豹子和大象。[32] 在不同的大陸，度過了四個半月後，李「打了五大獸」，即他射殺了獅子、大象、非洲水牛、犀牛、豹和其他 20 種動物。[33]

李一生都很關心醫學教育。1961 年，他捐贈沙宣道 8 萬方呎土地予港大，[34] 大學在其上建造了臨床前大樓，並以他的名字命名，以感謝他的慷慨。次年，他成立李樹芬醫學基金會，提供獎學金、助學金、研究津貼、研究獎學金，並在港大兒科學系，設立為期三年的講師職位。[35] 基金會今天仍繼續其善行。

1961 年，李樹芬獲香港大學頒授名譽法學博士學位。[36] 及後，1964 年，他出版了自傳《香港外科醫生》，記敘了他精彩紛呈的一生。[37] 他於 1966 年去世，享年 79 歲。[38] 他對醫學和公務的長年奉獻，以及對港大醫學院的慷慨，得到所有人的讚賞。

李樹芬的一生充滿冒險精神，成就非凡，只有勇敢和有遠見的人，才能達成。

---

31 Ibid., 61.

32 "Himalayas Tiger Hunt " *South China Morning Post*, 3 August1955; "Leopard Hunt. Dr. Li Shu Fan's Success in Safari " *South China Morning Post*, 28 May 1958; "Elephant Hunting. Dr. Li Shu Fan Tells Rotarians of His African Safari " *South China Morning Post*, 13 June1958.

33 "Dr Li Shu Fan 'bags the big five' " *South China Morning Post*, 16 February1958.

34 "Generous Land Gift Solves University's Major Problem " *South China Morning Post*, 25 January1961.

35 "Donors Praised at Foundation Ceremony " *South China Morning Post*, 4 March1963.

36 Citation: Li Shu Fan, Doctor of Laws, *honoris causa*, 55th Congregation (1961), The University of Hong Kong.

37 Li, *Hong Kong Surgeon*, London: Victor Gollancz 1964.

38 "Death of Dr. Li Shu-Fan " *South China Morning Post*, 25 November1966.

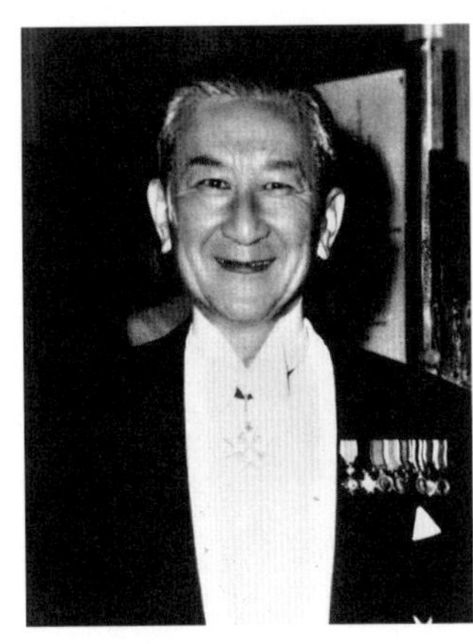

1888-1964

胡惠德

Woo Wai Tak, Arthur

OBE, MBBS, FRCS

穿着聖約翰救傷隊制服的胡惠德醫生
圖片來源：香港醫學博物館

胡惠德醫生是香港著名的婦科醫生，行醫與社區服務貫穿了他整個職業生涯。

胡惠德出生於一個基督徒家庭。他的祖父和兩個叔叔都是香港聖公會的傑出牧師。他的父親胡爾楷，1895 年畢業於香港西醫書院。1897 年，胡爾楷成為雅麗氏紀念醫院的住院外科醫生，但不到一年後，他在 1898 年 3 月 24 日死於鼠疫。一般認為他在醫院當值期間被感染。然而，事實並非如此。據他的侄子胡恩德説，胡爾楷看到一隻老鼠從房間跑過，他本能地踩了過去。老鼠一定已染疫，胡爾楷因而染病，並死於鼠疫。他遺下妻子、一個兒子（惠德）和四個女兒。幸好胡夫人是一名護士，曾在雅麗氏產科紀念醫院受訓。她在國家醫院擔任護士，努力撫養五個孩子。胡的妹妹胡素貞成為著名教育家，是聖保羅女書院創校校長，書院後來成為聖保羅男女中學，是當今香港的精英學校。[39]

胡惠德追隨父親的腳步學醫。從拔萃男書畢業後，他前往倫敦大學學習法語和拉丁語。隨後，進入米德爾塞克斯醫院（Middlesex Hospital）學醫，並於 1913 年取得行醫資格。同年，他獲得皇家內科醫學院證書（LRCP），及英國皇家外科醫學院院員（MRCS）的資格。[40] 他在切爾西（Chelsea）婦科醫院接受進一步的培訓。在米德

39 Ho, *Western Medicine for Chinese*, 58.

40 Herbert K. Lau, Dr Arthur W Woo. Rejuvenated the broken Hong Kong Rotary Club in1945. Accessed on 2 September 2022. http://old.rotary3450.org/woo-a-w-dr/

爾塞克斯醫院受訓期間，他設計了 Reverdin-Woo 外科手術針，[41] 可用拇指控制持針器，鬆開手術針。

第一次世界大戰期間，胡惠德在英國一家軍隊醫院服役。戰後，他獲得洛克菲勒獎學金，赴美國巴爾的摩約翰霍普金斯醫院留學。在美進修期間，他與當時最傑出的英美外科醫生共事，包括來自英國的馬士敦（John Preston Maxwell）、北京協和醫學院未來的婦科主任，以及明尼蘇達州 Mayo Clinic 的聯合創始人 Charles H. Mayo。

20 年代初，洛克菲勒的中華醫學基金會重建協和醫院。當時的協和醫院是一個非常令人振奮的地方，因為它的員工都曾在約翰霍普金斯大學受訓，而且他們在協和的研究工作也很有名。[42] 在北京協和的幾年，他在婦科擔任馬士敦教授的第一助理。在此期間，他還擔任過外交部、交通部的醫事顧問，以及民國總統黎元洪的私人醫生。[43] 他在研究骨軟化症的成因時得出正確的結論，認為這是一種類似佝僂病的營養缺乏症。他和同事在醫學期刊上發表了多篇論文。儘管如此，他的一位同事認為他：「從氣質上講，不近學者，對實驗室數據的嚴格分析不感興趣，以實用為優先。但他為人有遠見、有鑒別力，有深厚人文素養和關愛同胞。」事實證明，這些評價是相當準確的。在協和期間，他幫助西方同事認識當地習俗和價值觀，向他們提出忠告，避免他們犯下無法挽回的錯誤。[44]

41 "Obituary Notices. A. W. Woo, OBE, MBBS, FRCS " *Br Med J.*, 11 April1964. Accessed on 23 April 2022, https://www.bmj.com/content/bmj/1/5388/988.full.pdf

42 Ibid.

43 Woo Wai-tak, Arthur (1919–1964) *Biographical Dictionary of Medical Practitioners in Hong Kong*, 1841–1941. Accessed on 6 February 2023, https://hkmd1841-1941.blogspot.com/2013/09/woo-wai-tak-arthur-1919.html.

44 "Obituary Notices. A. W. Woo, OBE, MBBS, FRCS " *Br Med J.* 11 April1964. Accessed on 23 April 2022, https://www.bmj.com/content/bmj/1/5388/988.full.pdf

他於 1924 年返回香港，在華人行開診所，同時經營巴炳頓醫院，私人執業非常成功。[45] 1928 年，他當選為英國醫學會香港分會會長，同年，成為首位華人當選中華博醫會（China Medical Association）會長，[46] 這也是最後一任。博醫會於 1932 年併入中華醫學會（National Medical Association of China），成為新的中華醫學會（Chinese Medical Association）。中華博醫會的前身是 1838 年由醫務傳教士創辦的廣州醫務傳道會（Medical Missionary Society of Canton）。

胡惠德成為享譽世界的婦科專家。他是香港第一個引進鐳來治療子宮頸癌的人，當時政府還無法提供這種服務。他設法獲得鐳的供應來治療這些病人，希望能減輕她們的痛苦。鐳當時非常昂貴，一克價值港幣 23 萬元，治療一名病人需要 50 毫克，約港幣一萬元。他非常慷慨，免費提供鐳給港大婦產科學系的尼克遜教授，以治療癌症患者。[47] 他透過電台呼籲香港市民慷慨捐助大英帝國癌症基金會，購買治療癌症的設備和鐳。[48]

同時，他還參與多項社區服務。他是虔誠的基督徒，也是聖保羅堂會友。1926 年，他與另一名醫生在停泊在香港仔的福音船上開設義診；福音船由華人基督教聯會的傳道會籌辦，胡惠德和他的朋友是第一個為香港艇戶開辦水上診所的人。直到 1932 年，政府才用機動汽艇運送醫務人員到陸路無法到達的偏遠地方。1930 年，

45 Holdsworth and Munn, *Dictionary of Hong Kong Biography*, 465.

46 Woo Wai-tak, Arthur (1919–d1964) *Biographical Dictionary of Medical Practitioners in Hong Kong, 1841–1941*. Accessed on 6 February 2023, https://hkmd1841-1941.blogspot.com/2013/09/woo-wai-tak-arthur-1919.html.

47 "Obituary Notices. A. W. Woo, OBE, MBBS, FRCS " *Br Med J*. 11 April1964. Accessed on 6 February 2023, https://www.bmj.com/content/bmj/1/5388/988.full.pdf

48 "Broadcast Appeal. Dr. Arthur Woo addressed the Chinese, The Cost of Radium " *South China Morning Post* 24 May1934.

華人基督教聯會將福音船上的義診室遷至陸上診所。診所非常受歡迎，他遂向政府申請在香港仔設立一家公立醫局。[49]

作為聖約翰救傷隊長官，胡惠德於 1930 年代協助在新界不同地區設立 10 間診所。[50] 在此之前，新界的貧困居民並沒有醫療服務。1930 年代，聖約翰救傷隊和贈醫會（Medical Benevolent Society）這兩個志願組織開始在週末派遣醫生和護士，到新界不同地區醫治病人。後來，建立了診所，整個星期都有一名護士或助產士駐守。為避免服務重疊，這兩個志願組織合併成為聖約翰救傷隊新界贈醫會（St. John Ambulance New Territories Medical Benevolent Society）。他們還確保不會與新界的政府診所重疊，以便集中資源投放到沒有醫療服務的地方開設新診所。[51] 部分診所在二戰後成為正規的政府門診。

他也關注鴉片成癮問題，並積極反對吸食鴉片。他還是許多組織和教會的董事會成員，例如，基督教青年會會長（1935-36 年）、華南區基督教青年會理事（1936-37 年）。他於 1930 年，成為香港扶輪社的創社會員，後於 1940 至 41 年擔任主席。[52]

1930 年代，日本的帝國野心想成為世界大國，但因自然資源不足而開始大舉擴張。1931 年，日本征服滿洲，[53] 此乃中國東北部盛產礦產和木材的地方。此後，日本繼續侵略中國北方其他地區。1932 年，上海公共租界發生抗日與反華群衆間的暴力事件，

49 浩然，「胡惠德醫生香港海面施醫第一人」，《基督教週報》，第 2461 期（2011 年 10 月 23 日）。

50 Holdsworth and Munn, *Dictionary of Hong Kong Biography*, 466.

51 Medical and Sanitary Report for the Year1933, HKAR, 1933, M111–115.

52 "Rotary Club. Appointments of Officers for the Year " *South China Morning Post*, 27 June, 1941.

53 滿洲是指中國東北的黑龍江、吉林和遼寧三個省，也包括內蒙古東部地區的呼倫貝爾、興安、通遼和赤峰，有時還包含錫林郭勒。

引發一二八事變，胡惠德從香港組織醫護救助隊赴上海救治傷員。[54] 1937 年，中國最終對日宣戰時，他創立了國際醫療救助委員會，並出任主席。

在日軍佔領期間，日本人查封了巴炳頓醫院。因為他與醫務總監司徒永覺醫生關係密切，[55] 被指控是英國間諜，因而被監禁，但期間不詳。他和蔣法賢醫生在戰時為英國聖公會贊助的大埔孤兒院，提供很大的幫助，[56] 該院全賴捐款維持。在這個最困難的時期，他還擔任雅麗氏紀念醫院和附屬醫院的院長。[57] 多年來，他與醫院關係密切，曾任醫院婦科顧問醫生和執行委員會委員。

二戰後，胡惠德重開私人診所，也恢復了許多社區活動。1945 年，他在香港重建扶輪社，並試圖在中國重建該社，但這是一個很大的挑戰。[58] 他將扶輪社引入澳門，澳門扶輪社於 1947 年成立；1948 年，他在九龍成立另一個扶輪社。他是第四位香港成員出任國際扶輪社的幹事。[59] 1947 年，他赴美巡迴籌款，創辦嶺南大學婦產科學系。[60]

---

54 「一二八」事變（或稱上海事變）（1932 年 1 月 28 日至 3 月 3 日）是發生在上海公共租界的中日衝突。日本侵佔滿洲後，公共租界出現反日示威活動。日本政府將一群屬於日蓮宗的佛教僧侶派往上海。這群激進、極端民族主義的日本僧侶，在上海租界高喊反華、親日的民族主義口號，宣揚日本對東亞的統治。中國人憤而還擊，殺死了一名僧人，打傷了兩人。在上海的日本人繼而騷亂，並燒毀一家工廠，殺死兩名中國人。雙方爆發激烈戰鬥，中國向國際聯盟申訴未果。最終於 5 月 5 日達成休戰協議，日本撤軍，中國停止抵制日貨。

55 Holdsworth and Munn, *Dictionary of Hong Kong Biography*, 466.

56 "Taipo Orphanage. Large Party Attends Yesterday's at Home " *South China Morning Post*, 25 April1948.

57 Ho, *Western Medicine for Chinese*, 58.

58 "Rotary Conference. Prevailing Political Situation Responsible for Closures. Dr. Arthur Woo elected Convenor " *South China Morning Post*, 28 May1951.

59 Herbert K. Lau, Dr Arthur W Woo. Rejuvenated the broken Hong Kong Rotary Club in1945. Accessed on 6 February 2023. http://old.rotary3450.org/woo-a-w-dr/

60 "Personalities. Doctor Arthur Woo returns from American tour. Aid for Lingnan " *South China Morning Post* 24 October1947.

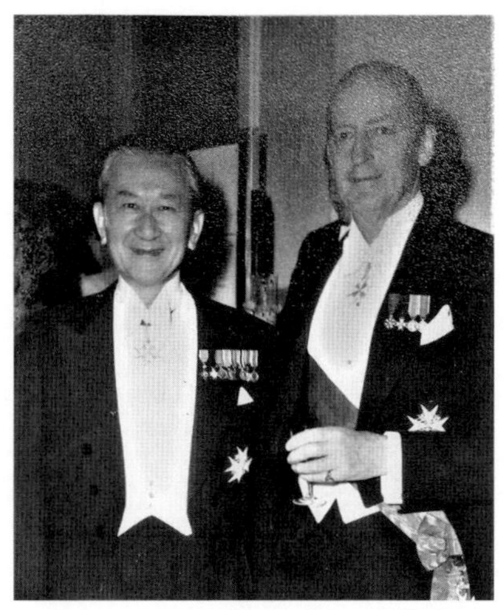

胡惠德醫生與香港總督葛量洪
圖片來源：香港醫學博物館

他獲得許多榮譽和任命，包括 1949 年英國皇家外科醫學院院士、國際外科醫學院榮譽院士和嶺南大學名譽客座教授。他曾任澳門癌症診所的顧問，以及香港大學醫學院的講師和考官。1956 年，雅麗氏何妙齡那打素醫院以他的名字，命名醫院新翼的一間手術室。[61] 聖約翰救傷隊於 1949 年，頒授聖約翰司令勳銜給他，以表揚他對救傷隊的貢獻。他於 1954 年獲授 OBE 勳銜，他是東亞地區最受愛戴和最著名的華人外科醫生。[62]

胡惠德醫生於 1964 年去世，留下妻子、一個兒子和五個女兒。[63] 尼克遜教授這樣評價他：「他的活力具有感染力，他爽朗的笑容，減輕了疾病的負擔。詩人丁尼生（Tennyson）的話，『我所知道的唯一快樂，生命的喜樂』，概括了他對周圍世界的態度。他竭盡全力幫助那些不如他幸運的人，他在治療病人方面的顯著成功，歸功於他擁有超乎尋常的同理心。」[64]

---

61 "Dr. Arthur Woo honored by Hospital " *South China Morning Post* 13 January1956.

62 "Obituary Notices. A. W. Woo, OBE, MBBS, FRCS " *Br Med J*. 11 April1964. Accessed on 23 April 2022, https://www.bmj.com/content/bmj/1/5388/988.full.pdf

63 "Death of Dr. Arthur Wai-tak Woo " *South China Morning Post* 4 March1964.

64 "Obituary Notices. A. W. Woo, OBE, MBBS, FRCS" *Br Med J*. 11 April1964. Accessed on 6 February 2023, https://www.bmj.com/content/bmj/1/5388/988.full.pdf.

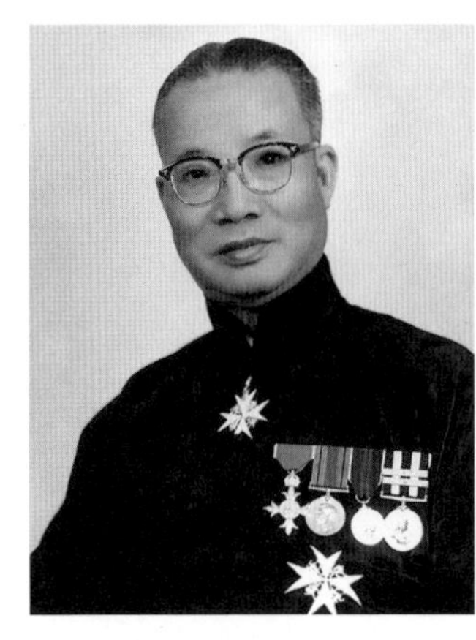

1903-1974

蔣法賢

Tseung Fat Im

MBBS, JP, OBE, LLD, KStJ

圖片來源：香港中文大學聯合書院

蔣法賢醫生是私家醫生，專攻糖尿和新陳代謝病；作為社會領袖，他不僅致力於改善醫療，更兼顧教育和社會服務。

蔣法賢 1903 年出生於廣東省。皇仁書院畢業後，考上香港大學醫學院，他是很出色的學生，在學期間獲得多個獎項和獎學金。[65] 他的內科老師是安達臣教授，他於 1923 年就任為內科學系的創系主任。[66] 蔣法賢為香港醫學博物館留下了相當特別的館藏——他的兩本筆記簿：一本是他上安達臣教授課所做的所有筆記；另一本是王寵益教授課的筆記，配以精美的插圖，裝訂成兩冊。[67] 這兩本筆記簿記錄了 20 年代的醫學教育和醫療實踐，是博物館的寶貴藏品。[68] 他在 1925 年畢業，順理成章便留在國家醫院，成為安達臣教授的臨床助理。在隨後的 18 個月培訓期間，他作了生物化學和糖尿病的專題研究，成果發表在 1926 年的《啟思》。[69]

1927 年後，他私人執業，但仍活躍於醫學界的學術圈子。他曾出任香港大學醫學會名譽司庫、香港中華醫學會副會長、英國醫

65 "Prize Distribution, Queen's College " *South China Morning Post*, 27 January1919.

66 Herbert Lau, Hong Kong Rotarian Dr. Tseung Fat Im, Instrumental in Forming the United College and the Establishment of the Chinese University of Hong Kong. 1 September 2017. Accessed on 2 September 2022, http://old.rotary3450.org/tseung-fat-im-hong-kong-dr/Lau, Hong Kong Rotarian Dr. Tseung Fat Im, Instrumental in Forming the United College and the Establishment of /

67 Faith C.S. Ho " Dr. Tseung Fat Im's Notebook of Professor John Anderson's lectures,1924 " *Hong Kong Med. J*, 2293) (2016); 299–300.

68 兩本筆記簿由邵玉堂醫生在二 OO 一年捐贈予博物館。

69 F. I. Tseung, "Diabetes Mellitus. The significance of Biochemical tests in its Diagnosis and Treatment " *Caduceus* 5(3) (1926):197–226.

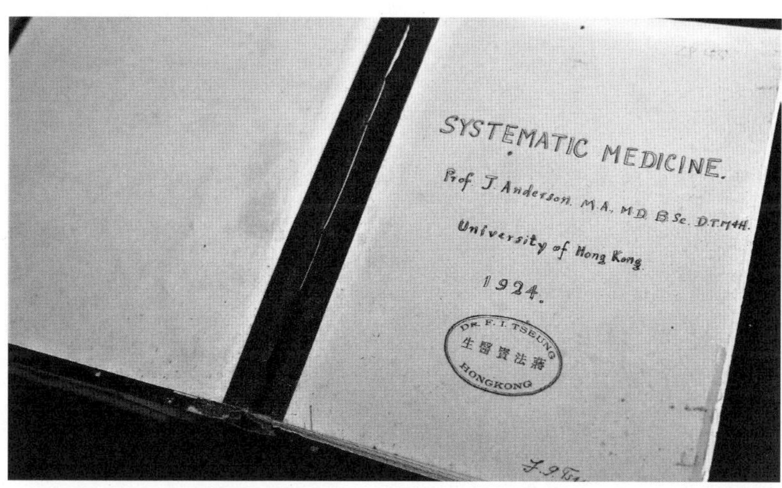

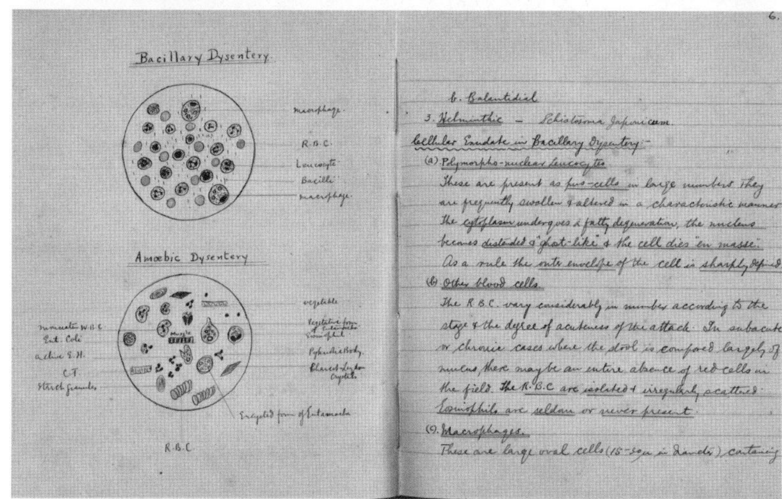

6.

b. Balantidial
3. Helminthic – Schistosoma Japonicum.
Cellular Exudate in Bacillary Dysentery:–
(a) Polymorpho-nuclear Leucocytes
These are present as pus-cells in large numbers they are frequently swollen & altered in a characteristic manner. The cytoplasm undergoes a fatty degeneration, the nucleus becomes distended & "ghost-like" & the cell dies "en masse". As a rule the outer envelope of the cell is sharply defined.
(b) Other blood cells.
The R.B.C. vary considerably in number according to the stage & the degree of acuteness of the attack. In subacute or chronic cases where the stool is composed largely of mucus, there may be an entire absence of red cells in the field. The R.B.C are isolated & irregularly scattered. Eosinophils are seldom or never present.
(c) Macrophages.
These are large oval cells (15–30μ in diameter), containing

蔣法賢的兩本筆記簿
圖片來源：香港醫學博物館

學會理事、中華醫學會香港分會名譽秘書及司庫。他曾為香港大學俱樂部和香港大學畢業同學會效勞。[70] 1940 年，他當選為香港大學校友會會長，也曾任校董會和校務委員會成員，並於 1962 至 68 年連續兩屆任香港大學畢業生議會主席。[71]

蔣法賢致力於社區的福祉，漸漸地建立了良醫和善長的聲譽。1930 年，新界贈醫會成立，[72] 旨在為新界窮人開辦免費診所，他是創辦人之一，兼任名譽秘書和財務主管，直到該會與聖約翰救傷隊合併。正如前述，這兩個機構同時在新界設立慈善診所，在一些地區出現了服務重疊，造成浪費。合併解決了問題，兩會在沒有醫療服務的新界地區設立了新診所。[73] 同年，蔣法賢獲政府委任為醫務局委員。他的志願服務衆多，難以盡錄。1930 至 34 年間，他是東華醫院護士學校的名譽講師；他也資助中華佛教會開設的診所幾年。他重視公共衛生教育，因而與青年會和女青年會合作，舉辦活動宣揚健康生活，也主辦健康教育課程。

1934 年，為了學習新的醫學知識，他環游世界各地，參觀歐洲和美國著名的醫療機構，以及倫敦和維也納的婦幼醫院。他還到都柏林的羅頓達醫院進修。回港後，他成為當時香港名醫胡惠德醫

70 Dr. Tseung Fat Im, M.B.B.S. (Hong Kong).《香港華人名人史略》，一九三七（中英合璧）The Prominent Chinese in Hong Kong (1937). Accessed on 6 February 2023. https://www.google.com/search?q=dr.+tseung+f.i. +1920s&oq=&aqs=chrome.0.69i59i450l8.34756482j0j15&sourceid=chrome&ie=UTF-8

71 Citation: Tseung Fat Im, Doctor of Laws, honoris causa, 72nd Congregation, 1969, The University of Hong Kong. Accessed on 5 February, 2022. https://www4.hku.hk/hongrads/graduates/obe-mb-bs-jp-fat-im-tseung-tseung-fat-im

72 新界贈醫會成立的財源來自嘉道理兄弟、E. M. Raymond 和 J. E. Joseph，他們到訪新界後，有感新界人多病而貧困者眾多，遂解囊相助。贈醫會於 1930 年 5 月 25 日成立。開始時，熱心的醫生和護士利用星期日，到新界的各個中心（例如荃灣、屯門和屏山）義診。贈醫會負責為診所提供必要的醫療用品和藥品。其後，會方又聘請兼職醫生，在週日以外，每週三次到診所工作。後來，又在這些中心成立常設診所，配備一名常駐醫生、一名護士和一名配藥員。

73 Medical and Sanitary Report for the Year1933, HKAR. 1933, M111–115.

生的合夥人。[74] 稍後，蔣法賢成為英國皇家醫學會，以及倫敦皇家熱帶醫學與衛生學會的會員。[75]

抗日戰爭期間，日軍由滿洲南下進軍上海，他亦與胡惠德一起組織香港醫療救助委員會，並擔任義務秘書。[76] 日據時期，他留在香港服務市民。1943 年，蔣法賢結識了曹善允博士的女兒曹麗姬，她是一名社工。[77] 當時她在那打素醫院工作，[78] 不久他倆結婚。曹善允是著名的大律師和立法局議員，他致力引入西醫來改善當地華人，尤其是婦女的健康。他大力支持成立灣仔產院和贊育醫院（見第六章），以降低香港產婦和嬰兒的高死亡率。[79] 蔣法賢和他的岳父有很多共同點。

二戰後，他的社會服務活動更加多樣，範圍更廣，其中多與社會福利和教育有關。他曾是鐘聲慈善社名譽會長，因與英國聖公會何明華會督友好，他應邀擔任大埔孤兒院（後更名為聖基道兒童院，St. Christopher's Home）的助理秘書，並於 1964 至 74 年間，擔任理事會主席。他亦曾任香港小童群益會主席（1947-50 年）及香港保護兒童會主席（1950-51 年）。他也曾任四邑商工總會、新會商會、香港華商會常務委員會委員。他自 1937 年起參與香港扶

74 Herbert Lau, Hong Kong Rotarian Dr. Tseung Fat Im, Instrumental in Forming the United College and the Establishment of the Chinese University of Hong Kong. Accessed on 6 February 20223 http://old.rotary3450.org/tseung-fat-im-hong-kong-dr/

75 Tseung Fat Im. "Dr. F. I. Tseung, C.St. J. New Commissioner of St. John Ambulance Brigade, Hong Kong " Accessed on 4 February 2022. http://old.rotary3450.org/tseung-fat-im-hong-kong-dr/

76 Dr Tseung Fat Im, M.B.B.S. (Hong Kong). In《香港華人名人史略》，一九三七（中英合璧）The Prominent Chinese in Hong Kong (1937).

77 醫務社工舊稱 almoner，意為救濟員。

78 "Hospital Report. Alice Memorial's Activities during Occupation. Tribute to the Staff " *South China Morning Post*, 18 December1946.

79 Chan-Yeung, *A Medical History of Hong Kong. The Development and Contributions of Outpatient Services*, 39.

輪社，1947 至 48 年任會長，後任國際扶輪社顧問及幹事。1954 年，他被任命為太平紳士。

二戰前，香港作為英國殖民地，毋需建立華文的大學教育體系。香港有兩種類型的中學：英文中學，學生可升讀香港大學，或其他英聯邦地區和美國的大學；中文中學，學生可升讀在中國的大學。中華人民共和國於 1949 年成立後，儘管有些學生能找到門路，回中國讀大學，許多中文中學畢業生無法順利銜接。[80] 在 50 年代後期，政府批准成立由華人教師任教的專上學院，可採用中國而非英國的課程。其中，崇基學院、新亞書院和聯合書院管理得當，聲名最佳。

蔣法賢曾任香港聯合書院校長及校董會主席，致力爭取成立一所華文大學。1956 年，5 所原廣州及周邊地區的私立大學，遷至香港後合併而成聯合書院。當時，書院位於香港堅道 147 號，有 600 名學生。[81] 他於 1959 年辭職，因當時組成聯合的五所學校的負責人，試圖奪走他作為董事會主席的控制權。[82]

一直以來，港府都認同凱瑟克報告書（Keswick Report）的建議，[83] 即香港大學應是唯一可以頒授學位的高等學府。1956 年，政府改變態度，考慮成立第二所大學的可能性。最終，崇基、新亞和聯合這三所專上學院在 1963 年組成香港中文大學（CUHK），由當

80 D. J. S. Crozier (Director of Education in Hong Kong) to Colonial Office, 26 May1957, The Post-Secondary Colleges of Hong Kong, CO 1030/571, 286–89.

81 United College, in History of the Chinese University of Hong Kong. Accessed on 28 February 2022, https://www.uc.cuhk.edu.hk/tc/about/history/

82 D. J. S. Crozier to J. C. Burgh, Colonial Office, 7 November1960, in CO 1030/1093.

83 Report of the Committee on Higher Education1952, The Keswick Report, Hong Kong Government Printers,1952.

時的香港總督柏立基爵士（Sir Robert Black）主持揭幕。[84]

他在聖約翰救傷隊的工作也得到認可；1946 年，得到聖約翰副官佐勳銜，並於 1952 年晉升為副司令勳銜。[85] 1969 年，獲香港大學頒授名譽法學博士學位。[86]

蔣法賢醫生於 1974 年逝世，享年 71 歲。他的無私奉獻，公爾忘私，為滿足香港在醫療、社會、教育的需要而全身投入，將為社會各界所懷念。

84 A. N. H. Ng-Lun, *Quest for Excellence: A History of the Chinese University of Hong Kong* (Hong Kong: Chinese University Press of Hong Kong, 1994),1-34.

85 Tseung Fat Im, "Dr. F. I. Tseung, C.St. J. New Commissioner of St. John Ambulance Brigade, Hong Kong." Accessed on 6 February 2023. http://old.rotary3450.org/tseung-fat-im-hong-kong-dr/

86 Citation. Tseung Fat Im, Doctor of Laws, *honoris causa*. 72nd Congregation1969, The University of Hong Kong. Accessed on 6 February, 2023. https://www4.hku.hk/hongrads/graduates/obe-mb-bs-jp-fat-im-tseung-tseung-fat-im

1842

第六章

女醫生先驅：
改變香港女性醫學的範式

1941

在英國，直到 19 世紀下半葉，女士都被醫學界拒諸門外。在愛丁堡大學，雖然女生最終獲得臨床培訓的許可，但通過考試後，她們只能獲得一紙及格證書，而不是像男生一樣得到醫學學位。[1] 1865 年，安德森（Elizabeth Garrett Anderson）成為英國第一位獲得醫生資格的女性，但她能成功申請入學全因父親威脅要起訴藥劑師協會（Society of Apothecaries）（後來的英國醫學會）。該協會後來修改了規定，禁止女生入學。1874 年，安德森和她的同道一起成立了倫敦女子醫學院，以解決女性入讀現有醫學院校的困難，然而，即使能夠畢業，她們仍會遇到很多障礙。[2]

醫學期刊《柳葉刀》對女性努力爭取當醫生的攻擊一向不遺餘力。1878 年，英國醫學會決定將女性排除在外，該刊當年 8 月 17 日的一篇社論，揭露了男性對女性角色的主流性別歧視的觀點：

英國醫學會做出排除女醫生的明智決定，又一次將「女性問題」擺在我們面前……女性學醫行醫，而無視其在個人和社會層面都不適合當內科或外科醫生，這樣一個善心但誤入歧途的年輕女性，徒有廉價的激情，而忘記了重要的本性和天賦問題……婦女的天職是幫助和同情他人。她活在世上，最基本的工作原則是協助、支持、幫助、重振，甚至有時庇護為生活奮鬥的男人，這是她的特殊職能。一旦她當上任何行業的第一把手或領導角色，那就不合適了……如果女性當上了內科和外科醫生，那麼誰來當護士……。[3]

1 Laura Jefferson, Karen Bloor, and Alan Maynard, "Women in Medicine: Historical Perspectives and Recent Trends. *British Medical Bulletin* 114 (2015): 5–15.

2 Ibid.

3 Editorial. *The Lancet* (1878, 17 August): 226–27.

直到 1944 年，英國政府才要求所有接受公帑資助的醫學院校都應招收合理比例的女學生。但獲得行醫執照，並不意味着從此一帆風順，女醫生必須打一場艱苦的仗，才能得到平等對待。[4]

在中國，情況完全不同。這不是婦女能否行醫的問題，而是婦女可否看病的問題。當時的中國婦女幾乎沒有任何合法權利，地位低微，活動被限制在家庭內。她們的社會地位受到儒家對女性家庭角色觀念的限制；她們生病時，只能在男性親屬的陪同下看病。男醫生除了把脈，不能檢查身體的其他部位。19 世紀下半葉，醫務傳教士紛紛來華，但他們根本無法接觸到華人女性患者，[5] 後來添加了女性醫務傳教士，才有機會登堂入室。語言是另一個主要障礙，傳教士唯有培訓當地的女生學習西醫，讓她們治療華人婦女。1879 年，廣州博濟醫院的嘉約翰（John Kerr）醫生開始培訓當地女生，第一批學員是附近真光書院的女生。[6] 1899 年嘉約翰辭職，開設精神病院，博濟醫院的女學生無人照料。早在 1884 年已來到廣州的醫務傳教士富馬利（Mary Fulton）醫生接管了這些學生。1900 年，她開辦了一所新的女子學校（廣東女醫學堂），後來又以捐助者的名字，更名為夏葛女醫學校（Hackett Medical College）。[7]

香港的華人精英也意識到只有女醫生才能向華人婦女推介西方醫學，在籌建新的雅麗氏產科紀念醫院時，捐款

4 Laura Jefferson, Karen Bloor, and Alan Maynard, "Women in Medicine: Historical Perspectives and Recent Trends. *British Medical Bulletin* 114 (2015): 5–15.

5 "Chinese Medical Women" *British Medical Journal* 15 April 1899: 927–28.

6 Sara Tucker, "The Canton Hospital and Medicine in Nineteenth Century China, 1835–1900" (Ann Arbor, MI: University Microfilms International, 1986), 201.

7 Ibid., 272.

的華人精英要求由一名女醫生負責醫院。1904 年醫院開業時，西比（Alice Sibree）醫生從英國赴任。[8] 西比醫生雖然獲得華人婦女的信任，但她與雅麗氏紀念醫院的院長葉純（R. M. Gibson）醫生合作並不順利，後者對女醫生持有普遍的負面看法。儘管如此，西比還是留任到合約期滿才開始私人執業。她通過培訓華人助產士，向香港的華人婦女介紹西式的接生方法。

香港第一批華裔女醫生並非由醫務傳教士培訓，在女孩很少有機會接受小學以上教育的時代，她們主動爭取學醫。香港大學成立時，在香港保守的氛圍下，普遍認為女性沒有必要接受高等教育。1921 年，香港大學成立十年後，才錄取第一批女學生。大學規定學生必須住宿舍，但大學並沒有女生宿舍。之前，一名女孩申請成「走讀生」，但被大學拒絕。1921 年 1 月，新任校長卜蘭溢爵士（Sir William Brunyate）到任，他較同情希望接受高等教育的女生。曹善允博士是在倫敦受訓的大律師，他的女兒曹淑姬就讀於聖士提反女書院，她在學校的畢業典禮上，向卜蘭溢爵士慷慨陳情，要求允許女生入讀港大。大學教務委員會的回應是允許女學生旁聽講座，但不能註冊成為學生。[9] 曹淑姬本人後來考進醫學院，但不幸於 1928 年畢業考試前，死於頸部蜂窩組織炎。[10]

1921 年，教育司艾榮（Edward Alexander Irving）的女兒艾惠珠（Rachel Irving）申請入學，但被大學拒絕。

8 J. George, "The Lady Doctor's 'Warm welcome' Dr. Alice Sibree and the Early Years of Hong Kong's Maternity Service1903–1909" *Journal of the Hong Kong Branch of the Royal Asiatic Society* 33(1993): 81–109.

9 "Women Students: Bigger Hostel for Undergraduates Wanted. Appeal to the Public" *South China Morning Post*, 17 January1927, 8.

10 "Notes and Comments" *Caduceus* 7(4) (1928): 291.

伊榮諮詢了律政司，律政司認為按大學的規定沒有法律依據拒絕她的申請。因此，教務委員會決定接納她入讀文學院三年級，因為她已經在倫敦大學貝德福德學院（Bedford College）獲得社會科學證書。於是，在 1921 年的秋季學期，香港大學錄取了艾惠珠、何艾齡和醫學院的賴寶川三位女學生。1922 年春季學期，何綺華入讀醫學院。[11] 香港大學醫學院新增兩名女學生，是醫學院的一個里程碑。香港大學醫學會的官方刊物《啟思》，發表了明確的歡迎訊息：「大學現已向女性敞開大門，令人欣喜⋯⋯。女醫生將在中國發揮非常重要的作用，了解到一般華人婦女的脆弱無助，對於女醫生能將科學的治療知識帶入華人家庭，大家自然都深信不疑。」[12]

儘管這些女醫生先驅為男性同行所接受，但她們作為政府公務員的經歷卻完全不同。賴寶川加入政府醫務署，她的薪水足以說明當時香港的性別歧視；儘管在很短的一段時間（1929 年），似乎實現了男女同工同酬，但由於 1947 年薪俸委員會的建議，戰後女醫生和其他女公務員的薪酬約為從事相同工作的男性同行的 80%，[13] 政府的理由是男人需要養妻活兒。這項新政策於 1948 年實施後，三分之二的女醫生辭職以示抗議。[14] 相比之下，英國在 1946 年皇家同工同酬委員會之後，原則上接受了公務員同工同酬，並從 1955 年開始逐步對非產

11 Irene Cheng, *Intercultural Reminiscences*, (David C. Lam Institute for East-West Studies, Hong Kong Baptist University,1997), 105.

12 "Notes and Comments" *The Caduceus* 1(1) (1922): 8.

13 Colonial Secretariat, Report on Women' Salary Scales in Public Service. Government Printer1962,1.

14 "Petition by Doctors: Approach to Mr. Sandys for Equal Treatment" *South China Sunday Post*, 17 March1963.

業工人實行同工同酬。[15] 香港政府沒有仿效。1959 年，另一個薪俸委員會重新審視了這個問題，並維持女性公務員的薪酬應為男性薪酬的 75% 左右。但是，單身的女醫生若與男醫生具有相同資歷和工時，可以除外。[16] 已婚女醫生因被認定不以行醫為「事業」，會被聘為臨時員工，並支取男醫生 75% 的工資。[17] 已婚女醫生對這種不公平的待遇表示抗議，並成立了一個協會來提出申訴，她們向英國內閣大臣提出抗議，在議會引起轟動。[18] 與此同時，護士、教師和其他倡導團體也向政府請願，要求男女同工同酬。政府最終同意以 1975 年為目標終點，分階段實施公務員同工同酬新政策。[19] 政府同意從 1969 年 11 月 1 日起，已婚女醫生與男醫生同工同酬，但她們只被聘為非可享退休金的職位，休假和其他附加福利較少。[20] 經過 10 年的遊說，已婚女醫生仍未成功；再過 10 年，她們才能獲得與男同事同等的薪水和附加福利。[21]

15 Colonial Secretariat, Report on Women' Salary Scales in Public Service. Government Printer1962, 2.

16 Colonial Secretariat, Report on Women's Salary Scales in the Public Service. Government Printer1962, 5.

17 Colonial Secretariat, Report on Women's Salary Scales in the Public Service. Government Printer1962, 6, 9.

18 "Petition by Doctors: Approach to Mr. Sandys for Equal Treatment" *South China Sunday Post*, 17 March1963; "Question About H.K. Women Doctors' Pay Raised in Lords: London" *South China Morning Post*, 9 April1963, 10 April1963.

19 "Equal Pay for Women in Civil Services Proposed by1975" *South China Morning Post*, 29 February1968.

20 *"Married Women Doctors Disappointed with Improved Conditions" South China Morning Post Special Report*, 27 October1969, 6.

21 Second Report on Civil Service Pay, Hong Kong. Standing Commission on Civil Service Salaries and Conditions of Service. Hong Kong: The Commission1980, 78 para 8.11.

傳統上，男人可讓妻子在家相夫教子，這樣他們就可以專心工作。全職工作的婦女卻要兼顧工作和家庭的雙重責任，女性很難擁有滿意的家庭生活，同時又能夠全身投入到自己的職業中。那時候，以行醫為職業的女性往往要犧牲個人生活和幸福。香港的三位女醫生先驅中只有西比結過婚，但她沒有子女，孩子出生常常是女性放棄事業的決定性因素。何綺華和賴寶川一直單身。何綺華從拔萃女書院畢業，通過預科考試後，等了三年才獲准入讀港大。在實現成為醫生的目標後，她們更難放棄自己的事業。

香港最早的三位女醫生都專攻婦產科，及治療嬰兒和兒童——當時社會認可適合女醫生的專業。這些女醫生先驅為香港的婦女和兒童服務，降低了產婦和嬰兒死亡率；訓練有質素的助產士改善了嬰兒和兒童的健康。她們為後繼的女醫生鋪平了道路，樹立榜樣。

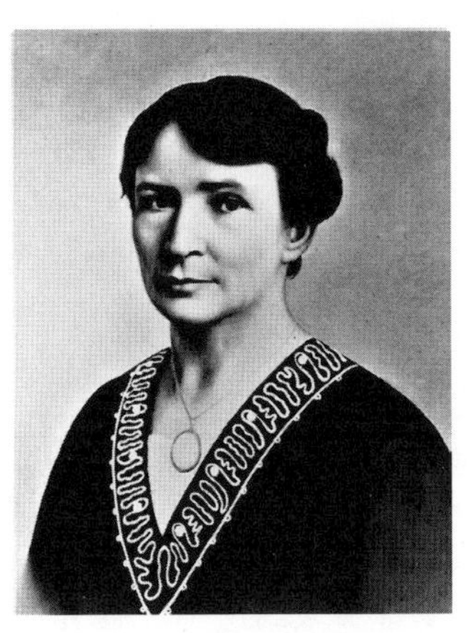

1876-1928

西比
Alice Deborah Hickling née Sibree

MBChB, LRCP, LRCS Edin, LRFPS Glas , MBE

西比醫生的遺像
圖片來源：香港醫學博物館

西比醫生是母嬰健康服務的先驅，她改變了香港產婦醫療照顧的模式。

西比出生於 1876 年，是馬達加斯加倫敦傳道會傳教士詹姆斯西比（James Sibree）博士的女兒。她在倫敦女子醫學院接受醫學教育，後在都柏林的羅頓達醫院接受婦產科培訓。在獲得愛丁堡皇家內科醫學院（LRCP）和皇家外科醫學院（LRCS）的執照後，[22] 她加入了倫敦傳道會。1904 年，她接到傳道會的指示，到香港負責管理新建的雅麗氏產科紀念醫院（AMMH）。

19 世紀的香港，嬰兒和產婦的死亡率都非常高。[23] 那時候，華人婦女是不會看男醫生的，更別提外籍男醫生了。華人婦女在家中分娩，由傳統助產士（穩婆）接生。傳統穩婆以口耳相傳、以舊帶新的方法學習接生，對產婦死亡的主因——敗血症，一無所知。[24] 1903 年，政府調查嬰兒死亡率為何高企時，發現感染和產婦貧困，以及缺乏餵養和衛生知識，導致嬰兒營養不良是高死亡率的根本原因。政府因而提出要教育母親，並培訓以西法接生的助產士。1904 年，由社區華人精英捐資興建的 AMMH 即將開幕，當時的輔政司、後來的總督梅含理（Francis Henry May）建

22 Janet George, "The Lady Doctor's '*Warm welcome*': Dr. Alice Sibree and the Early Years of Hong Kong's Maternity Service1903–1909" JRASHKB 33 (1003): 87.

23 Medical Officer of Health, Report to the Sanitary Board, Hong Kong Sessional Papers, 1896 to1907.

24 Anne W. M. Chow, "Root of Hong Kong Midwifery" *HKJGOM* 1 (2000): 72–80.

議，在這家新醫院培訓華人助產士。[25]

倫敦傳道會請求負責籌款興建新醫院的何啟醫生捐助產科醫院醫生的工資，何啟和他的朋友堅持要請一個女醫生來照顧華人婦女，這位醫生要在抵港後的第一年，學會廣東話——一種外國人很難掌握的方言——以便能夠與當地人溝通。與她的男同事不同，西比在第一年就可以説一口流利的廣東話。結果，華人家庭無論貧富都很歡迎她，有利她的醫療和傳教工作。[26] 她參照英國經驗，建議一個為期兩年的課程，正式培訓助產士。被錄取的助產士學生必須在之前已完成一般護理培訓。她培養的首批三名見習助產士通過了 1906 年舉行的第一次政府助產士考試，全部取得合格證書。於是，政府開始派助產士到 AMMH 接受培訓。[27] 到 1907 年，即簽訂合同三年後，有六名訓練有素的助產士受聘在華人公立醫局和政府診所工作，西比被任命為她們的主管。那一年，她們為 579 名產婦在家接生。[28]

然而，雅麗氏紀念醫院和那打素醫院的院長葉純醫生跟當時很多男醫生一樣歧視女醫生，認為女性應該當護士，而不是醫生。[29] 他不讓西比到雅麗氏紀念醫院和門診看普通內科病人，儘管得不到葉純醫生的支持，西比醫生還是受到廣大華人婦女的歡迎。[30] 西比在醫院開展了一項健康教育計劃，教授產後媽媽嬰兒營

25 May to Lyttelton, 21 July1904, CO 129/323 #291, 240–43.

26 Janet George, "Moving with Chinese Opinion: Hong Kong's Maternity Service 1881–1941" PhD Thesis, University of Sydney,1992, 116.

27 Anne W. M. Chow, "Root of Hong Kong Midwifery" *HKJGOM* 1 (2000):72–80.

28 Report of the Principal Civil Medical Officer and Medical Officer of Health for1907, HKSP,1908, 409–10.

29 Editorial, *The Lancet*, 17 August 1878: 226–27.

30 Janet George, "Moving with Chinese Opinion: Hong Kong's Maternity Service 1881–1941" PhD Thesis, University of Sydney,1992, 116.

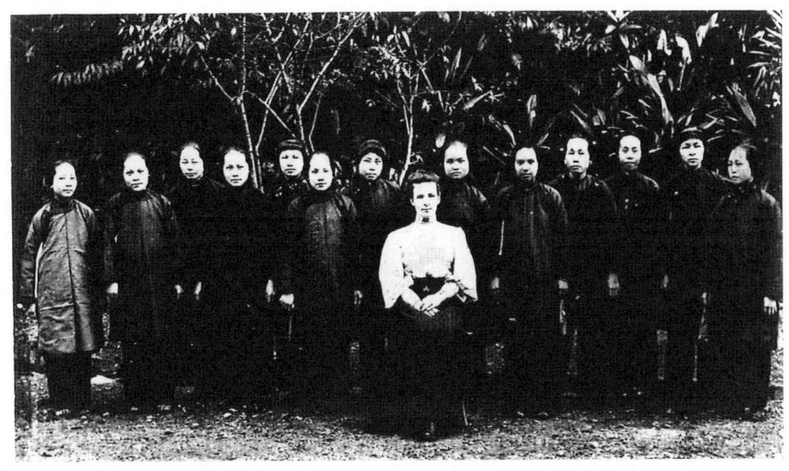

西比與她的助產士學生，1906 年。
圖片來源：雅麗氏何妙齡那打素慈善基金會

養和一般護理。1909 年合同期滿後，她離開了倫敦傳道會。[31]

次年，即 1910 年，她返回香港，開始自己私人執業，服務香港社區。她嫁給太古糖廠經理克靈先生（C.C. Hickling），從此成為克靈夫人。她向政府提議，在香港興建另一所產科醫院，培訓更多助產士，因為 AMMH 的六個培訓名額遠遠不夠。然而，該建議被拒絕，因為 LMS 已有計劃在 AMMH 和何妙齡醫院旁邊加建一個培訓機構。[32] 1914 年，西比被任命為助產士局委員。[33] 作為助產士局委員，她特別關注助產士學生，並盡一切努力保障這些女生的權益，因她們在取得資格後，必須和傳統的助產士競爭。[34] 1916 年，她被重新任命為助產士主管。1918 至 19 年，西比擔任代理衛生醫官 [35]。1919 年，因其在一戰時的服務而被授予 MBE 勳銜，及獲得聖約翰救傷隊的員佐勳章。[36]

31 Minutes of HK District Committee Annual Meeting, 2 March1909, London Missionary Society Box 18,1909, no. 311.

32 Lugard to Harcourt, 27 July1911, regarding Nursing Institute, CO 129/378/267, 391–98.

33 Hong Kong Government Gazette, 31 July1914, 255.

34 "Dr. Alice Deborah Hickling, M.B.E." *Caduceus* 7(4) (1928): 292.

35 Hong Kong Blue Book, 1918. 衛生醫官 Wilfred Pearce 於 1918–1919 年間放假 12 個月，西比當時最有資格，因而被任命為署理衛生醫官填補空缺。

36 "Obituary. Dr Alice Deborah Hickling" *British Medical Journal*, 6 October1928, 635.

1919年，西比與華人公立醫局委員會主席曹善允博士合作，將閒置的東區鼠疫醫院改建為產科醫院，即灣仔產院。應曹善允之邀，她成為醫院的監督人；[37] 醫院非常成功，第一年收治了近200名產婦。正如第三章所述，受灣仔產院成功所鼓舞，華人公立醫局委員會請求政府在西營盤人口較為稠密的地區，撥出一塊毗鄰西區華人公立醫局的土地，用於建立一所更大的產院，[38] 華民政務司大力支持這項提議。曹善允發動籌款活動，從當地社區成功籌集了20,000元。贊育醫院於1922年10月17日落成啟用，附有助產士培訓學校。[39] 醫院可容納28名產婦，並為護理人員和六名見習助產士提供宿舍，醫院所有員工都是華人，除了作監督人的西比。贊育醫院是第一家由華人當家的西式醫院，包括主治醫生趙顯揚和護士長梁尚志女士。第一年年底，僅兩個半月時間，贊育已處理了436宗個案，而同年灣仔產院則有814宗分娩個案，可見服務很受華人社區歡迎，且需求不斷增加。[40] 1923至28年，西比任政府助理醫官，負責所有華人醫院和公立醫局。[41]

西比在贊育設立手術室、婦科病房及婦科門診。由於她與羅頓達醫院的淵源，她派護士長梁尚志到那裏進修。回香港後，梁尚志根據在羅頓達醫院所學，重組了醫院和助產士教學。她擴大

37 Moira Chan-Yeung, "Eastern District (Wan Chai) Dispensary and Plague Hospital" *Hong Kong Med* J 25 (2019): 503–5.

38 Severn to Colonial Office, Site for a Maternity Hospital, 30 April1919, CO 129/454/139, 344; Registrar General's Report for1919, Hong Kong Administrative Reports1919, C10.

39 Gordon King, "The History of Tsan Yuk Hospital,1922–1955" *Bulletin of the Hong Kong Chinese Medical Association*, 8 (1956):31-39.

40 Ibid.

41 Hong Kong Blue Book,1923–1928.

了手術室和產房；兩個較小的病房改為待產病房和外科病房。結果，醫院的入院和手術人數翻了一番。[42] 西比力邀港大婦產科學系的首任教授托定咸，將該系的臨床、教學和研究活動都搬到贊育醫院。西比在醫院二樓劃了 20 到 25 張病床給托定咸使用，產科病房則在一樓。[43] 從 1926 年起，醫學生得以在贊育醫院學習產科。因此，醫院不僅是助產士的培訓中心，也負責醫學生和婦產科住院醫生的培訓；事實上，該院是香港婦產科專家的搖籃，其低產婦死亡率為香港其他產科單位樹立了標杆。

西比不僅開創了香港婦女醫學的先河，還在贊育醫院創辦了第一間「嬰兒診所」，照顧兩歲以下的嬰兒，這就是母嬰健康院的前身。後來，其他產科醫院（例如 AMMH）或設有婦產科的醫院都有設立嬰兒護理中心。其後，港九不同的地區也在醫院外成立嬰幼兒保健中心。這些中心會為嬰兒稱重，接種牛痘和霍亂疫苗，也為母親安排健康教育。[44]

西比醫生於 1928 年 9 月在香港逝世，為了紀念她 25 年來對婦幼醫療及教育的貢獻，贊育醫院歷任及現任護士致送她的一幀遺像掛在醫院的護士飯堂，在曹善允和許多香港政要的見證下，於 1929 年 12 月由金文泰夫人揭幕。[45]

西比醫生為華人婦女引進西醫，她亦培育了一代又一代的助產士，並讓贊育醫院成為培訓醫學生及婦產科專家的中心。托定咸教授曾經說過，「西比醫生有把事情做好的驕人天賦，這種品

42 Tsang, "Out of the Dark: Women's Medicine and Women's Disease in Colonial Hong Kong", 96–97.

43 Gordon King, "The History of the Tsan Yuk Hospital,1922–1955" *Bulletin of the Hong Kong Chinese Medical Association*, 8 (1956):31-39.

44 Medical and Sanitary Reports for the Year1932, HKAR1932, M69–70.

45 "The Late Dr. Mrs. Hickling" *South China Morning Post*, December 1,1929.

質在這個殖民地尤為罕見。」王國棟教授認為，贊育醫院能有今天是她的功勞：「我常常認為，贊育醫院的存在，才是她真正的紀念。」本着真正的傳教士精神，她的墓碑只刻上簡單的銘文：[46]

懷念愛麗絲。克靈

生於 1876 年 11 月 18 日

卒於 1928 年 9 月 22 日

耶穌說：

「我們渡到那邊去罷。」

46 Gordon King, "The History of Tsan Yuk Hospital,1922–1955" *Bulletin of the Hong Kong Chinese Medical Association*, 8 (1956):31-39.

1903-1993

何綺華

Ho Tung, Eva

MBBS, LM, DTMH, DGO, MRCPI

何綺華（又名何嫻姿）生於 1903 年 7 月，是何東爵士與張靜蓉的第四名女兒。何東爵士是非常成功的商人和慈善家，也是第一位被允許住在山頂的華人。[47] 雖然一家人住在山頂，但何綺華不能在那裏的英童學校上學。她先在家裏接受教育，1914 年才入讀九龍拔萃女書院（DGS）。她是非常優秀的學生，入學兩年後獲得盧吉爵士獎學金。她和妹妹艾齡都在 1918 年通過了本地高級考試（港大入學考試），但如前所述，她們必須等到 1921/1922 學年才獲准入讀港大。[48]

何綺華於 1922 年春季學期入讀香港大學醫學院。雖然她比賴寶川晚一個學期入學（見下文），但她卻是香港大學第一位女醫科畢業生。她是個用功的學生，在三年級解剖學和生理學考試的表現出色，與另一位同學分享了吳理卿和陳啟明獎學金。[49] 她也是唯一的學生可以在醫學院的畢業考試中，一次通過所有科目。1926 年 12 月，畢業考試第 1 部分（外科、婦產科）的及格率僅為 45.5%，第 2 部分（內科學和病理學）的及格率更低(28.6%)。[50] 港大首位女醫科畢業生當然會引起新聞媒體的關注。[51]

47 何東爵士是歐亞混血兒，但他自視為華人。

48 Irene Cheng, *Intercultural reminiscences*. (David C. Lam Institute for East-West Studies, Hong Kong Baptist University,1997), 74–84.

49 Student Card of Eva Ho Tung, University Archives, University of Hong Kong.

50 "Notes and Comments" *Caduceus* 6(1) (1927): 83.

51 "Varsity Degrees" *South China Morning Post,* 12 January1927, 8.

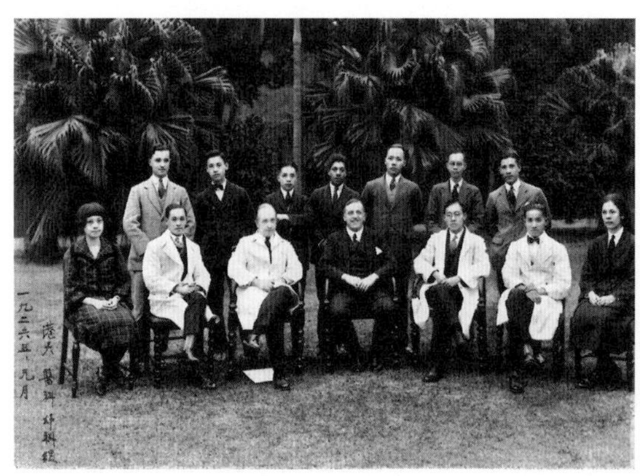

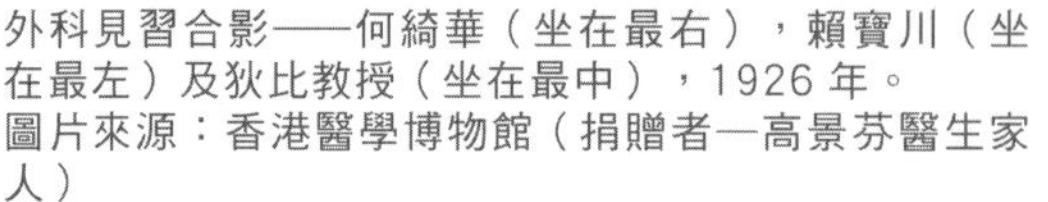

外科見習合影——何綺華（坐在最右），賴寶川（坐在最左）及狄比教授（坐在最中），1926 年。
圖片來源：香港醫學博物館（捐贈者—高景芬醫生家人）

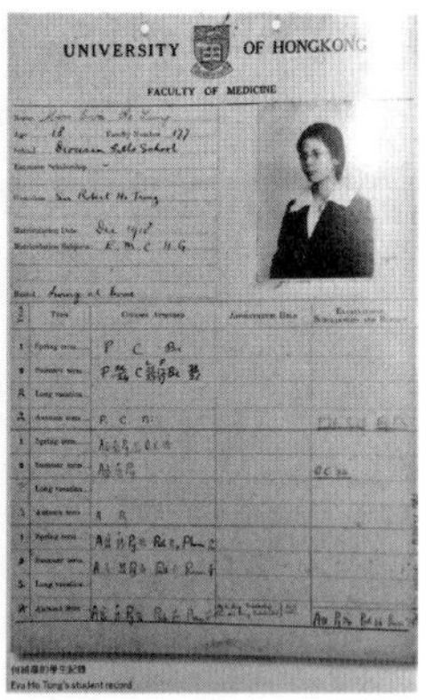

UNIVERSITY OF HONGKONG
FACULTY OF MEDICINE

何綺華在香港大學的學生紀錄
圖片來源：香港大學檔案館

二戰前，醫科畢業生無需實習便可以註冊行醫。大多數畢業生直接就業或私人執業，只有少數有志於學術的人才會加入大學擔任內科或外科住院醫生。何綺華選擇了去英國深造，和她一起出國的是她的妹妹艾齡和 1925 年畢業的楊國璋醫生（見第八章）。在倫敦，何綺華和楊國璋於 1928 年獲得熱帶醫學和衛生學文憑。[52] 然後，她前往都柏林，在羅頓達醫院繼續接受婦產科培訓，並獲得婦產科文憑（DGO）。[53]《啟思》的編輯自豪地報告説，她是第一個獲得愛爾蘭皇家內科醫學院院士資格的華人，[54] 她之後前往維也納再進修產科，然後返回倫敦；不清楚她何時返港，但有資料顯示她於 1935 年加入港大的婦產科。[55]

1936 年，尼克遜教授創立香港優生學會，何綺華受邀加入學會的執行委員會和醫學小組委員會。[56] 1937 年 4 月，何晉升為教授的第一助理。[57] 1938 年 10 月廣州淪陷，為了抗日救國，

52 "Notes and Comments" *Caduceus* 7(2) (1928): 101.

53 "Notes and Comments" *Caduceus* 7(3) (1928): 184.

54 "Notes and Comments" *Caduceus* 8(1) (1929): 69.

55 1935 年 5 月托定咸教授歡送會的一張照片，何綺華也出現在相中。*45th Anniversary Brochure, Obstetrical and Gynaecological Society* (1961 - 2006), 64.

56 《工商日報》，1937 年 4 月 28 日。

57 "Clinical Report of the Department of Obstetrics and Gynecology of the University of Hong Kong1937 and1938" *Caduceus* 18(2) (1939): 144.

她辭去當時在香港大學的工作，並加入孫中山遺孀宋慶齡夫人發起的保衛中國同盟，在香港為同盟盡心盡力。[58] 然而，她希望參與醫療相關的行動；那年稍後，她前往貴陽，加入了中國紅十字會救護總隊，在前北京協和醫學院生理學教授林可勝領導下工作，[59] 她帶領一支醫療隊負責醫療救治和防疫工作。[60] 1941 年 12 月，她回香港為父親慶祝六十大壽。慶祝活動後，日本軍攻陷香港，她無法返回中國。在香港短暫停留期間，她在王國棟教授負責的大學臨時醫院當義務醫生。[61] 她設法逃回中國後方，繼續為國家共赴時艱，直到戰爭結束。在戰區救治傷員，度過了四年多時間，就算是男子漢，也是很漫長的磨練，更不用說女士了。

她戰後返港，在中環開設婦產科診所，[62] 並在養和醫院為病人施手術。她的診所非常成功。1960 年，因工作太忙，連累了健康。她關閉了診所，並搬到紐約。從事醫學統計工作一段時間後，她退休了。[63] 她於 1993 年在紐約去世，享年 90 歲。

她的家人和朋友都會記得她是一位傑出的學生、勇敢的愛國者和非常成功的產科醫生。

58 Israel Epstein, *Woman in World History: Life and Times of Soong Ching Ling (Mme. Sun Yat-sen)*. (Beijing, China: New World Press, distributed by China International Book Trading Co.,1995), 365.

59 Lindsay Ride, "The Test of War" *In Dispersal and Renewal: Hong Kong University During the War Years, eds* Clifford Matthews, Oswald Cheung, (Hong Kong: Hong Kong University Press,1998), 12.

60 "Anti-epidemic War. Dr. Eva Ho Tung Among Chungking Workers, Kweiyang Red Cross" *South China Morning Post* , 30 May1939, 14.

61 Jean Gittins, *Stanley: Behind the Barbed Wire*, (Hong Kong: Hong Kong University Press,1982), 25.

62 《工商日報》，1946 年 3 月 12 日。

63 Cheng, *Intercultural Reminiscences*, 440.

1903-?

賴寶川

Lai Po Chuen, Pauline

OBE, MBBS

與何綺華不同，賴寶川成長在一個普通的家庭，她的父親是工務局的倉務員，全家住在灣仔的政府宿舍。[64] 她就讀於意大利修院學校（今天的嘉諾撒聖心書院），1921 年通過大學入學試後，[65] 她於當年秋季入學，時年 18 歲，是香港大學第一位女醫學生。[66]

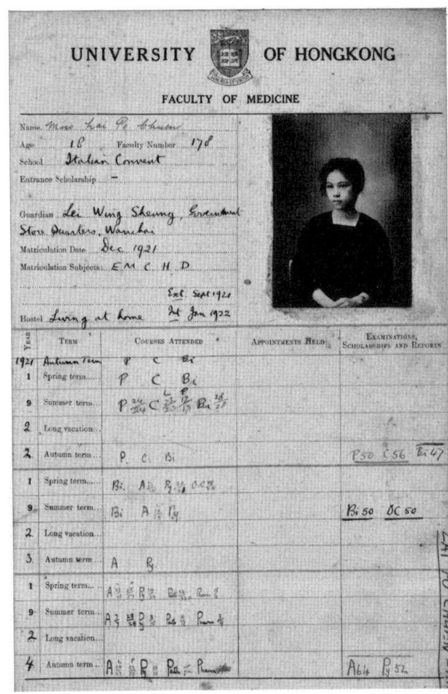

UNIVERSITY OF HONGKONG

FACULTY OF MEDICINE

Name Miss Lai Po Chuen

Age 18 Faculty Number 178

School Italian Convent

Entrance Scholarship —

Guardian Lei Wing Sheung, Government Store Quarters, Wanchai

Matriculation Date Dec 1921

Matriculation Subjects: E M C H D

Ent. Sept 1921

Hostel Living at home 1st Jan 1922

Year	Term	Courses Attended	Appointments Held	Examinations, Scholarships and Reports
1921	Autumn Term	P C Bi		
1	Spring term	P C Bi		
9	Summer term	P C Bi		
2	Long vacation			
2	Autumn term	P C Bi		P50 C56 Bi47
1	Spring term	Bi A Py OC		
9	Summer term	Bi A Py		Bi 50 OC 50
2	Long vacation			
3	Autumn term	A Py		
1	Spring term	A Py		
9	Summer term	A Py Path Pharm		
2	Long vacation			
4	Autumn term	A Py Path Pharm		A64 Py52

LAI PO CHUEN

賴寶川在香港大學的學生紀錄
圖片來源：香港大學檔案館

64 Hong Kong Blue Book1921.

65 "Italian Convent School: Yesterday's Prize Distribution," *South China Morning Post*, 26 January1922, 12.

66 Student Card of Lai Po Chuen. University Archives, University of Hong Kong.

賴寶川的成績不如何綺華，有一些科目要補考。1927 年夏天，由於某種原因（也許是生病），她沒有參加畢業考試的第 2 部分，要延至當年 12 月才成功通過畢業考試。[67]

賴寶川於 1928 年 6 月 1 日加入政府，擔任醫務署的華人醫官。她的第一個職位是西比醫生的助理，西比是負責華人醫院和華人公立醫局的助理醫官。[68] 賴寶川曾在贊育醫院工作及接受產科培訓，因為贊育屬華人公立醫局的系統。[69] 那時，不同性別和種族的醫生的工資存在差異。1928 年，她的年薪為 1,800 元。[70] 楊國璋醫生的年薪是 3,420 元，他 1925 年畢業後出國留學，1928 年 12 月以外籍僱員的條件入職，成為華人衛生官。然而，在 1929 年，賴寶川的薪水被調整到與楊看齊，儘管楊比她大兩歲，並且有更高的資歷，這是頗為不尋常的。戰後，工資的性別差異又回來了。同年入職的英籍 Agnes Dovey 醫生是巡視華人醫院和公立醫局的助理醫官，她的年薪是 6,000 元，比華人高得多。[71] 賴寶川作為女醫生被派往贊育醫院，該醫院也是港大婦產科的教學醫院。根據在贊育醫院的臨床工作，她於 1928 年與同事合著了一篇論文，有關使用乙醚灌腸作為麻醉劑，用於分娩和婦科手術。[72] 她在贊育醫院工作至 1933 年。[73]

---

67 Ibid.

68 "Notes and Comments," *Caduceus* 7(3) (1928 Aug): 186.

69 Moira Chan-Yeung, "Dr Alice Hickling (1876–1928): the Doctor Who Changed the Paradigm of Maternal Care in Hong Kong," *Hong Kong Med J* 27(5) (2021), 389.

70 Hong Kong Blue Book 1928.

71 Hong Kong Blue Book 1929.

72 S K Lam, PC Lai, "Colonic Ether in Obstetrics and Gynecology", *Caduceus* 7(4) (1928 Nov): 238–43.

73 Hong Kong Government Gazette, May1933 No. 317.

1939 年，賴寶川被任命為助產士局秘書及助產士主管，同時擔任學校衛生官和監督。[74] 助產士局是根據 1910 年助產士條例設立的，負責監督助產士的培訓、考試、註冊和執業。[75] 助產士主管負責監督在公立醫局工作的政府助產士，這包括檢查她們的工作包、記錄、宿舍，以及調查產褥期併發症和嬰兒死亡病例。[76] 賴寶川在贊育醫院的產科培訓足夠讓她勝任這些工作。二戰前，學校衛生項目分為兩部分：學童體檢和學校環境檢查，包括照明、通風、空間、衛生等。[77] 賴寶川負責學童的體檢。

除了在醫務署工作，賴寶川還積極參與志願組織。防癆會成立於 1940 年，旨在抗擊當時非常流行的肺結核，會長是司徒永覺醫生，理事會主席是羅文錦先生，而賴寶川是理事會的成員。[78] 早在 1930 年，她已是聖約翰救傷隊的活躍成員，並為該會的華人護士小隊負責講授家庭護病學。[79] 香港保衛戰期間，她在白加道維多利亞婦幼醫院的急救站出勤。醫院被日軍炸彈炸中，聖約翰救傷隊的戰時活動報告，對她的勇敢讚譽有加。[80] 作為小隊女醫官，她於 1946 年被授予聖約翰救傷隊的員佐勳銜。[81]

1941 年聖誕日香港投降後，賴寶川留下來協助戰前醫務總

---

74 Hong Kong Government Gazette, June 231939 No. 501–3.

75 Midwife Ordinance1910, September1910. Historical Laws of Hong Kong Online.

76 Report of the Medical Department for the year1937. HHAR1937, M41.

77 School Hygiene Report. Medical reports for the Year1931. HKAR1931, M46. Medical and Sanitary Report for the year1929, HKAR1929, M37.

78 "Anti-TB Association: Standing Commission to be created soon by Governor," *South China Morning Post*, 26 April1941, 8.

79 Ambulance Work in Hong Kong: Mr. E. Ralphs Guest of Honor at Dinner," *South China Morning Post*, 28 March1930, 13.

80 "Ambulance Work: Vital Part Played in Colony's Defence. Report on Activities," *South China Morning Post & the Hongkong Telegraph*, 16 October1945, 3.

81 "St. John Ambulance: List of Awards for Work During Hostilities. Question of Payments" *South China Morning Post*, 6 November1946, 4.

監司徒永覺醫生組織的人道援助工作，這包括照顧被拘留者或戰死軍人的家屬，並向營內送上必要的藥品和食品，[82] 以及法國醫院兩個肺結核病房的工作。[83] 在司徒永覺醫生被監禁期間，她冒着相當大的風險，繼續秘密進行人道援助工作；為表揚她在戰時的貢獻，她於 1946 年獲授予 OBE 勳銜。[84]

戰後，賴寶川於 1945 年 9 月復任政府醫官，負責灣仔健康院。[85] 位於駱克道的灣仔嬰兒福利中心成立於 1932 年，[86] 是五個政府嬰兒福利中心或「嬰兒診所」中的第一個。這些診所的設立旨在降低高嬰兒死亡率。灣仔「嬰兒診所」廣受歡迎，很快就人滿為患，政府因而興建另外兩間嬰兒診所：1934 年在粉嶺何東夫人醫局的嬰兒福利中心，以及 1935 年的灣仔貝夫人健康院，該院的建築物由華人社區捐贈。[87] 另外兩家戰前嬰兒診所也分別在九龍和西營盤啟用。[88]

1946 年，賴寶川主責嬰兒福利中心和學校健康計劃。[89] 同年，嬰兒福利中心更名為母嬰健康院以反映實況，因為中心的服務還包含產前檢查、新生兒和婦科，並教導母親如何照顧兩歲以

82 Report compiled by direction of His Excellency Mr F. C. Gimson, CMG, of duties performed by Dr. P. S. Selwyn-Clarke, Director of Medical Services, and non-interned staff and volunteer helpers, during the occupation of Hong Kong by the Japanese forces, CO129/592/1, 25.

83 "Anti-TB Association: Governor Elected Patron at Annual Meeting. Appeal for Support" *South China Morning Post*, 28 September1946, 7.

84 "Medical Birthday Honors" *Brit Med J* (22 June1946), 961.

85 The Hong Kong Civil Service List for1949, Government Printers.

86 "New Baby Clinic at Wan Chai" *South China Morning Post*, 23 March1932.

87 "Great Step Forward. Opening of the Violet Peel Health Center" *Hong Kong Daily Press*, 14 May1935.

88 Medical and Sanitary Report for the Year1935, HKAR1935, M68.

89 The Hong Kong Civil Service List for1949, Government Printers.

下的嬰幼兒。[90] 1947 年，她晉升為女醫官，這職位以前只為洋人而設，當時已開放給本地華人。[91] 兩年後，賴寶川離開政府，開始私人執業。

目前尚不清楚賴寶川何時從私人診所退休。有資料顯示，1969 年那時，她的診所位於彌敦道 796 號。[92] 她的妹妹賴寶勤於 1936 年獲英國庚子賠款獎學金入讀牛津大學，並於 1998 年返港照顧她，[93] 賴寶川不久便去世。

賴寶川於 1949 年離開公務員隊伍時，政府醫務署還有另外三名女醫官和一名助理女醫官。女醫生的起薪點為每月 860 元，低於男醫生的起薪點（1,060 元）。女醫生在事業發展方面也處於劣勢，她們通常被分配到婦幼和學校健康服務——晉升前景有限的職位。賴寶川和楊國璋同年加入政府工作。11 年後的 1939 年，楊已晉升為高級醫官。1947 年，楊再次晉升為衞生服務副署長，[94] 1952 年，他成為第一位華人醫務衞生署署長。直到 1947 年，賴寶川在政府服務約 20 年後，如前所述，才成為學校和兒童健康服務的醫官。

與 19 世紀英國和美國的女醫生先驅不同，香港的男醫生似乎頗能接受女同事。何綺華醫生在大學任職時，晉升至教授的第一助理。但是，在戰前的香港，教授職位基本上只留給洋人。二戰後，人們的態度發生了變化。儘管遭到一些反對，秦惠珍醫生

90 Family Health Service, Department of Health, 80th Anniversary Family Health Service 2012 (Hong Kong: The Government of Hong Kong SAR, 2012), 13.

91 "Local Staff: More Chinese Civil Servants Promoted Government's New Policy Operates" *South China Morning Post*, 5 February1947, 1.

92 *The Bulletin of Hong Kong Chinese Medical Association*, 21 (1969): 146.

93 何文匯，《談學習，憶名師》，商務印書館，2017 年，123。

94 The Hong Kong Civil Service List for1949, Government Printers.

最終於 1957 年成為港大醫學院婦產科教授，[95] 但薪酬方面的種族和性別歧視問題直到 20 世紀 70 年代才得到解決。

到了 21 世紀，醫學院錄取的女生越來越多，現在的女醫生，甚至在以前是男醫生天下的專科工作，例如外科範疇的骨科、腦外科或心臟外科等。毫無疑問，在西方世界，女醫生已進入主流。

95 "High Post for HK Graduate: University Appoints Woman Professor" *South China Sunday Post-Herald*, 17 February1957, 1.

1842

1941

第二部分

Percy Selwyn Selwyn-Clarke

Lindsay Tasman Ride

Gordon King

1945

2015

【二次世界大戰期間】

1941 to 1945

1941

第七章

戰時英雄：在困境中做出艱難的選擇

1945

日軍在深圳邊境停止南進兩年後，終於在 1941 年 12 月 8 日進攻香港。經過 17 天的激戰，香港投降，淪為日軍的佔領地，直到 1945 年 8 月戰爭結束。抗日戰爭和日本佔領破壞了香港的醫療衞生基礎設施。但在更早前，香港已受到戰爭的影響。日本在 1931 年侵佔滿洲，然後吞併中國北部的更多土地，導致內地難民湧入。1937 年中國對日宣戰後，香港人口增長尤為迅速。隨着日軍南下佔領沿海地區，約有 74 萬難民湧入香港。1931 年，香港人口約 85 萬，1941 年上升至約 182 萬。大量難民湧入使本已擠逼的住房不堪重負，導致更加擠逼和不衞生的生活環境。居住條件的惡化，加劇了結核病和其他呼吸道感染症的傳播。此外，難民也帶來霍亂和天花，構成疫症流行的重大風險。

20 世紀 30 年代後期，香港的醫療衞生服務相對發達。由政府和慈善組織營運的醫院和診所，傳統上更多地集中在港島，因為它早在 1842 年已成為殖民地，而九龍和新界則分別在 1860 年和 1898 年才被納入。踏入 20 世紀，九龍人口迅速增加，1921 年達到 12 萬人。1925 年，九龍醫院啟用，以照顧九龍和新界不斷增加的人口。1930 年代，移民和難民的湧入進一步增加了九龍的人口，至 1940 年達到 40 萬人的驚人水平。雖然最先進的瑪麗醫院於 1937 年落成啟用，但面對從 1938 至 41 年顯著的人口增長，也是無補於事。整個醫療系統都快要崩潰了。

香港投降後，參戰人員都成了戰俘。日本人驚覺香港有這麼多外籍平民，起初不知如何處置他們。1942 年 1 月上旬，日本人將能找到的大約 1,000 名敵國平民集中在美利操場，即現在的長江中心。隨後，這些平民被帶到位於德輔道中海濱的幾家舊酒店。他們在骯髒的環境生活了 15 天，多至 10 人一個房間，直到日本當局決定，將他們全部關進赤柱拘留營。[1]

然而，也有例外。

三位英藉醫生各憑自己的良心行事，選擇了其他道路：1. 英國殖民地政府醫務總監司徒永覺醫生覺得自己留在營外更有用，他獲得輔政司詹遜（F. C. Gimson）的許可，與日本人合作，維護香港的公共衛生，並確保被拘留的平民和戰俘，獲得稀缺的食物和藥品供應，直到他被日本人懷疑是間諜，而遭逮捕為止。[2] 2. 賴廉士醫生不同意司徒永覺的觀點。1942 年 1 月，他和其他三人乘坐舢板，從深水埗戰俘營逃到內地，並鼓勵其他人也這樣做。[3] 3. 王國棟醫生留在外面，照顧大學校園臨時醫院的病人。在被送進赤柱拘留營之前，他偷偷逃離，去了中國的大後方。[4]

他們三人，以各自的方式為抗戰和香港市民做出貢獻；他們可算是我們的「戰時英雄」，本章將講述他們的故事。

---

1 G. C. Emerson, Hong Kong Internment1942–1945. *Life in Japanese Civilian Camp at Stanley* (Hong Kong: Hong Kong University Press, 2008), 36.

2 Report Compiled by Direction of His Excellency Mr. F.C. Gimson, CMG, of Duties Performed by Dr. P. S. Selwyn-Clarke, Director of Medical Services, and Non-interned Staff and Volunteer Helpers, During the Occupation of Hong Kong by the Japanese Forces, CO129/592/1, 20.

3 Edwin Ride, *BAAG: Hong Kong Resistance,1942–1945* (Hong Kong: Oxford University Press,1981), 165.

4 "Escape from Hong Kong: Lieut.-Col Gordon King Tells Exciting Tale of Journey into China" *South China Morning Post & the Hongkong Telegraph* 27 February1946, 5.

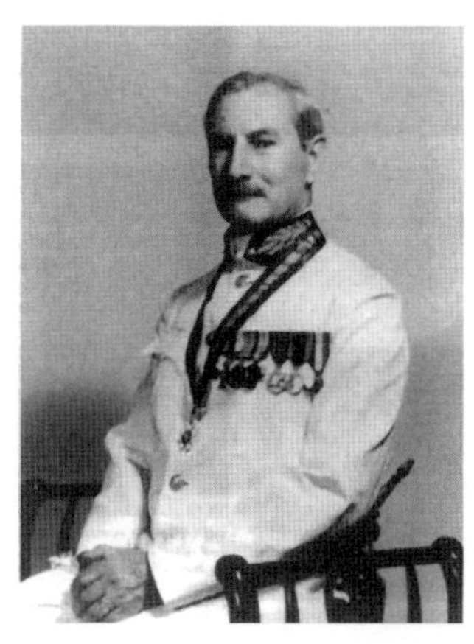

1897-1976

司徒永覺

Percy Selwyn Selwyn-Clarke

KBE, CMG, MC, C St J, MD, BS, FRCP, MRCS, DPH, DTM&H, Bar-at-Law

圖片來源：https://kreolmagazine.com/culture/history-and-culture/sir-selwyn-selwyn-clarke/#.XdzOhtVS82w

司徒永覺爵士 1897 年出生於倫敦，原名 Percy Selbourne Clarke。他於 1916 年畢業於聖巴塞洛繆醫院醫學院（St. Bartholomew Hospital Medical School），並在第一次世界大戰期間參軍，成為軍醫。由於他所屬的部隊名為克拉克（Clarke）的人太多，他通過改名契將名字改為 Selwyn Selwyn-Clarke。第一次世界大戰後，他加入殖民地醫療部，並於 1919 年 10 月被派往西非的黃金海岸，開始了他的公共衛生事業生涯。他於 1923 年休假，返回倫敦學習法律，並於 1929 年 1 月 28 日獲得律師資格，但他從未從事過法律工作。回到黃金海岸後，他於 1924 年晉升為高級衛生官，並於 1929 年再升為助理衛生署長。1930 至 1932 年間，他被借調到馬來亞擔任首席衛生官。隨後，他返回黃金海岸擔任助理醫務署長，及英國紅十字會黃金海岸中央委員會分會（Gold Coast Central Council Branch of the British Red Cross Society）主任。1935 年，他與希爾達（Hilda Alice Browning）結婚，次年前往尼日利亞赴任。1936 年 9 月回到英國，迎接他們的獨生女兒瑪麗的出生。[5]

司徒永覺醫生於 1938 年 3 月抵達香港，就任醫務總監。他面臨許多挑戰，尤其是難民問題，導致香港人口急劇增加。[6]

5 Holdsworth and Munn, *Dictionary of Hong Kong Biography*, 387.

6 Saw Swee-Hock, Chiu Wing Kin, "Population Growth and Redistribution in Hong Kong, 1841–1975" *Southeast Asian Journal of Social Science*, Vol. 4, No. 1 (1975), 126.

1938 年 10 月 13 日，總督羅富國爵士（Geoffry Northcote）在立法局的講話中，強調香港正面臨四個主要問題：營養不良、擠逼不衛生的住房、嬰兒福利服務不足，以及天花和霍亂等傳染病的威脅。當然，這些問題是相關的，需要加以解決才可以預防主要的流行傳染病。此外，他還責成醫務署檢討和改進醫院系統。[7]

司徒永覺主持了官立醫院和臨床設施重組和改進技術委員會。當時，香港的醫療設施已經被這突如其來的人潮淹沒。他在東華醫院觀察到：「……病人在醫院病房的地板和陽台上接受護理，並且有超過三分之一的病人要與其他病人共用床位，這是司空見慣的景象。」[8] 儘管委員會只須調查官立醫院的使用情況，但它實際上審查了整個醫療保健基礎設施，包括政府和非政府機構的醫院、診所和化驗室。委員會的建議雄心勃勃：在財政資源允許的情況下，建造更多的醫院、綜合診所和化驗室，來滿足九龍大量人口的需求。委員會所建議的新醫院和其他改進措施，直到二戰後幾十年才實現。

與此同時，司徒永覺還要解決當時肆虐香港的肺結核和腳氣病。1940 年，香港防癆會創會，他是會長，該協會是抗擊肺結核的重要志願組織。協會舉辦反吐痰等公眾教育活動，並籌集資金，營運結核病診所和建造療養院。[9] 立法局資深華人議員羅文錦先生評論說：「任何真正或實質性的進展，正是由於他（司徒永

7 Sir Geoffry Northcote, Governor, Hong Kong Hansard, 13 October1938, 119–23.

8 P.S. Selwyn-Clark, Report of the Technical Committee for the Reorganization and Improvement of Existing Official Hospital and Clinical Facilities of the Colony of Hong Kong,1938–1939, 10.

9 "Anti-TB Association: Standing Commission to be Created Soon by Governor" *South China Morning Post*, 26 April,1941, 8.

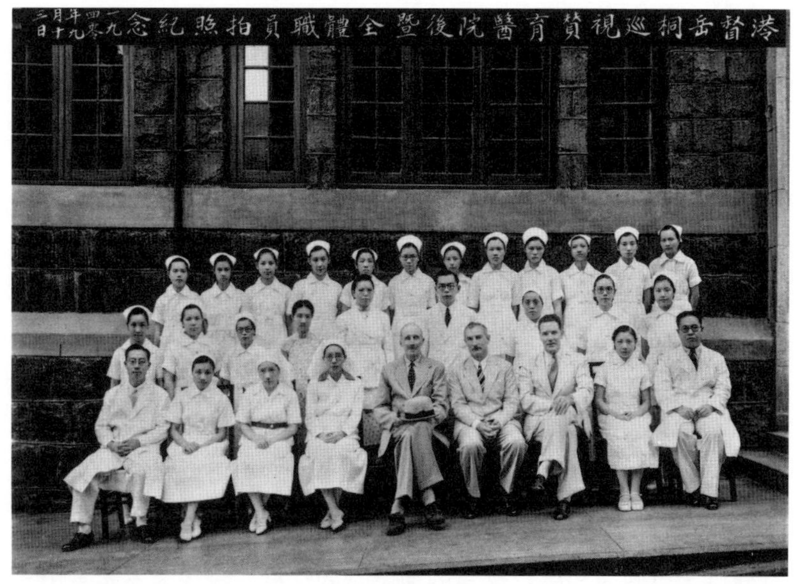
港督岳桐巡視贊育醫院暨全體職員拍照紀念
一九四零年九月十二日

司徒永覺醫生（前坐，左 6），王國棟醫生（前坐，左 7），代理港督岳桐（前坐，中間）和醫院員工在舊贊育醫院前，1940 年。
圖片來源：香港醫學博物館（捐贈者—王國棟教授）

覺）的……熱情、熱心、不屈不撓的堅持和堅決的精神……才能取得。」[10] 眾所周知，營養不良除了導致營養缺乏症，還會增加肺結核的患病率。司徒永覺試圖降低食品價格，讓窮人能夠負擔得起更好的營養。例如，他創建公平糴米基金特委會來控制米價，並促進食用「紅米」以預防腳氣病。[11] 在公共教育的資訊和電影中，他強調大豆是有益蛋白質的良好而廉價的來源。[12]

廣州淪陷後，日軍繼續南下。由於日本沒有與英國交戰，日軍在深圳的邊境停了下來。英國政府為防備日軍入侵，命令港府自行組織防禦，目標是在圍城之下仍能堅持 130 天。於是，司徒永覺除了維持日常的醫療運作外，還要把現有的醫院改造成傷員後送醫院。他還在學校等地方建立臨時醫院和大約 20 個急

10 "Spitting in Public: Control Law Passed by Legislative Council" *South China Morning Post*, 26 April1940, 10.

11 Percy Selwyn Selwyn-Clarke, *Footprints, the Memoirs of Selwyn Selwyn-Clarke* (United Kingdom: Sino-American Publishing Company,1975), 61.

12 "Value of Soya Bean: Stressed by Director of Medical Services" *South China Morning Post*, 23 May1941, 7.

救站。[13] 同時，他準備了藥品和醫療用品，足夠應付 130 天的圍城。雖然不了解大豆價值的華人同事提出抗議，他仍將大豆納入食品倉庫。[14] 1940 年 7 月，政府認為戰爭迫在眉睫，下令將英籍婦女和兒童撤離香港。

1941 年 12 月 8 日，一直令人恐懼的惡夢成真，日本入侵香港，與轟炸珍珠港同時開始。英軍和香港義勇軍激烈抵抗長達 17 天，香港政府終於在聖誕日投降。在整個戰鬥中，司徒永覺在醫院、急救站和傷亡慘重的地區之間穿梭。投降後不久，由於許多地區的水管和發電站被擊中及摧毀，因此沒有水或電；無人收集的垃圾和人類糞便堆積，對公眾健康造成了嚴重威脅。[15] 司徒永覺做了一件不尋常的事。為了減輕人們的苦難，他向日本軍政府提議讓他留下來，繼續指揮手下人員，維持預防流行病的基本服務。由於擔心傳染病會爆發，日本當局勉強同意，並任命他為「顧問」。為免被指為通敵，司徒永覺徵得已經被拘留的輔政司詹遜的同意，允許他留在營外 [16]。

司徒永覺與日本當局談判，以維持醫院開放。即使日本人逐漸接手監管，他仍幫助確保這些醫院的食品和藥品供應。他還在法國醫院開設兩個肺結核病房。1942 年秋天，他説服日本人重

---

13 "Under the Japanese: Hong Kong's Director of Medical Services Tells History that Exciting December..." *South China Morning Post & the Hongkong Telegraph*, 7 February1946, 9.

14 Selwyn-Clarke, *Footprints, the Memoirs of Selwyn Selwyn-Clarke*, 62.

15 Ibid., 68.

16 Report Compiled by Direction of His Excellency Mr. F.C. Gimson, CMG, of Duties Performed by Dr. P. S. Selwyn-Clarke, Director of Medical Services, and Non-interned Staff and Volunteer Helpers, During the Occupation of Hong Kong by the Japanese Forces, CO129/592/#1, 20.

開許多公立醫局。[17] 與此同時，他繼續維持必要的公共衛生服務，帶領僅有的骨幹人員，負責收集和處理垃圾和糞便、埋葬死者，並確保供水清潔。

為了照顧在拘留營和戰俘營的人，以及他們在外面失去支柱的家屬，他成立了一個非正式的福利委員會以接受捐款，為被拘留的人送上額外的食物和醫療用品。深水埗戰俘營爆發白喉病時，他「走私」了一些抗毒素給營內醫生，挽救了幾條生命。[18] 他的人道援助工作及其網絡引起憲兵隊的注意；憲兵隊是日本帝國陸軍的憲兵部隊，也是秘密警察。1943 年 5 月，司徒永覺因涉嫌從事間諜活動而被捕，受到酷刑逼供。他的脊柱和左腿因而永久傷殘，之後走路要用手杖輔助。1944 年 12 月 8 日，他從赤柱監獄釋放到馬頭圍營，一直待到 1945 年 8 月日本投降。

司徒永覺被捕後，他建立的供應網絡由前華人女醫官賴寶川醫生等志願者繼續運作。[19] 他的支援工作幫助了許多人，拘留營內及外面的母親，特別感謝他為嬰兒和小孩送上牛奶和其他食物。[20] 他的智謀和善心贏得支持者尊稱為「硬漢聖人」。[21]

日軍投降後，司徒永覺立即離開馬頭圍營，召回所有舊部，

17 P.D. Angus. Report on the Work Undertaken by Dr. P. S. Selwyn-Clarke, Following the Occupation of Hong Kong by the Japanese in December1941, CO129/592/#1, 47–59.

18 Report Compiled by Direction of His Excellency Mr. F.C. Gimson, CMG, of Duties Performed by Dr. P. S. Selwyn-Clarke, Director of Medical Services, and Non-interned Staff and Volunteer Helpers, During the Occupation of Hong Kong by the Japanese Forces, CO129/592/#1, 25.

19 Ibid., 27.

20 N.C. Macleod. An Account by the Deputy Director of Health Services of the Organization of Health Services in Stanley Internment Camp. In Report on Medical and Health Conditions in Hong Kong for the Period, 1 January1942 to 31 August1945, His Majesty's Stationery Office,1946, 33.

21 M. Horder, "The Hard-Boiled Saint: Selwyn-Clarke in Hong Kong" *Brit Med J* 311 (1995): 492–95.

盡快恢復衛生服務，以防疫病蔓延。在他的領導下，英國人重新掌政後不久，醫務署就復常了。儘管他受盡日本憲兵隊的折磨，但他拒絕在戰爭罪行法庭擔任證人。[22] 他是真正的人道主義者，會用自己的金錢，為他監督下的每個日本戰俘購買一支牙刷。他 1947 年離開香港，出任塞舌爾總督。他是第一位醫官被殖民地部提升為總督。[23] 在東華三院的歡送會上，三院董事局主席表示：「多得他的英明領導，東華三院能發展成為一個組織完善、奠基於科學、設備先進的機構。」[24] 1952 年，廣華醫院新護士宿舍落成啟用，以他的名字命名，以紀念他在醫務總監任內對東華醫務委員會的指導。[25]

擔任塞舌爾總督期間，他推行進步的改革，被較為保守的人士稱為「社會主義總督」。司徒永覺於 1951 年受封為爵士，返回英國後又擔任衛生部首席醫官，在任五年後退休。他之後繼續志願工作，活躍於醫療和其他組織。[26] 他於 1976 年去世，追悼會在聖約翰座堂舉行。[27]

司徒永覺爵士值得我們尊重和欽佩，因為他冒着被指為通敵者的風險，在 1941 年香港投降後，與日本人合作，維持必要的衛生和醫療服務，防止了嚴重的流行病。他又提供食物和藥物，給拘留者和戰俘及其營外的家屬，挽救了許多生命。他的無私行為也為他帶來監禁、酷刑和永久殘疾。

---

22 Selwyn-Clarke, *Footprints*, 107.

23 Ibid., 109.

24 "Dr Selwyn-Clarke: Tung Wah Hospitals' Officials Say Farewell. Good Deeds Recalled" *South China Morning Post*, 26 April1947, 6.

25 "New Nurses' Quarters: Selwyn-Clarke Nurses' Home at Kwong Wah Hospital, Opening Ceremony" *South China Morning Post*, 5 January1952, 8.

26 Holdsworth and Munn, *Dictionary of Hong Kong Biography*, 388–89.

27 "Memorial Service" *South China Morning Post*, 24 March1976, 5.

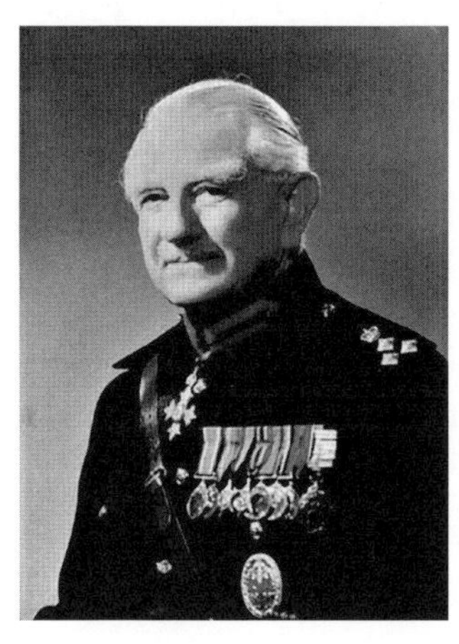

1898-1977

賴廉士

Lindsay Tasman Ride

CBE Mil, ED, MD, MRCS, LRCP,
Hon LLD Toronto, Melbourne, London, HK

賴廉士教授，
醫學院院長（1930-32 年，1935-39 年），
香港大學校長（1949-64 年）。
圖片來源：Elizabeth Ride Archive

賴廉士教授 1898 年出生於澳洲一個長老會家庭，父親是傳教士。他獲得墨爾本蘇格蘭學院（Scotch College）的獎學金，在學期間，開始展現了體育天賦。一戰期間，他於 1917 年加入澳洲帝國陸軍，並於 1918 年初在西線作戰。兩次負傷後，他於 1919 年退伍。戰後，他開始在墨爾本大學學醫。他於 1922 年當選為羅德學人，隨後往英國牛津大學的新學院（New College）繼續學業。他於 1924 年獲得生理學學士學位，並於 1927 年獲得碩士和醫學士學位。在牛津大學，他在各種運動，如賽艇、板球和欖球都有出色表現。在蓋伊醫院（Guy's Hospital）完成臨床培訓後，賴廉士取得英國的皇家外科醫學院院員（MRCS）和皇家內科醫學院證書（LRCP）。[28] 他師從後來獲得諾貝爾生理學獎的謝林頓爵士（Charles Sherrington），開始進入醫學研究的領域。[29]

賴廉士於 1928 年接任為香港大學生理學教授，時年 30 歲。他接替的安爾教授（H. G. Earle）離開港大，加入了上海新成立的雷士德醫學研究院。賴廉士主力研究遺傳學。1930 年代

28 J. R. Poynter, Ride, Sir Lindsay Tasman (1898–1977), *Australian Dictionary of Biography*, National Center of Biography, Australian National University, Volume 16, Melbourne University Press, 2002.

29 "Sir Lindsay Ride's Death Ends Close Links with Hongkong for Almost 50 Years" *South China Morning Post*,19 October1977, 6.

初期，他獲得洛克菲勒基金會的資助，在婆羅洲進行遺傳學研究。1936 年，他以題為「人類遺傳學與臨床醫學的關係」的論文，獲牛津大學醫學博士學位。兩年後，他根據博士論文，在英國布里斯托爾（Bristol）出版了一本名為《遺傳學與臨床醫生》（Genetics and the Clinician）的教科書。在香港大學，他與臨床同事合作研究霍亂[30]和孕婦的腳氣病。[31]多年來，他一直擔任香港大學醫學會學術期刊《啟思》的編輯，並在該期刊和國際期刊上發表多篇論文。

他在 1930 至 32 年和 1935 至 39 年擔任院長一職，當時的醫學院被認為是中國一個小而重要的醫學研究中心。[32]他認為，港大醫學院要在中國和東亞地區保持競爭力，培訓研究生和設立公共衞生學系是很重要的。[33]然而，當時因大學再次陷入財政困境，就大學和醫學院的定位發生了爭論。1911 年，盧吉總督建立香港大學，作為一所面向香港和中國的大學；但在 1930 年代，隨着許多大學在中國成立，來自大陸的學生逐漸減少。然而，港大仍有許多來自東亞其他地區的學生，如海峽殖民地、馬來聯邦、泰國和印尼。可是，令大多數香港人在意的，是盧吉總督當初所期許，大學應有的更遠大目標，他們反對進一步補貼大學，理由是香港不需要這麼昂貴的機構。[34]賴廉士和盧吉總督一樣，一直主

30 Lindsay Ride, K.D. Ling, E.Q. Lim and S.F. Cheng. "Some Biochemical Aspects of Acute Cholera" *Caduceus* 17(4) (1938): 175–201.

31 Gordon King, L.T. Ride. "The Relation of Vitamin B1 Deficiency to the Pregnancy Anemias—A Study of 371 Cases of Beri-beri Complicating Pregnancy" *J Obstetrics Gynecology British Empire*, LII(2) (1945): 1–18.

32 Lindsay Ride, "Fifty Years of Medical Education in Hong Kong" *Caduceus*, 16(2) (1937): 61.

33 Ibid., 58.

34 Evans, *Constancy of Purpose*, 73–74.

張大學向中國和東亞其他地區敞開大門，讓這些國家接觸英國文化。因此，醫學院不應減少預算和收生，而應該擁抱更廣大的使命。[35] 同樣，他認為需要投入更多的資金鼓勵研究，使大學得以名副其實及更具競爭力。

賴廉士天生是個軍人，1931 年，他加入香港義勇軍，擔任首席醫官，從中尉開始，軍階迅速上升。1941 年的香港保衛戰，他是野戰救護隊指揮官，手下有多名醫學生。他指揮的救護隊將大約 75% 的重傷病員成功運送到醫院，因而受到讚揚。[36] 1941 年聖誕日香港投降，賴廉士被送往深水埗戰俘營。戰俘營的生活條件非常惡劣，在日本人手下，他也無事可為。與選擇留在營外維持公共衛生服務的司徒永覺不同，賴廉士呼籲被拘留者逃跑，繼續為戰事助力。1942 年 1 月 9 日，他和另外三人成功逃到中國大後方。1942 年 7 月，他偷偷給香港大學校長史樂詩和赤柱拘留營的人寫了一封信，信中寫道：「所有的醫生都應該逃出來，把營內的醫療工作留給日本人的助手，像我們的朋友司徒。」[37] 司徒顯然是指司徒永覺，賴廉士對他的作為頗不以為然。

到中國後，賴廉士獲得英國軍情九處的許可，創建了由他指揮的英軍服務團（British Army Aid Group, BAAG），其使命是協助解放香港。BAAG 的一項具體任務是協助盟軍人員（戰俘、被拘留平民和被迫降落的飛行員），逃脱或躲避日本人。據估計，至少有 800 名中國政治人物、非華裔軍人和平民，以

35 Lindsay Ride, "Medical Education in Hong Kong" *Caduceus*, 15(4) (1936): 159–71.

36 "Sir Lindsay Ride C.B.E., Ed., M.A., D.M" *British Medical Journal* 2 (6096) (1977): 1228.

37 Edwin Ride, BAAG: *Hong Kong Resistance*,1942–1945 (Hong Kong: Oxford University Press,1981), 165.

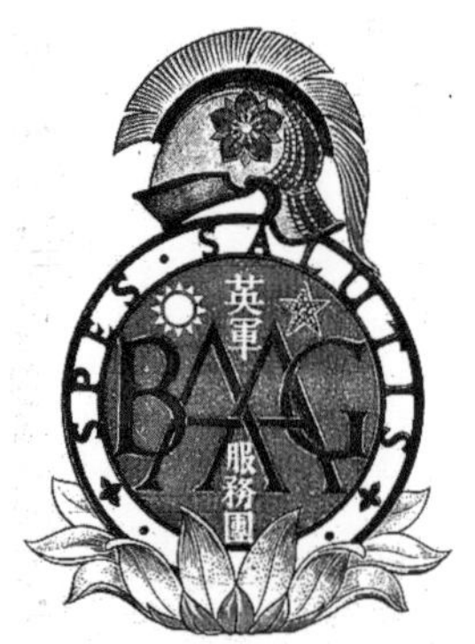

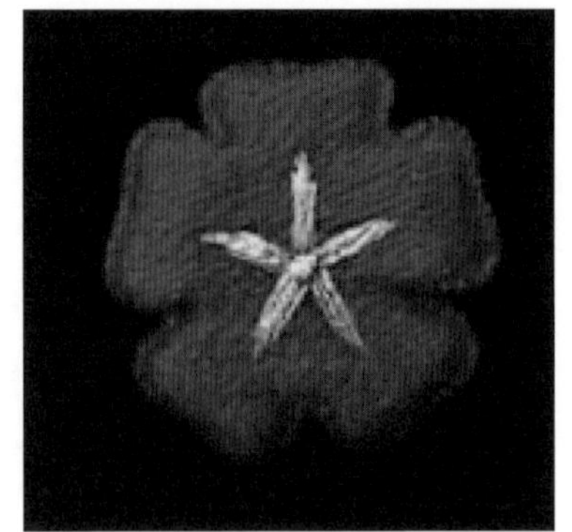

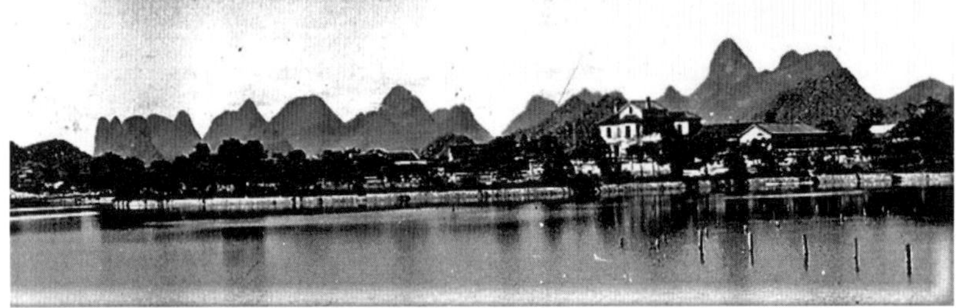

BAAG 徽章、BAAG 肩章和位於桂林西湖的 BAAG 總部。
圖片來源：Elizabeth Ride Archive at https://www.elizabethridearchive.com/

及約 100 名英國、美國空軍人員和印度士兵被護送到中國的大後方。[38] BAAG 通過走私急需的藥品和食物支援留在香港的人。BAAG 的第二個重要任務是收集軍事情報，以協助華南地區的抗戰。BAAG 得到由中國共產黨組織的東江縱隊，以及其他游擊隊的合作，維持開放的通路，讓其情報人員可以收集和傳送情報。儘管 BAAG 於 1945 年 12 月解散，[39] 賴廉士與軍方的聯繫在戰後仍繼續，他被任命為香港義勇軍司令。由於他在戰時的功勞，他於 1944 年獲授大英帝國司令勳章（CBE MIL），並於 1948 年獲得效率勳章（ED）。

戰後，賴廉士協助大學復原，且於 1949 年接替史樂詩，成

38 Chan Sui-jeung, *East River Column: Hong Kong Guerillas in the Second World War and After*, Royal Asiatic Society Hong Kong Studies Series (Hong Kong: Hong Kong University Press, 2009), 49.

39 Alan Birch, "Decisive Role in Survival of War-Ravaged Colony" *South China Morning Post*, 13 October1973, 2.

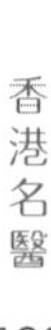

為港大校長。在他的任內（1949-64 年），大學發展壯大，學生人數增加了兩倍，並加建了 22 座新建築。1958 年，醫學院一座新的病理學大樓在瑪麗醫院旁邊落成啟用。1964 年，臨床前的部門，從校本部遷至沙宣道，搬進新建的李樹芬大樓。他的其他成就，包括增加了以下的新機構：建築學院、校外課程部、大學醫療保健處以及大學出版社。到他退休時，他已為港大的進一步擴大奠定了基礎。[40] 作為著名的教育家，香港大學、倫敦大學和多倫多大學都授予他名譽法學博士（LLD）學位。1962 年，他因卓越的公共服務而受封為爵士。

賴廉士教授於 1964 年退休後，留在香港發展其他興趣。作為歷史學家，他為早期來華傳教士的學術研究，其中包括馬禮遜（Robert Morrison）和理雅各（James Legge），做出了貢獻。賴廉士夫婦花了很多時間研究澳門新教墳場的歷史，還協助修復墓園。此外，他還是皇家亞洲學會香港分會的堅定支持者，曾擔任該會主席多年。學會設有賴廉士教授與夫人紀念基金（The Sir Lindsay and Lady Lindsay Memorial Fund），資助出版有關香港歷史、社會和文化的嚴肅著作，這些著作通常無利可圖，在商言商難以出版。[41] 賴廉士愛好音樂，曾任香港歌詠團團長及香港音樂會主席多年。他從高中起就是運動健將，曾代表香港參加欖球和板球比賽。大學以賴廉士的名字命名體育中心，作為對他的紀念是很合適的。他於 1977 年 10 月 17 日在香港逝世，遺下妻子和前妻所生的四個孩子。

40 Bernard Mellor, *The University of Hong Kong—An Informal History* (Hong Kong: Hong Kong University Press,1980), 143–44.

41 Royal Asiatic Society Hong Kong Website, accessed 15 February 2022, http://www.royalasiaticsociety.org.hk/sir.

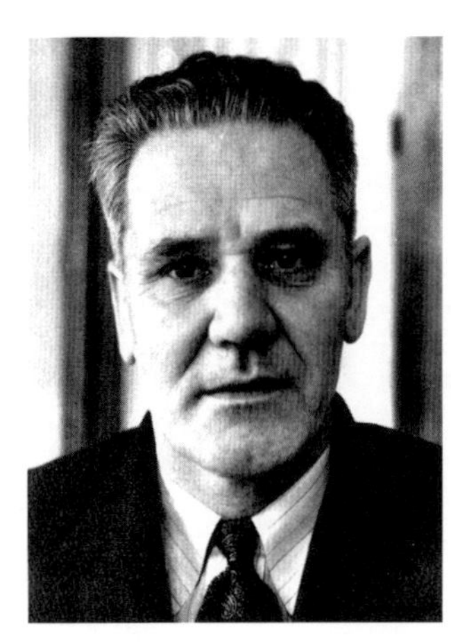

1900-1991

王國棟

Gordon King

OBE, MD(UWA), LLD(HKU), FRCS, FRCOG, FRACS

圖片來源：香港醫學博物館

王國棟教授出生於 1900 年，是浸信會牧師的兒子。1924 年畢業於倫敦醫院醫學院，1926 年成為皇家外科醫學院院士。1927 年作為浸信會醫務傳教士來華，在北京協和醫學院追隨馬士敦（John Preston Maxwell）教授，在當時人稱中國婦產科少林寺的部門工作。[42] 同年，與醫務傳教士同僚埃里森（Mary Ellison）結婚。1931 年任山東基督教齊魯大學教授，兼婦產科系主任。1937 年因日本侵華，離開齊魯大學避難。[43] 後面將會説明，他在中國的人脈在戰時起了巨大的作用。

1938 年，王國棟接替尼克遜教授，出任港大婦產科教授。1940 年，他還被任命為香港大學醫學院院長，並在戰爭爆發時，擔任在校本部的大學臨時醫院院長。[44] 香港淪陷後，王國棟在被遣送往赤柱拘留營前，在秦惠珍醫生介紹的嚮導幫助下，於 1942 年 2 月秘密逃往中國的大後方。他在戰後解釋説，做出這個決定主要有三個原因：1. 他在日本佔領下的齊魯大學的經歷；2. 他有能力幫助逃到中國的港大學生；3. 他在大學臨時醫院受到日本憲兵隊的人身侮辱。[45] 在內地長途跋涉後，他於 1942 年 4 月

42 W. C. W. Nixon. "J. Preston Maxwell, M.D., F.R.C.S., F.R.C.O.G" *British Medical Journal*, 2(5251) (1961): 590–91.

43 Holdsworth and Munn, "Dictionary of Hong Kong Biography" 226.

44 "Great Hall Scenes: University Used as A Trial Hospital. Patients Moved In" *South China Morning Post*, 15 August1940, 4.

45 "Escape from Hong Kong: Lieut.-Col Gordon King Tells Exciting Tale of Journey into China" *South China Morning Post & the Hongkong Telegraph*, 27 February1946, 5.

抵達重慶。在途中，他遇到很多面臨各種困難的港大學生，其中許多人是第一次來到中國。他決定留在中國，幫助這些淪為難民的港大學生。[46]

他手上有兩個主要任務：為學生在中國大學尋找學額，以及尋求英國政府的財政支持。經與英國駐華大使商量，香港難民救濟局會在曲江（今韶關）設立大學救濟分部，並設立大學救濟基金，為學生提供援助。王國棟獲得中國教育部部長的承諾，允許港大學生入讀任何一所國立大學，更幸運的是，這些大學是免費的。由港大、英國大使館、教育部和其他中國相關組織的代表組成香港大學救助委員會，負責監督救助工作。搬到四川歌樂山的國立上海醫學院邀請他出任婦產科客座教授，但他的主要工作其實是照顧港大學生。最終，他救助和安置了 346 名學生，超過港大學生總數的一半。他將 115 名醫學生安置在八所大學繼續學業。[47] 然後，還有一個問題需要解決：尋求英國醫務委員會認可在中國的培訓。王國棟於 1942 年年底，開始跟英國醫務委員會洽談，最後於 1944 年 6 月收到認可的答覆。凡已在香港大學完成兩年或以上學習的學生，並已完成培訓，及通過中國認可大學的考試，將有資格註冊行醫。[48]

1945 年 3 月，王國棟接受委任成為英國皇家陸軍醫療隊軍官。日本投降後，他返回香港，任夏愨海軍少將臨時軍政府的醫務署助理署長。他的主要職責是復原和重組政府醫院和診所。他

46 Gordon King, An Episode in the History of the University, in C. Matthews, O. Cheung, *Dispersal and Renewal: Hong Kong University During the War Years*. (Hong Kong: Hong Kong University Press,1998), 87–88.

47 Ibid., 88–92.

48 Ibid., 96–97.

幫助港大戰時醫學生的努力，得到豐厚的回報，這些從中國回來的新畢業生都加入到醫務署。校委會下令成立一個醫學學位緊急委員會，以確定這些戰時學生的資格。[49] 得到醫學學位緊急委員會認可，而獲得醫學士學位的 63 名戰時學生，包括後來大名鼎鼎的蔡永業，他們為香港的醫學發展做出巨大貢獻。最後，共有 97 名戰時學生獲得港大醫學士學位。1951 年，感恩的戰時學生集資捐贈給大學，設立年度王國棟婦產科獎來表揚他們的教授。[50]

大學的重開，拖延了相當長的時間（見第十章）。1948 年港大終於正式重開，王國棟以大學重開委員會及後來的大學臨時委員會成員的身份致力修復破舊的港大校園。[51] 同年，醫學院招收了約 40 名一年級學生。[52] 作為醫學院院長（1940-49 年；1951-54 年），他忙於在幾個領域重建學院：1）重建病理學系。增加細菌學和寄生蟲學，讓課程現代化；2）增加臨床教學設施，因為瑪麗醫院規模太小，無法容納越來越多的醫學生；3）設立新的社會醫學系；4）重新引入短期研究生課程。[53]

在他的領導下，贊育醫院的臨床服務有了顯著改善。例如，醫院的產婦死亡率，從 5.02/1,000（1927-41 年）下降到 0.89/1,000（1945-54 年），媲美世界其他地區的主要產科醫

---

49 Ibid., 98.

50 "Professor Honored: Gordon King Prize Created by Graduates" *South China Morning Post*, 25 May1951, 3.

51 Frank Ching, *130 Years of Medicine in Hong Kong. From the College of Medicine* for Chinese to the Li Ka Shing Faculty of Medicine, 189.

52 "The University: Progress Made Since Reoccupation, Annual Report" *South China Morning Post*, 22 February1948, 7.

53 "Faculty of Medicine: Projected Development at University Outlined by Prof Gordon King" *South China Morning Post*, 18 November1948, 5.

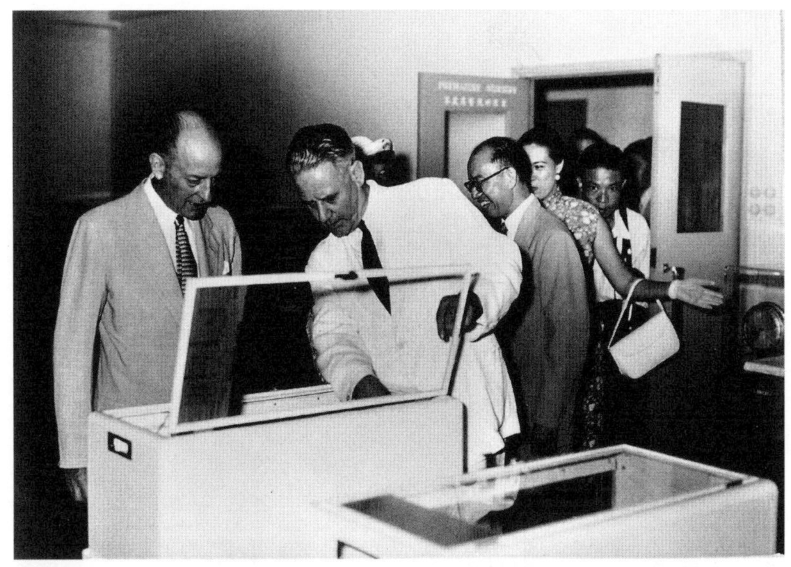

王國棟教授（左 2）與港督葛量洪（左 1）在新贊育醫院的早產兒育嬰室。楊國璋醫生及夫人站在王國棟旁。
圖片來源：香港醫學博物館

院。[54] 由於醫院只有 85 張病床，無法滿足戰後嬰兒潮日益增長的需求，王國棟主張建立更大、設備更好的產科醫院。新贊育醫院於 1955 年落成啟用，擁有 200 張病床，成為加强產科服務的及時雨。皇家婦產科醫學院亦認可新醫院為專科培訓中心。王國棟還鼓勵手下多做研究。他本人以研究葡萄胎和腳氣病與妊娠毒血症的關係而聞名。

學術工作之餘，王國棟也是香港優生學會主席，倡導科學避孕，推動提供相關設施，使已婚人士能夠間疏或限制生育。較小的家庭，孩子會更健康、更強壯。[55] 優生學會是香港計劃生育的先驅，成功在產後診所引入避孕措施。1950 年，香港優生學會重組，正名為香港家庭計劃指導會（Family Planning Association，

54 "New Hong Kong University Obstetric Department: New Maternity Hospital" *Brit Med J* 1 (4929) (1955): 1527–28.

55 "Birth Control Action: Eugenics League Reviews Position After Five Years Significant Birthrate Decline" *South China Morning Post*, 9 May1941, 8.

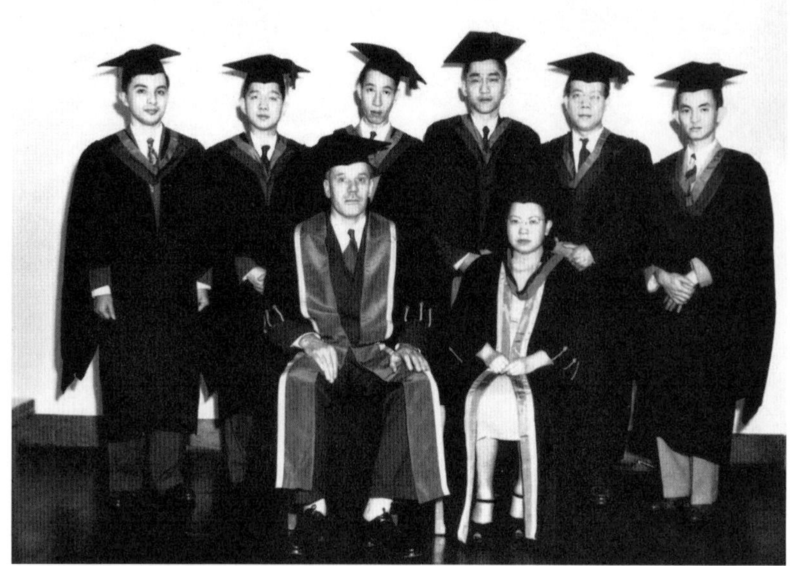

王國棟教授，秦惠珍醫生與 1951 年的畢業生。
圖片來源：香港醫學博物館（捐贈者－潘蔭基醫生）

FPA），由王國棟擔任主席。[56] 由於粗出生率在 1946 到 1961 年間，從每千人 20.1 人迅速上升到 34.2 人，[57] 計劃生育成為一項重要服務。除了節育外，家計會還提供不孕症諮詢服務。

1956 年，王國棟辭去港大職務，出任西澳大學（UWA）新醫學院院長一職。作為皇家珀斯醫院的產科顧問，他發表了許多研究論文，多與控制產婦和圍產期死亡率，以及宮頸癌早期診斷有關。1965 年從西澳大學退休後，王國棟應肯尼亞政府的邀請，在內羅比的大學學院（University College）建立醫學院，並成為醫學院院長（1967-69 年）。[58] 他又與家計會再續前緣，成為

56 "Family Planning Assn: An Essential Part of Colony's Social Welfare Machinery" *South China Morning Post*, 13 March1952, 5.

57 Saw Swee-Hock, Chiu Wing Kin, "Population Growth and Redistribution in Hong Kong, 1841–1975" *Southeast Asian Journal of Social Science* 4 (1) (1975), 128.

58 Malcolm Allbrook, "King, Gordon (1900–1991)" *Australian Dictionary of Biography*, Volume19 , 2021, 480-1.

該會的第一位全職總監（1972-73 年）。[59] 為了表揚他對醫學教育的貢獻，他獲得 OBE 勳銜（1954 年）、名譽醫學博士（西澳大學，1971 年）和名譽法學博士學位（香港大學，1973 年）。

王國棟教授於 1991 年 10 月在西澳洲珀斯逝世，遺下第二任妻子（周默道）和與前妻所生的三個女兒。除了港大醫學院的王國棟獎外，香港醫學博物館還有一間以他命名的演講室。

王國棟教授在二戰期間，協助逃往大陸後方的港大學生，尤其是醫學生，在中國繼續學業，發揮了非常重要的作用。這群醫科學生對香港戰後醫療服務的復原至關重要。王國棟教授在贊育醫院建立了強大的婦產科部門，為產科臨床實踐樹立了標杆，並重組香港家庭計劃指導會，幫助控制戰後香港極高的出生率。

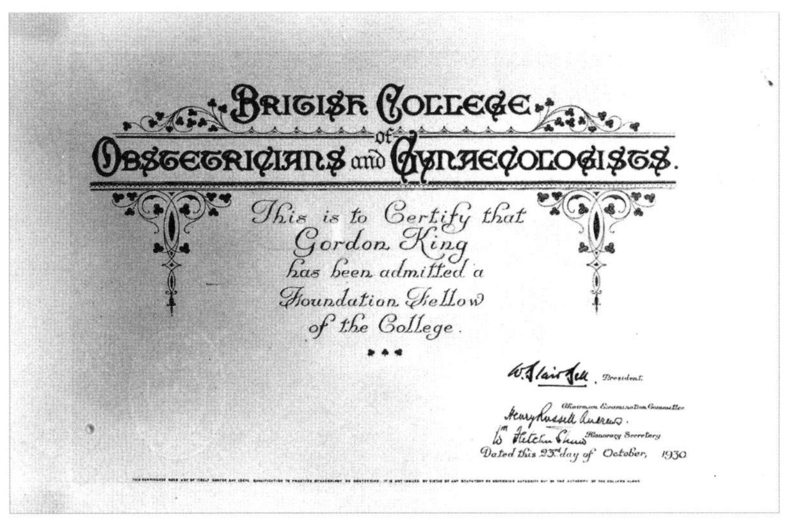

British College of Obstetricians and Gynaecologists.

This is to Certify that Gordon King has been admitted a Foundation Fellow of the College.

President.

Chairman Examination Committee

Honorary Secretary

Dated this 23rd day of October, 1930

王國棟教授，英國婦產科醫學院創會院士，1930 年。
圖片來源：香港醫學博物館

59 "Hongkong FPA Gets Full-time Director" *South China Morning Post*, 12 January1972, 7.

1842

1941

1945

第三部分

Yeo Kok Cheang *Gerald Hugh Choa*

Zoltan Lett *James Blackburn Gibson*

Lee Chung Yin, Peter

Alberto Maria Rodrigues

Constance Elaine Field

Edward Hamilton Paterson

2015

【二次世界大戰後】

1945 to 2015

Lee Shiu Hung　Ho Hung Chiu, John　Yap Pow Meng

Alexander James Smith McFadzean　Arthur Ralph Hodgson

David Todd　Hou Pao Chang

ang Sin Yang, Harry

Sister Mary Gabriel O'Mahony

ter Mary Aquinas Monaghan　Chun Wai Chan, Daphne

1945

2015

第八章

政府公共衞生專家：促進醫療保健系統現代化

1945 年 8 月重光後的香港，成為流行病的溫床。下水道倒流，垃圾和糞便的收集和處理都存在問題。城內鼠患橫生，蒼蠅蚊子激增；許多房屋被毀，現存的房屋因缺乏建築材料而失修，於是一場住房危機接踵而至。隨着居民從中國大陸返回，情況變得更糟。傳染病大爆發的條件都具備了。

不出所料，1946 年腸熱和痢疾流行，約有一半至三分之一的病人死亡。那年夏天，又出現可怕的霍亂疫情，514 名感染者中有一半人死亡，而那年冬天的天花疫情，打擊更為嚴重，近 2,000 名感染者中有三分之二死亡。戰前幾乎已被消滅的瘧疾捲土重來，1946 年的病例約為 2,400 例。肺結核也奪去數以千計的生命。[1]

在接下來的 20 年裏，因感染和傳染病而逝世者，佔香港所有死亡人數的至少 60%。

日軍投降後，司徒永覺醫生立即離開馬頭圍戰俘營，重返工作崗位。他召回了醫務署的許多舊部，開始重建該部門。他的首要任務是重開醫院和診所，恢復正常的衞生服務，並開展密集的抗流行病活動，以防止疫症爆發。[2] 1947 年，司徒永覺醫生升任為塞舌爾（Seychelles）總督，牛頓醫生（Issac Newton）接任為醫務總監，在任至 1951 年。[3]

1950 年，韓戰爆發，聯合國對中國實施禁運，打擊本已脆弱的轉口貿易，重創香港的主要收入來源。由於戰後政府預算有限，醫務署決定將重點放在公共衞生和預

1 Hong Kong Department of Medical and Health Services Annual Report1946, Hong Kong Government, 4–5.

2 Ibid., 4–5.

3 Geoffrey Gilbert, "Valedictory. Dr. Isaac Newton Leaves Friday on Retirement", *South China Morning Post*, 2 July1951.

防傳染病，如霍亂、天花和肺結核等當時的主要殺手。

20 世紀 50 年代後期，香港從轉口港演變為主要的製造中心，經濟也有所改善。在 1960 年代，政府有更多資金可用於醫療服務。1964 年，政府發佈《香港醫療衞生服務發展白皮書》。[4] 由於傳染病已得到控制，更多的資源會被用於治療；除了多建一些診所，擴大門診服務外，也要增加醫院床位數，目標是到 1974 年達至 4.25/1,000 人。1974 年達到目標後，政府發表另一份白皮書——《香港醫療衞生服務的進一步發展》，旨在未來 10 年將醫院病床數量進一步增加到 5.5/1,000 人。[5] 香港人口急速增加，醫生短缺。1959 年，每千人口只有 0.36 名醫生，而當時的建議為 2.5/1,000 人。在醫務衞生署的 700 個職位中有 100 多個空缺，雖然香港大學醫學院收生多了，從 1950 年代的每年約 50 人增加到 1972 年的每年 150 人，但由於人口急劇增加，每千人口的醫生比例僅略有增加。[6] 於是，政府決定在香港中文大學另設醫學院。因此，1970 到 90 年代的幾十年，是醫療服務擴張和醫院建設的黃金時期。然而，這過渡時期卻充滿問題。

20 世紀 70 年代，香港的醫療處境開始發生變化。隨着生活水平的提高，香港人的飲食和生活習慣開始西化，助長了慢性非傳染性疾病的發生，如中風、缺血性心臟病、糖尿病、高血壓和癌症。從 20 世紀 70 年代開始，這些疾病逐漸成為多發病和死亡的主要原因。香港

4 Development of Medical Services in Hong Kong, Hong Kong Government, Government Printers,1964.

5 The Further Development of Medical and Health Services in Hong Kong, Hong Kong Government, Hong Kong Government Printers,1974.

6 Hong Kong Medical and Health Department Annual Reports1953–1980.

人口也在老化，增加了患慢性非傳染性疾病的風險。

與此同時，傳統的全科醫生已經讓位給專科醫生，後者更依賴高科技和醫院，事實證明成本更高。研究表明，依賴基層醫療服務的系統會有更好的健康結果，更低的疾病死亡率，患者的滿意度更高，而醫療成本更低。1981 年，世界衛生組織以推廣基層醫療服務，作為到 2000 年實現「全民健康」目標的關鍵。[7] 但在 80 年代，香港幾乎沒有訓練有質素的基層保健醫生。香港迫切需要一個更強大的基層醫療系統，來加強慢性病的預防和管理，以及支援老年人的照護。

本章將會介紹三位服務政府的傑出醫生。前兩位為醫務衛生署署長，分別主理香港醫療發展的前兩個階段：楊國璋醫生（1952-57 年任署長），致力抗擊傳染病；蔡永業醫生（1970-76 年任署長），面對人口快速增長，醫療服務不足，在等待建造新設施的同時，有效地解決無數困難。第三位是李紹鴻醫生（1989-94 年任署長），當衛生署從醫務衛生署分拆後，獲委任為衛生署署長，帶領基層醫療改革。這三位傑出醫生，成功克服了在任期間遇到的挑戰和困難，提升了香港的醫療服務。他們深受市民的讚賞和尊敬。

7 "Global Strategy for Health for All by the Year 2000" World Health Organization, Geneva,1981.

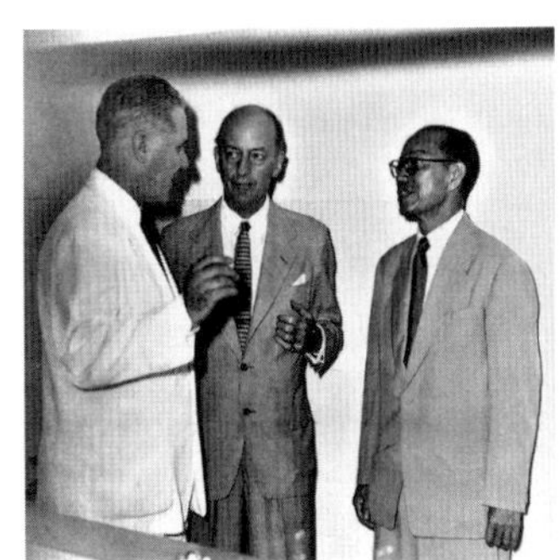

楊國璋醫生（右），總督葛量洪（中）與王國棟教授（左）
於贊育醫院開幕，1955 年。
圖片來源：香港醫學博物館

1903-2004

楊國璋

Yeo Kok Cheang

MBBS, MD, DPH, DTM&H, CMG

楊國璋醫生服務香港醫務衛生署 30 年。二次世界大戰期間，他將社區的福祉置於個人利益之上。戰後，他領導香港抗擊傳染病，尤其是結核病。

楊國璋於 1903 年在馬來亞檳城出生。他有一個快樂的童年。由於父親退休較早，大學畢業後，弟妹八人的教育就落在他的肩上。中學畢業後，他在香港大學修讀醫科，於 1925 年取得醫學士學位。他前往英國繼續深造，在劍橋大學攻讀公共衛生，並以優異成績取得公共衛生文憑（DPH）。他還在倫敦獲得熱帶醫學和衛生學（DTM&H）文憑。隨後，他於 1928 年申請香港政府醫務署的職位；由於他是在英國申請，因此獲得外籍僱員的聘用條件。殖民地部發現錯誤後，信守承諾，沒有反悔。[8] 1930 年，他又在香港大學完成了社會醫學的醫學博士學位。1939 年晉升為高級華人衞生官。[9] 他與何東的女兒何孝姿結婚 [10]，並育有三個孩子，都是在二戰前出生的。

香港投降後，楊國璋和許多人一樣打算逃往中國後方。然而，醫務總監司徒永覺醫生卻勸他留下。司徒永覺決定留下來，

8 Dick Yeo, Excerpts from 'Glimpses of K.C.'s Life' which was read by Dick Yeo at the Memorial Service held in Mountfield Church on 18th June 2004. Accessed on 14 February 2022, http://kcyeo.com/.

9 Hong Kong Blue Book1939.

10 "Local Weddings. Miss Florence Ho Tung and Dr. K.C. Yeo" *South China Morning Post,* 25 March1933.

在日治下繼續維護公共衞生和預防流行病，他也預料到自己隨時都有可能入獄。楊國璋是他最信任的華人衞生官員，擁有抗擊傳染病的經驗和知識。司徒永覺懇求他，為市民和所有在拘留營的人留在香港。楊國璋做出了一個影響他命運的決定。1943 年，司徒永覺因被控從事間諜活動而被捕入獄，受盡酷刑。他也被拘留，並被單獨監禁，日復一日地接受審訊。兩個月後，他終於獲釋。入獄期間，他和家人一起信奉了基督教，成為一名堅定的基督徒。出獄後，他繼續在細菌學檢驗所工作，維護香港的公共衞生。在日軍佔領期間，一家五口在薄扶林租住一間平房，每月只得到一小袋米作為報酬。全靠妻子的創意和辛勞，在花園裏種植蔬菜和紅薯，勉強維生。[11]

二戰後，楊國璋展示了他作為管理者和領導者的卓越技能。如前所述，在此期間，醫務署明智地將有限的預算用於預防保健，以應對傳染病的高發病率和死亡率，而不是用於治療疾病。醫務署從 1946 年初開始，推出了多項針對傳染病的預防計劃。在日本佔領期間，抗瘧工作被完全廢除，導致瘧疾發病率很高，戰後抗瘧疾計劃得到重建。母嬰健康院於同年成立，取代嬰兒福利中心以應對高企的母嬰死亡率。[12] 1947 年，他出任醫務署的副衞生署長及市政局的醫學顧問，負責推行傳染病的預防措施。1947 年，由於難民帶來了天花病例，政府發起接種天花疫苗的運動。連續數年，為超過一百萬居民接種疫苗。由於這場運動，香港於 1952 年錄得最後幾例天花。[13] 每年入夏之前，署方都會在

11 Florence Yeo, My Memories (Pittsburgh, PA: Dorrance Publishing,1994), 69–103.

12 80th Anniversary Family Health Service, 2012. Family Health Service, Department of Health, The Government of the Hong Kong SAR, 2012, 13.

13 S. H. Lee, *Department of Health, Infectious Disease Surveillance*, Hong Kong, 43–45.

全市範圍內開展抗霍亂疫苗接種和教育計劃[14]，並實施嚴格的檢疫措施，以防止霍亂大爆發。[15] 1947 年成立了一個特殊單位，即結核病服務處，以控制日漸增加的結核病新病例和死亡人數。[16]

楊國璋 1950 年升任醫務衛生署副署長，1952 年升任署長，成為第一位華人醫務衛生署署長。[17] 他繼續執行一貫的傳染病預防政策。此外，他還提議強制治療性病患者，以應對戰後的高發病率。1951 年性病條例獲得通過，性病患者得到免費診治。[18] 此外，所有孕婦都要接受梅毒篩查；結果，幾年後，先天性梅毒幾乎消失了。他亦開始在母嬰健康院推行白喉、百日咳和破傷風的混合免疫接種。到 20 世紀 70 年代，這三種傳染病幾乎已從香港絕跡。[19]

1952 年，他開展了另一個重要項目，就是引入接種卡介苗（BCG）。戰後，結核病的發病率很高。1948 年，因結核病死亡的人，22% 為結核性腦膜炎，其中不少是幼童。1947 年，醫務署在牛頓醫生的領導下，成立了一個特別的抗結核病單位。當楊國璋接手時，其中一項重要計劃是接種卡介苗。由世界衛生組織培訓的工作人員，組成了三個卡介苗接種小組前往學校，為所有結核菌素陰性的學童接種疫苗。到 1960 年代後期，新生兒和兒

14 Hong Kong Medical and Health Department Annual Report,1947, 11.

15 "Anti-Cholera Campaign" *South China Morning Post*, 20 July1951; "Medical Department Report. Review by Director" *South China Morning Post*, 24 January1953.

16 Tuberculosis Control in Hong Kong. Hong Kong Government. Accessed on 23 February 2022, https://www.info.gov.hk/tb_chest/doc/TBcon.pdf.

17 "New Director. Appointment for Dr. K.C. Yeo. Medical Services" *South China Morning Post*, 14 January1952.

18 "Infectious Contacts. Government Measures for Control of Venereal Disease. Compulsory Treatment" *South China Morning Post*, 20 December1951.

19 S. H. Lee, *Prevention and Control of Communicable Diseases in Hong Kong*.1994,19–22.

童的卡介苗接種率達到 95%，結核性腦膜炎的死亡人數大幅減少。[20] 在 20 世紀 50 年代初，治療結核病的有效藥物尚未普及。由於治療涉及外科手術，而部分患者病情較重，因此需要病床。楊國璋協助香港防癆會籌款興建一所新醫院（葛量洪醫院），收治結核病患者。[21] 當有效的抗結核藥物變得普及時，病人可在門診接受治療。政府增加結核病診所，以滿足需求。[22] 1951 年，結核病的死亡率為 208/100,000 人，到他退休的 1957 年，死亡率下降至 97/100,000 人；相應年份的結核病呈報率由 689 下降至 499/100,000 人。[23]

儘管痲瘋病的傳染性不強且有特效藥，但痲瘋病患者仍被社會遺棄。楊國璋幫助國際痲瘋救濟會香港協會在大嶼山附近的一個小島喜靈洲建立痲瘋病院，並設有一家醫院。在 1960 年代，痲瘋病院收容了 540 名患者，是有記錄以來最高數字。他還幫助痲瘋病院籌集營運資金。[24]

隨着 20 世紀 50 年代的過去，香港的經濟逐漸好轉，醫務衞生署的資源也越來越多。他翻新和擴建現有的門診，還增設一

20 Tuberculosis and Chest Service, Public Health Services Branch, Center for Health Protection, Department of Health, Government of the HKSAR Tuberculosis Manual, 2006, 105–11.

21 Anti-TB Association. Mr. Ruttonjee's Appeal for Funds at Annual Meeting. Warning by Dr. K.C. Yeo" *South China Morning Post*, 28 February1953. "Anti-TB Association. Plans for Additional Hospital Now nearing Completion. Appeal for More Support" *South China Morning Post*, 26 February1953.

22 "New T.B., Dental Clinic. To be Opened by Dr. the Hon K.C. Yeo at Kennedy Town Road Next Month" *South China Morning Post*,19 March1954.

23 Annual Report 2020. Tuberculosis and Chest Service of the Department of Health. Hong Kong SAR.

24 "Mission to Lepers. Flag Day Appeal Broadcast by Dr. The Hon K.C.Yeo. Work on Hay Ling Chau" *South China Morning Post*, 24 March1956. Mimi Mo, "Biographic Notes. The Legacy of Dr. Kok Cheang Yeo, the first Chinese Director of Medical and Health Services of Hong Kong" JRASHKB 54 (2014):181–94.

些新設施，包括：港島的灣仔胸肺科診所和牙科診所、九龍的石硤尾診所，新界的荃灣診所、西貢診所、北南丫島診所及梅窩診所。[25] 在他的支持下，東華醫院也在 1956 年加建了新的附樓，以擴充門診部。[26] 一些急需的醫院由政府或非政府組織興建，包括：贊育醫院、香港弱能兒童護助會大口環療養院、葛量洪醫院和喜靈洲痲瘋病院。與此同時，政府計劃在九龍興建一間新的精神病院（青山醫院）和一間新的綜合醫院，即伊利沙伯醫院。

他為香港大學內科學部，在瑪麗醫院開設的第一個心肺疾病專門實驗室 Lewis Laboratory 主持開幕。[27] 他開設了政府麻醉專家的職位，為香港麻醉學科的成長和專科的發展鋪平了道路。[28]

作為立法局的官守成員，他針對不同的醫療條例提出了修正案，例如廢除第 161 章醫生註冊條例，重新制定經修正的條例，以及以醫務委員會取代醫務局。[29] 他還提議修訂第 164 章關於護士註冊的條例，改變對在外地接受培訓的護士的要求，並規定護士對護士局的決定提出上訴時，由最高法院的法官審理，[30] 法律因而對護理行業更加公平。

作為醫務衞生署署長，楊國璋還被香港大學任命為社會醫學教授（兼職），儘管署長的工作非常繁忙，但他一直擔任該職位

25 Moira Chan-Yeung, *A Medical History of Hong Kong: The Development and Contributions of Outpatient Clinics*, 92–93.

26 "Tung Wah Hospital. New Annex to Outpatient Department Opened" *South China Morning Post*, 30 March1956.

27 "New Medical Laboratory. Cardio-Respiratory Diagnosis. Opened by D.M.S." *South China Morning Post*, 15 August, 1956.

28 Z Lett, "Obituary, Dr. Kok Cheang Yeo, CMG, MD, DPH, DTM& H" *Hong Kong College of Anesthesiologists, Newsletter*, September, 2004.

29 "Medical Registration. First Reading of Bill to be Moved at Meeting Today. Council to Replace Board" *South China Morning Post*, 10 April1957.

30 "Registration of Nurses. Bill to Amend Chapter of Ordinance" *South China Morning Post*, 6 October1954.

直至退休。1956 年 1 月，楊國璋被授予 CMG 勳銜。華人社區一片歡騰，因為他是第一位因工作盡心、成就卓越，而被授勳的華人公務員。1958 年，他成為英國紅十字會名譽會員，並獲東華三院董事會以他的名字命名東華醫院的翼樓。東華東院護士宿舍的大廳也冠以他的大名。香港牙醫學會推選他為榮譽會員。[31]

1956 年，楊國璋醫生做了一個艱難、讓他心裏難過的決定。為了有更多的時間陪伴家人，他於 1957 年退休，與家人一起到英國生活。他在英國薩里郡（Surrey）埃普索姆（Epsom）的聖埃巴斯醫院（St. Ebbas Hospital）當了 10 年的精神科高級醫生。他於 2004 年去世，享年 101 歲。[32] 醫務衛生署的許多同僚認為，楊醫生的成功歸功於他精於管理。他的副手形容他是「一位長期引領我們命運的領導者，我們都敬重他的謙虛和真誠，他的勇氣和對職責的盡心，他對員工的公平和忠誠，他謙遜、細致和認真的領導力。」[33]

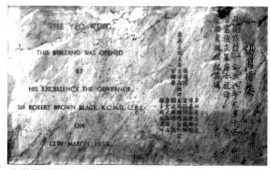

東華醫院楊國璋樓的紀念牌匾
圖片來源：黃大偉

31 Yeo, *My Memories*, 161–62.

32 A Tribute to K.C. Yeo, 1 April1903–24 May 2004. Accessed on 15 February 2022, http://kcyeo.com/.

33 "Medical Department. Presentation Made to Dr. the Hon K. C. Yeo. Brilliant Administrator" *South China Morning Post*, 27 June1957.

1921-2001

蔡永業

Gerald Hugh Choa

CBE, MD Cheeloo, MB BS Hong Kong, DTM&H, MRCP, MD Hong Kong, FRCP, FRCP Edin, FFCM, FHKCP, FHKAM, Hon LLD

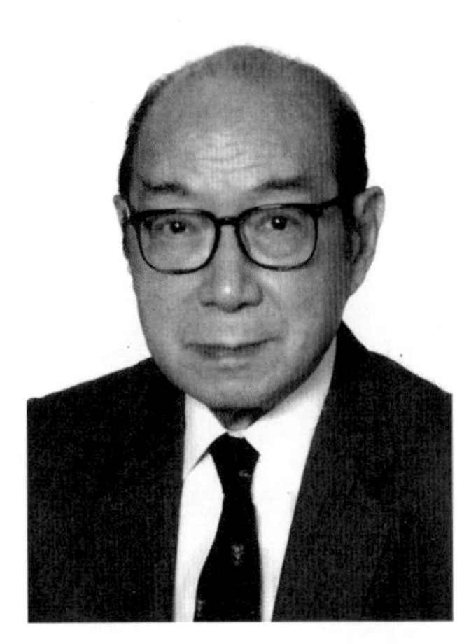

圖片來源：香港中文大學

蔡永業教授是傑出的醫務衞生署署長（1970-76 年）、香港中文大學醫學院創院院長，也是著名的歷史學家和作家。

他出生於香港的名門望族，祖先在 200 年前從中國福建省移居馬六甲。多年來，蔡家在商業和房地產領域取得巨大成功。蔡永業的祖父蔡立志在新加坡完成學業後，決定移居香港，日後成為一名成功商人。[34]

在天主教修會辦的華仁中學畢業後，他進入香港大學攻讀醫科。二次世界大戰期間，他在齊魯大學繼續學業，於 1945 年獲得醫學博士學位。1946 年，他還獲頒香港大學的醫學士學位。蔡永業在利物浦大學、伯明翰大學以及倫敦的腦神經研究所深造。他在留英期間，考獲熱帶醫學與衞生學文憑（DTM&H），並成為皇家內科醫學院的院士（MRCP）。他於 1952 年返回香港，就任香港大學內科學系講師。[35]

達安輝教授是蔡永業剛回港時的學生，他寫道，「……關於體檢，我們所做的一切都是錯的，讓我們覺得無地自容。我們認定，他真是一位嚴厲的老師。但第一印象可是大錯特錯，在嚴厲

34 Patricia Lim, *Forgotten souls: a social history of the Hong Kong cemetery* (Hong Kong: Hong Kong University Press, 2011), 509-510.

35 David Todd, "Obituary. Gerald Hugh Choa (b.21 March1921 d.3 December 2001)" *Royal College of Physicians of Edinburgh*, accessed on 7 February 2023, https://history.rcplondon.ac.uk/inspiring-physicians/gerald-hugh-choa.

的外表背後是善良本身。他是一位出色的臨床醫生和博學的老師，尤其精於心臟科和腦神經科。他的穿著無可挑剔，十足一位紳士醫生。」[36]

1956 年，蔡永業成為第一位政府委任的華人內科專家；1963 年晉升為高級專家。在此期間，他一直活躍於學術領域，教授學生和住院醫生，並從事研究。他也發表研究論文，例如傷寒引起的溶血性貧血，以及抗狂犬病疫苗接種所導致的神經麻痺。[37] 梁雅達醫生曾在 1960 年代當過蔡永業的實習醫生，他寫道：

「我非常崇拜蔡永業醫生，他是一位完美的紳士，睿智，精通內科各分科：簡而言之，完美的內科醫生，如果染疾，我願意將自己的生命交到他的手中。蔡醫生管理這個部門，冷靜而有效率……他從不需要提高聲音，大家都知道他不會容忍愚蠢的行為。[38]」

1967 年，蔡永業告別臨床醫學，成為政府醫務衛生署的管理層，他的決定頗出人意表。他在署內迅速晉升，於 1970 年被任命為醫務衛生署署長，[39] 一直任該職至 1976 年。

他在醫務衛生署副署長任內，有份促成屋邨診所的成立，讓醫生可以在廉租屋邨執業，為居民提供價格低廉的醫療服務。屋

36 Yu Y.L., Abridged version of the talk given by Prof Sir David Todd at the Inauguration of the Medical History Interest Group Held at the Hong Kong Museum of Medical Sciences on 17 January 2009. "Reminiscence of three Former Teachers: Prof. AJS McFadzean, Dr. Stephan Chang and Prof Gerald Choa" *Hong Kong Med J* 15(4) (2009) 315–19.

37 Ibid.

38 Arthur van Langenberg, *From Scalpel to Spade: A Surgeon's Road to Ithaka* (Hong Kong: The Chinese University Press, 2021), 23.

39 "Dr. Choa Takes Over July 2, "*South China Morning Post*, 2 June1970.

邨醫生成立「廉租屋邨診所註冊醫生協會」(後更名為「公共屋邨診所註冊醫生協會」),在他的指導下與屋邨磋商,成功落實這個有價值的項目。[40]

在 20 世紀 70 年代初期,市民的總體健康狀況有所改善:預期壽命延長,母嬰死亡率和粗死亡率下降,結核病及其他傳染病呈報減少。[41] 但是,還有很多需要處理的問題。

首先,計劃生育一直都是由一個志願組織—香港家庭計劃指導會主理。在 1973 年,家計會共開辦了 32 家診所,在降低出生率方面取得巨大成功。這是一項重要的服務,由政府接管家庭計劃的責任是合乎邏輯的。1974 年,政府將家計會的診所與母嬰健康院合併,並將擴大後的新計劃命名為「家庭健康服務」,提供全面的母嬰服務。[42]

其次,吸毒是當時香港的一大問題。上世紀 60 年代,政府在大潭峽懲教所、[43] 青山醫院,[44] 以及稍後在石鼓洲 [45],成立了數間戒毒所。然而,戒毒者的再吸毒率非常高。蔡永業推動了美沙酮戒毒和代用計劃,讓吸毒者能夠繼續工作賺錢。試點研究成功

40 History of the Hong Kong Doctors' Union. Accessed on 7 February, 2023, https://hkdu.org/en/about-us/history-hong-kong-doctors-union.

41 "Big Progress in Health of the People" *South China Morning Post*, 14 November1974.

42 Hong Kong Medical and Health Department Annual Report for the Year1974/75, 4.

43 The Problem of Narcotic Drugs in Hong Kong. A White Paper laid before Legislative Council Hong Kong, 11 November1959, 13–14. (Treatment of addiction).

44 Hong Kong Medical and Health Department Report for the Year1959, 3.

45 "Shek Kwu Chau, Hong Kong's Drug Rehabilitation Island" *South China Morning Post*, 30 October 2017. Accessed on 7 February 2023, https://www.scmp.com/lifestyle/article/2117559/shek-kwu-chau-hong-kongs-drug-rehabilitation-island-changing-times-remote.

後，計劃在全港推出，[46] 到今天仍然是反吸毒計劃的重要組成部分。蔡永業呼籲僱主僱用已戒毒者，作為協助他們康復的第一步。[47]

其三，是精神病發病率上升、床位不足等問題。公眾人士抗拒精神病人的門診治療和康復政策，拒絕在他們的社區建造中途宿舍。蔡永業計劃再建一家精神病院 [48]，並同時呼籲市民不要排斥精神病患者，以幫助他們康復。[49]

其四，是公立醫院人滿為患、人手不足，難以解決。公立醫院擠滿了帆布床，員工士氣低落。[50] 到 1970 年代，香港人口已增至約 400 萬。儘管醫院病床數量在 1973 年已達到 1964 年《香港醫療衛生服務發展白皮書》所建議的 4.25/1,000 人的目標，[51] 由於人口迅速增加，醫院仍然人滿為患。儘管 1974 年的《香港醫療衛生服務的進一步發展》白皮書，建議在下一個十年將醫院床位增加到 5.5/1,000 人，[52] 但在過渡期間，仍有必要舒緩醫院的擠逼狀況。蔡永業提出以下的改善方案：[53] 1. 將政府醫院的收費從每天 2 元提高到 3 元，同時降低政府補助醫院的收費，藉

46 "Physical Rehabilitation, Methadone Maintenance" *South China Morning Post*, 8 Jul,1974.

47 "Employers Urged to Hire Cured Ex-addicts" *South China Morning Post*, 26 November1970.

48 "Increase in Mental Illness" *South China Morning Post*, 15 May1974.

49 "Don't Reject Mentally Sick" *South China Morning Post*, 25 May1975.

50 "A Sharp Indictment of Our Hospitals" *South China Morning Post*, 15 November1974.

51 Development of Medical Services in Hong Kong, Hong Kong Government, Hong Kong Government Printers,1964.

52 The Further Development of Medical and Health Services in Hong Kong, Hong Kong Government, Hong Kong Government Printers,1974.

53 "Steps to Relieve Overcrowding in Our Major Hospitals" *South China Morning Post*, 15 November,1974.

此吸引康復期的病人轉院到補助醫院，[54]讓出政府醫院的床位給急症病人；2. 將香港分為五個地區的醫療網絡，每個地區將有一間急症醫院提供專科服務，輔以一些較小的醫院和診所，提供基本服務；3. 為不再需要住院治療，但難以到診所覆診的病人提供社康護理服務。[55]社康護理，通過為出院患者安排合格的家居護理，有助預防疾病復發。員工短缺和過度勞累，導致員工士氣低落的問題必須解決。可是人手問題，只有一個長期解決方案，就如 1974 年的白皮書所提議：開辦第二間醫學院和多一所護士學校，以解決令人頭痛的低醫生對人口比例（0.5/1,000）和低護士對人口比例（1.3/1,000）。[56]

病人投訴使用便盆和加添熱水要「付費」（賄賂），蔡永業作出果斷處理，紀律處分任何貪污或無禮貌的政府醫院員工。[57] 1974 年廉政公署（ICAC）成立，更加支持這一處理方法。

蔡永業在任醫務衛生署署長六年後，於 1976 年退休。[58]在任期間，他還擔任禁毒常務委員會主席，並出席立法局和行政局的會議，亦擔任許多專業和慈善組織的主席。他於 1972 年獲授 CBE 勳銜，以表揚他在公務方面的傑出表現。[59]然而，在第一次退休後，他才達到事業的巔峰。

1977 年，蔡永業接受新挑戰，出任中大的新醫學院的創院

54 "Aim of Hospital Fee Rise" *South China Morning Post*, 1 May1973.

55 雖然白皮書認為社康護理在可見的未來是不可能的，但聯合醫院的計劃證明了這種可能性。1979 年，政府開始了自己的社康護理計劃。

56 The Further Development of Medical and Health Services in Hong Kong, Hong Kong Government, Hong Kong Government Printers,1974.

57 "Rude Hospital Staff Will be Disciplined" *South China Morning Post*, 8 June1972.

58 "Dr. Choa to Retire Soon" *South China Morning Post*, 16 November1976.

59 David Todd, "Obituary, Gerald Hugh Choa (b.21 March1921 d.3 December 2001)" The Royal College of Physicians of Edinburgh, accessed on 7 February 2023. https://history.rcplondon.ac.uk/inspiring-physicians/gerald-hugh-choa.

院長。他後來又被任命為行政醫學教授和大學副校長。[60] 他主導了教學醫院和課程的規劃，也負責教研人員的招聘。同時規劃一個新的學院和教學醫院絕非易事。首屆 60 名醫科生於 1981 年 9 月入學，並於 1983 年 7 月開始臨床訓練。作為教學醫院的沙田威爾斯親王醫院，備有現代化設施，預計在短短 24 個月內建成。由於承建商無法控制的原因，醫院的完工日期不得不推遲一年。因此，必須有一個替代計劃，[61] 可幸聯合醫院的巴治安醫生（Edward Paterson）慷慨地提供了臨床教學的培訓設施和病人，部分課程則在九龍醫院進行。[62] 蔡永業的領導力和嚴肅務實的處事態度，解決了醫學院和大學遇到的無數問題，第一屆學生順利在 1986 年獲得醫學士學位（MBChB）。他於 1987 年退休，中大授予他榮譽法學博士學位，以表彰他為創辦醫學院做出的寶貴貢獻。[63]

第二次退休後，蔡永業並沒有停止工作，他繼續擔任中大校長的名譽顧問，並兼職臨床工作；工餘時間，他熱中於歷史研究。1990 年，他出版了一本書，以新教醫務傳教士來華歷史為主題——《醫治病人是他們的座右銘》。[64] 第二本書，《何啟爵士的生平與時代》於 2000 年出版，[65] 講述了何啟爵士精彩的一生，他

60 Ibid.

61 A. R. Starling, *The Chance of a Life Time: The Birth of a New Medical School in Hong Kong* (Hong Kong: The Chinese University Press, 1988), 65–69.

62 Ibid., 72–73.

63 Prof. Gerald CHOA, our Founding Dean, the Faculty of Medicine, CUHK, accessed on 7 February 2023. https://geraldchoa.med.cuhk.edu.hk/our_founding_dean.

64 G. H. Choa, *"Heal the Sick" was Their Motto. The Protestant Medical Missionaries in China* (Hong Kong: Chinese University Press, 1990).

65 G. H. Choa, *The Life and Times of Sir Kai Ho Kai* (Hong Kong: The Chinese University Press, 2000).

是那個時代西化華人精英的重要代表人物。何啟在建立雅麗氏紀念醫院及附屬醫院和香港西醫書院（見第三章）方面，發揮了重要作用。此書為研究香港西醫和醫學教育發展史的人，提供豐富的參考資料。由於對歷史的熱愛，蔡永業成為香港醫學博物館學會的創會主席。他是香港內科醫學院創院副會長及香港醫學專科學院創院院士。1995 年，他獲香港大學榮譽院士。[66]

蔡永業教授是博學的老師、學者、出色的行政人員、傑出的歷史學家和人道主義者，他的通才形象會長存人心；他的領導才能，他對專業和公務的奉獻精神，贏得了中大醫學院學生、同事和朋友的崇敬。

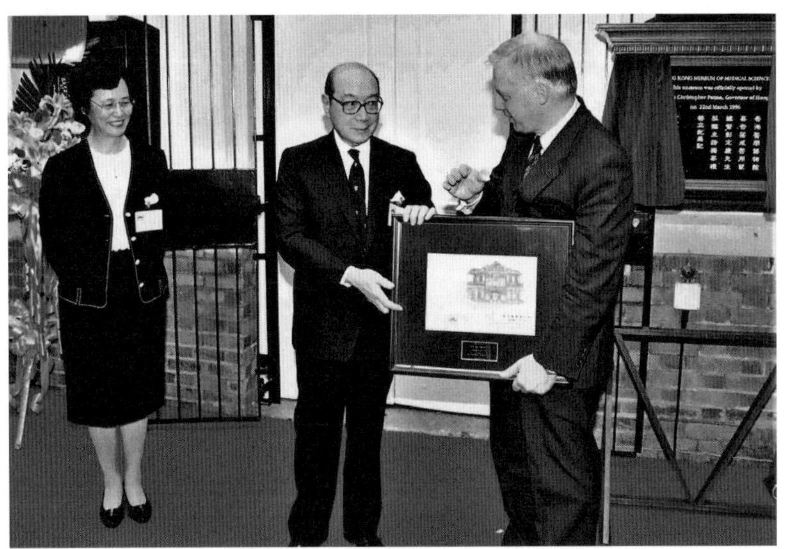

蔡永業教授向主持博物館開幕典禮的彭定康總督，致贈香港醫學博物館大樓的照片。何屈志淑教授站在左旁，1996 年。
圖片來源：香港醫學博物館

66 David Todd, "Obituary, Gerald Hugh Choa (b.21 March1921 d.3 December 2001)" *The Royal College of Physicians of Edinburgh*, accessed on 7 February 2023. https://history.rcplondon.ac.uk/inspiring-physicians/gerald-hugh-choa.

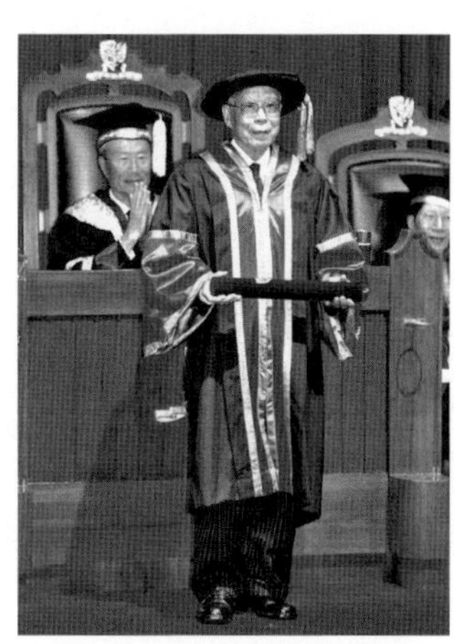

1933-2014

李紹鴻

Lee Shiu Hung

SBS, ISO, MBBS, MD, DPH, DIH, FRCP, FFCM, FACOM, AFOM, FFOM, FRACMA(Aust), FHKAM(CM), Hon HKCCP, JP

李紹鴻教授獲中大頒發榮譽院士，2009 年。
圖片來源：香港中文大學

醫務衞生署於 1989 年重組為兩個機構：衞生署和醫院事務署，李紹鴻醫生成為香港第一任衞生署署長（1989-94 年）。他創辦香港第一所公共衞生學院，並在社區推廣公共衞生和健康教育，為香港的公共衞生做出巨大貢獻。

李紹鴻出生於廣東省，商人之子。二戰期間全家移居香港。他於聖士提反書院畢業後，入讀港大醫學院，並於 1958 年畢業；後赴新加坡及英國倫敦衞生及熱帶病學學院深造，於 1963 年取得公共衞生學文憑（DPH）。1969 年，他考獲工業衞生文憑（DIH），並於 1991 年獲頒授香港大學醫學博士學位。在他的職業生涯中，獲得多個專科的專業資格：社會醫學、職業醫學、公共衞生和醫療管理。[67]

1960 年，李紹鴻加入醫務衞生署擔任衞生官，並於 1989 年晉升為衞生署署長。1960 至 1989 年間，他曾在醫務衞生署的多個部門任職，包括：衞生規劃與行政、醫療衞生服務管理、健康教育、職業健康與環境衞生，以及傳染病控制。儘管到了 1960 年代，香港死於傳染病的人已明顯減少，但必須採取預防措施，以防止它們捲土重來。為了防止傳染病的復燃，他不辭勞

67 "Obituary. Shiu Hung Lee, b. 6 June1933 d. 9 January 2014" *The Royal College of Physicians*, London, Accessed 7 February 2023. https://history.rcplondon.ac.uk/inspiring-physicians/shiu-hung-lee.

苦，親自帶領醫護團隊到各個社區開展防疫接種活動。[68] 1962 年霍亂流行期間，他在社區開展調查，追踪感染源頭，[69] 這是他津津樂道的得意之作。

在 20 世紀 60 年代後期和 70 年代，香港迅速轉型為區域製造業中心。本港一些職業病，如矽肺、減壓病的發病率上升。李紹鴻因此需要更新他的職業病知識，他於 1969 年獲得工業健康文憑，並於 1984 年成為美國職業醫學學院的院士，[70] 可見他多麼孜孜不倦，渴求學以致用。

1970 年代後期，世界衞生組織將基層醫療視為 2000 年實現「全民健康」目標的關鍵。政府於 1989 年成立基層醫療健康檢討委員會，當年李紹鴻剛晉升為衞生署署長。[71] 檢討委員會於次年發表報告，提出大量建議，[72] 他竭盡全力彌補報告指出的不足之處，並將衞生署預算的 68% 用於基層醫療服務。[73] 不幸的是，當時醫療系統正發生巨變，公營機構分拆為醫院管理局和衞生署，而醫院管理局佔每年預算的大部分（約 90%）。由於預算所限，改革受到制肘。醫療政策的評論者還認為，基層醫療改革效果不彰，並指出報告的建議幾乎沒能在私營部門實施，而基層醫療的

68 Honorary Fellow. A Citation. Professor Lee Shiu Hung, SBS, ISO, MBBS, MD, DPH, DIH, FRCP (Lon), FFPH (UK), FAFOM (Aust), FFOK (UK). FRACMA (Aust), FHKAM (CM), Hon. Fellow (HKCCM), JP.

69 Hong Kong Medical and Health Department Annual Report1962-1963, 3.

70 "Obituary, Shiu Hung Lee, b. 6 June1933 d. 9 January 2014" *The Royal College of Physicians of London*, accessed 7 February 2023. https://history.rcplondon.ac.uk/inspiring-physicians/shiu-hung-lee.

71 "Lee tipped for New Role" *South China Morning Post*, 21 October1988.

72 "Health for All, the Way Forward: Report of the Working Party on Primary Health Care", Hong Kong: Government Printer,1990.

73 R. Gauld and D. Gould, *The Hong Kong Health Sector* (Hong Kong: Chinese University Press, 2002), 83–84.

80% 由私營部門負責。[74] 有見及此，他制定了自己退休後的計劃。

李紹鴻於 1994 年從政府退休後，進入職業生涯的第二春。他獲委任為中大社會醫學教授，兼社會及家庭醫學系系主任。他希望在家庭醫學科教導有關社區健康的概念，讓家庭醫生貫徹實踐預防醫學，尤其是慢性非傳染性疾病和癌症的早期發現和治理。他也認識到當時香港很缺乏公共衛生人才，必須加强本地培訓。中大成立公共衛生學院，他是主要的倡導者。2001 年，中大公共衛生學院成立，李紹鴻成為創院院長。[75] 2009 年，中大的社會醫學系、家庭醫學系及公共衛生學院合併為一新學院：賽馬會公共衛生及基層醫療學院。[76] 他亦率先在公共衛生學院成立健康教育及促進健康中心，培訓中小學教師推行健康教育，並推動健康校園網絡計劃。他是健康校園網絡計劃的主席，同時出任大學保健處委員會主席及健康促進及防護諮詢委員會主席，以推動中大校園的健康和衛生工作。[77]

2001 年，李紹鴻第二次退休，中文大學授予他社會醫學榮休教授稱號，並委任他為公共衛生學院名譽顧問、中醫中藥研究所名譽外務顧問和崇基學院高級導師。除香港中文大學公共衛生學院外，他還創立香港感染及傳染病醫學會和香港流行病學學

74 G. Leung and J. Bacon-Shone, *Hong Kong's Health System: Reflections, Perspectives and Visions* (Hong Kong: Hong Kong University Press, 2006), 146.

75 Honorary Fellow, A Citation, Professor Lee Shiu Hung, SBS, ISO, MBBS, MD, DPH, DIH, FRCP (Lon), FFPH (UK), FAFOM (Aust), FFOK (UK). FRACMA (Aust), FHKAM (CM), Hon. Fellow (HKCCM), JP.

76 Jockey Club School of Public Health and Primary Care website. Milestone. Accessed on 7 February 2023, https://www.sphpc.cuhk.edu.hk/milestones.

77 Honorary Fellow, A Citation, Professor Lee Shiu Hung, SBS, ISO, MBBS, MD, DPH, DIH, FRCP (Lon), FFPH (UK), FAFOM (Aust), FFOK (UK). FRACMA (Aust), FHKAM (CM), Hon. Fellow (HKCCM), JP.

會。[78]

第二次退休並沒有讓他閒下來。他是世界衛生組織提倡的健康城市計劃的堅定支持者，該計劃旨在不斷改善城市的物質和社會環境，擴大社區資源使人們能夠在生活的各個方面相互支持。[79] 在他的推動下，將軍澳、灣仔、中西區、葵青和荃灣均加入健康城市計劃。[80]

李紹鴻也參與多個委員會的工作：香港吸煙與健康委員會主席、禁毒常務委員會主席和職業性失聰補償管理局主席。他曾任愛滋病科學委員會委員及香港防癆心臟及胸病協會（前身為香港防癆會）副會長。由於他不時在香港以至世界各地推廣公共衛生，他在香港和海外都受到表揚。在香港，他獲得多項殊榮，包括：太平紳士、銀紫荊星章、香港中文大學榮譽院士及香港醫學專科學院榮譽院士。在香港以外地區，他於 1988 年獲世衛西太平洋區域辦事處頒發世界衛生組織獎章，並於 2007 年和 2010 年，分別獲得亞太控煙協會和健康城市聯盟頒發的獎項。[81]

李紹鴻婚姻美滿，育有四個孩子，他最享受家庭生活，及與孩子和孫輩聚會，共度快樂時光。他喜歡游泳、網球、唱歌、聽音樂、跳舞、攝影和旅遊。他的社會參與如此之多，即使在退休後，很難想像他能抽空投入所有這些活動。他於 2014 年去世，

78 Colin Binns, Andy Lee, Wah Yun Low, "Obituary, Professor Shiu-Hung Lee" *Asia-Pacific Journal of Public Health* 26(2) (2014): 215–16.

79 "Building Healthy Cities. Guidelines for implementing A healthy City Project in Hong Kong" Department of Health, 2007.

80 Honorary Fellow, A Citation, Professor Lee Shiu Hung, SBS, ISO, MBBS, MD, DPH, DIH, FRCP (Lon), FFPH (UK), FAFOM (Aust), FFOK (UK). FRACMA (Aust), FHKAM (CM), Hon. Fellow (HKCCM), JP.

81 "Director of Health Deeply Saddened by Death of Professor Lee Shiu-hung" Department of Health, Hong Kong. Accessed 7 February 2023. https://www.dh.gov.hk/english/press/2014/140109.html.

家人、同事和世界各地的朋友都懷念他。[82]

2014 年 4 月，一封致香港醫學雜誌編輯部的讀者來信，講述了李紹鴻教授逝世的經過，也讓我們看到他對社會公益的熱心。2014 年 1 月 6 日，李教授作為主賓，出席了由「愛心全達慈善基金」主辦的年度冬季慈善晚宴。晚宴進行到一半時，李教授即興演唱了新疆民歌。一曲既盡，他回到座位上。五分鐘後，他倒在舖有地毯的地板上，迅速陷入深度昏迷，安詳離世。他這樣離去，真的無負「公益醫生」的美名。[83]

82 "Obituary, Shiu Hung Lee, b. 6 June1933 d. 9 January 2014" *The Royal College of Physicians of London*, accessed 7 February 2023. https://history.rcplondon.ac.uk/inspiring-physicians/shiu-hung-lee.

83 Jacob W.T. Ng, John Y. H. Ho, "An Addendum to 'Doctor for Society'—Professor Lee Shiu Hung: 'Pass on Benevolence, Pass on the Legend'" *Hong Kong Med J* 20 (2) (2014): 169.

1945

第九章

政府專家：發展新的醫學分支

2015

自 1911 年建校以來，香港大學醫學院一直沒有自己的附屬醫院；臨床教學最初在雅麗氏紀念醫院和附屬醫院進行，並由私人醫生教授，1914 年才轉到更寬敞的國家醫院。國家醫院有 212 張病床由政府醫務署管控，大約一半床位分給大學部門，剩餘的床位由不屬專科醫生的政府醫官負責。1923 年大學臨床學系成立時，每個學系都可分配一定數量的病床以用於教學，42 張成人和 4 張嬰兒病床分配給大學內科部[1]，大約有 50 張病床歸大學外科部管轄。大學婦產科在國家醫院的一座平房分到 25 張病床，但是平房很小，而且手術室還常常被外科佔用。托定咸教授於是把教學單位搬到更寬敞的贊育醫院；那裏的婦科病房有 20 至 22 個床位，還有一個產科病房和一個手術室[2]（見第六章）。

李約瑟爵士（Richard Needham）於 1933 年代表英國醫務委員會訪港期間，建議香港大學的教授與政府醫官更緊密地合作。[3] 多年來，政府醫官也很積極協助教導醫學生。1937 年，瑪麗醫院落成啟用。國家醫院的所有員工和病人都搬到新醫院，瑪麗醫院共有 546 張病床，其中 170 張分配給港大。[4]

二戰後，政府醫務衛生署的一些醫官也成為專科醫生。因此，在教學醫院內同時有政府的外科、內科和婦產科等部門，各由政府專家領導，就像大學部門一樣。1989 年，公營醫療系統改組，分為醫院管理局和衛生

1 Medical and Sanitary Report1927, Hong Kong Administrative Reports,1927, M [1] 12-13.

2 Gordon King, "The History of Tsan Yuk Hospital1922–1955" *Bulletin of the Hong Kong Chinese Medical Association*, 8 (1956):31-39.

3 Cunich, *A History of the University of Hong Kong*, 319-320.

4 C. M. Fung, *A History of Queen Mary Hospital, Hong Kong* (Hong Kong: Queen Mary Hospital,1997), 17.

署兩個機構；在教學醫院如瑪麗醫院、威爾斯親王醫院等，每個基本的臨床部門如內科、外科、兒科和婦產科，醫管局和大學單位合二為一，涵蓋行政、臨床服務和教學。這些單位於 1995/1996 年全面整合，大大簡化了醫院的管理。現在這些醫院的醫生，不分大學或醫管局僱員都會協助教學。

二戰後的頭幾十年，在教學醫院的放射診斷、放射治療等需要昂貴設備的專科都完全由政府發展。政府還負責建立某些醫學分科，例如精神科、胸肺科和麻醉科。一些非政府組織則致力於治療需要長期護理的患者，例如結核病和痲瘋病。高隆龐會的修女在律敦治醫院教授醫學生結核病知識，而痲瘋病教學則在喜靈洲痲瘋病院。痲瘋病院於 1951 年啟用，可容納約 500 名痲瘋病人，後於 1975 年關閉，因當時病例已很少。[5]

本章介紹的三位名醫都是政府醫務衞生署聘任的專家。這三位傑出的醫生，以發展、擴張和提升自己所屬的專科為己任，令他們的部門可媲美西方國家的同行。作為大學的名譽講師／教授，他們也教授醫學生，同時培養了一批骨幹醫生接班，其中兩位還有自己的研究計劃。事實上，他們的工作與大學同事沒有什麼不同。這三位傑出醫生，包括：何鴻超醫生，唯一一位擁有放射診斷和放射治療雙重證書的人；香港第一位受過正式專科培訓的精神科醫生葉寶明，以及香港第一位麻醉科專家聶守德（Zoltan Lett）醫生。每一位都在香港醫學史上，留下了自己的足跡。

5 International Leprosy Association Hay Ling Chau. Accessed on 8 February 2023, https://leprosyhistory.org/database/archive308

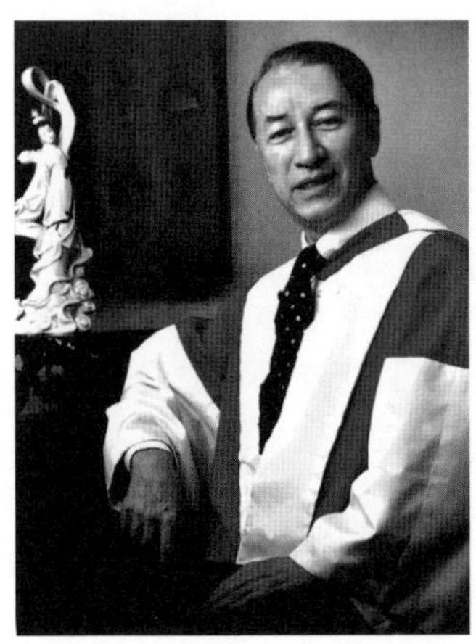

1916-2005

何鴻超

Ho Hung Chiu, John

MBBS, MD, FRCR, FACR, FRCRA, FHKCR, CBE, Cavaliere of the Order Al Merito della Repubblica Italiana.

圖片來源：何鴻超家人

何鴻超教授，人稱「皇上」，是香港「放射科及腫瘤科之父」。他對所屬專業和香港社會有深遠的影響和貢獻。

他於 1916 年出生於一個顯赫的家庭，家人對他的學業成績有很高的期望。他就讀於聖若瑟書院，後考進香港大學醫學院。在學期間，他是運動健將，擅長游泳、跳水和長跑，在院際和大學比賽中獲得許多獎牌和獎杯。

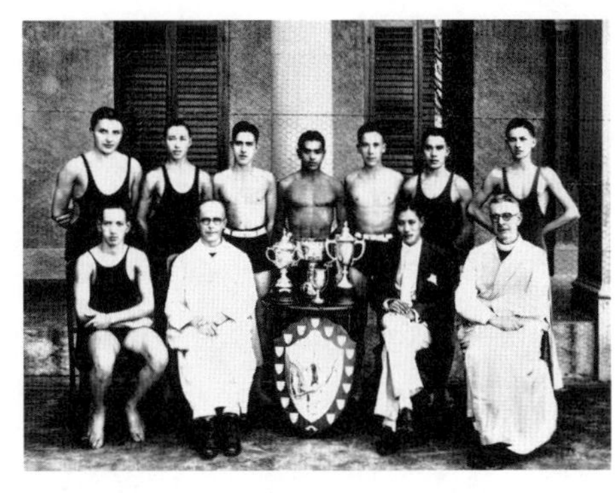

何鴻超（站立左 2）與利瑪竇宿舍的游泳隊，1936 年。
圖片來源：何鴻超家人

何鴻超 1940 年畢業，正值抗日戰爭期間，當時日軍已經開進中港邊境的深圳。作為愛國人士，他響應保衛中國同盟緊急救助的號召，組織了兩輛滿載醫療物資的救護車，開往中國大陸。在內地，他先是在中國紅十字會醫療隊工作，後加入國民黨軍隊。[6] 他曾在野戰醫院工作，即使沒有麻醉劑和消毒劑，也必須為

6 Fung, *A History of Queen Mary Hospital*, Hong Kong, 25.

傷員施手術。1945 年返回香港後，他當上荔枝角傳染病醫院的院長，醫院戰時部分被炸毀，當時擠滿了天花、霍亂、傷寒、白喉和腦脊髓膜炎患者。1946 年，他獲得英國文化協會獎學金赴英國深造，以表彰他在中國的戰時服務。

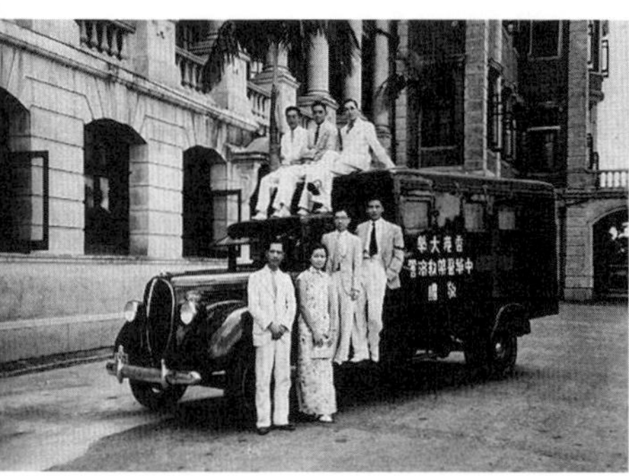

何鴻超（坐右 1）與滿載醫療物資的救護車，1939 年。
圖片來源：何鴻超家人

何鴻超（前排，左 4）與荔枝角醫院的同事，1946 年。
圖片來源：何鴻超家人

何鴻超有外科和熱帶醫學方面的工作經驗，但兩者都未能激起他投身的熱情。[7] 然而在英國，他找到自己的使命。他曾在哈默史密斯醫院（Hammersmith Hospital）的皇家研究生醫學院（Royal Postgraduate Medical School）的放射學系進修，並考獲倫敦皇家內科醫學院和英國皇家外科醫學院聯合頒授的 醫學放射診斷學文憑（DMRD）。在著名的卡羅林斯卡學院（Karolinska Institute）放射科交流了三週後，他經美國返回香港，途中參觀了世界上最好的放射診斷和放射治療中心，包括：西奈山醫院（Mount Sinai Hospital）、梅奧診所（Mayo Clinic）和莫菲特醫院（Moffitt Hospital）。[8]

7 Vernon Ram, Emperor Extraordinaire: *The Life and Work of John HC Ho* (Hong Kong: Scientific Communications (HK) Ltd, 2003), 6–8.

8 Ibid., 10.

何鴻超於 1949 年回港，重返政府醫務署，並加入由法爾醫生（Frank James Farr）領導的放射科，法爾醫生於同年退休。雖然早在 1910 年，雅麗氏紀念醫院就安裝了第一台 X 光機，但政府醫務署和大學在戰前都沒有嘗試發展放射科服務。1939 年，瑪麗醫院安裝了第一台用於治療癌症的深度 X 光機；戰爭期間，該機被拆除後運往日本。戰後不久，預防和控制當時流行的傳染病，佔用了醫療預算的絕大部分。放射科，仍然只是一個「分部門」。[9]

由於香港人口的增加，以及 X 光作為一種診斷技術的重要性不斷提高，何鴻超預計放射科將會有大發展。他開始有計劃、有策略地建立自己的王國；1953 年，何鴻超意識到必須在本地培訓放射診斷技師和放射治療技師，因為派人前往英國的成本高昂。他與倫敦放射技師學院洽談，成功爭取承認香港的培訓，並可在本地進行考試。[10]

1954 年，他重回英國，在米德爾塞克斯醫院（Middlesex Hospital）完成培訓。1954 至 1959 年間，他獲得放射科醫學院（1975 年更名為皇家放射科醫學院）的放射診斷和放射治療院士資格，是香港唯一同時擁有兩者的人。回港後，他與英國相應的學院商討，成功讓本地培訓的放射治療技師得到認可，奠定了放射治療成為香港又一專科的基礎。[11]

何鴻超隨後轉向培訓香港醫生。1959 年 10 月，他向放射科醫學院請求認可本地訓練的醫生，讓他們可以應考放射診斷學

9 Ibid., 10-11.
10 Ibid., 29.
11 Ibid., 12–13.

文憑（DMRD）及放射治療學文憑（DMRT），並在香港舉行第一部分的考試。通過第一部分考試的醫生，將被派往英國進修一到兩年，然後應考 DMRD 或 DMRT 的第二部分考試。20 世紀 70 年代中期，英國皇家放射科醫學院院士（FRCR）的診斷（D）和治療（T）第二部分考試，輪番在香港或新加坡舉行，向前邁出重要的一步，顯示英國皇家放射科醫學院，對香港資深醫生提供的培訓很有信心。[12] 到 2000 年代，四代的放射技師、放射治療技師、放射科醫生和腫瘤科醫生都可算是他的徒子徒孫；所有主要腫瘤中心的部門負責人都曾經是他的學生。[13]

1956 年，瑪麗醫院的政府放射科分部在主樓一樓東南角，設有放射診斷及放射治療設施；很快地，部門擴大到佔據了一樓的整個翼樓。此後十年，香港的疾病格局發生變化，包括癌症在內的慢性非傳染性疾病成為主要死因，需要更先進的診斷和治療設施。其中包括超聲、X 光斷層掃描、放射性同位素掃描和後期的電腦掃描、磁力共振掃描和正電子發射斷層掃描，以及用於放射治療的線性加速器。新設備需要更多的空間。1964 年，政府得到皇家香港賽馬會的慷慨捐助，在伊利沙伯醫院興建了放射治療及腫瘤學大樓；該大樓配備了所有先進的放射診斷、放射治療和腫瘤治療設施，包括用於治療鼻咽癌（NPC）的新型高能放射治療機。

何鴻超有遠見，早在 1956 年就從澳洲招募了 Geoffrey Mauldon，成立一個新的物理學部門，培訓物理學家和工程師來

12 Jane Parry" Obituary: John HC Ho" *Brit Med J* 331 (2005): 578.

13 A.W.M. Lee. "A tribute to the Emperor Extraordinaire: the Legend of Professor John HC Ho" *J HK Coll Radiol*, 8 (2005): 117–120.

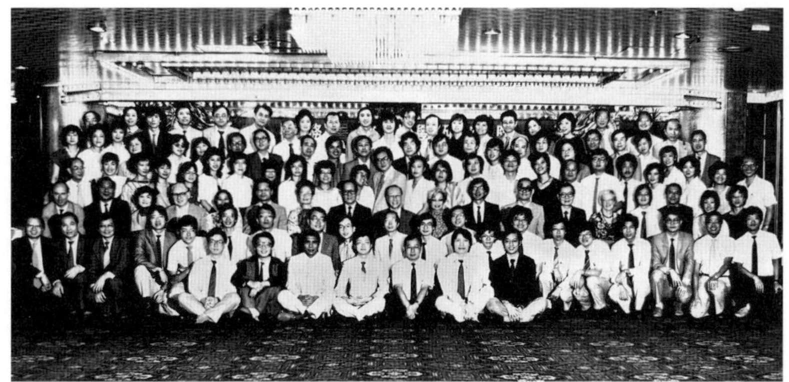

何鴻超教授（第三排，坐左 9）與放射治療部同事，1985 年。
圖片來源：何鴻超家人

開發和支持這些新服務。20 世紀 70 至 90 年代的經濟繁榮期間，政府興建了幾間主要的區域性醫院，例如：瑪嘉烈醫院、威爾斯親王醫院、屯門醫院和東區尤德夫人那打素醫院。它們都需要放射診斷、放射性同位素和放射治療服務，而物理學家可以在規劃階段，協助確定所需的設施和設備，並確保工作人員和患者的安全。

何鴻超一步步建立和發展他的「王國」，為香港人提供放射診斷和放射治療服務。由於香港所有政府醫院的放射診斷和放射治療服務都歸他管轄，他的「王國」一定是世界上最大的放射科服務機構之一。他的同事王源美教授和麥花臣教授，都非常欽佩和羡慕他能夠建立如此龐大的服務版圖，並親切地稱他為「皇上」。[14]

何鴻超非常關心病人，他們因此也信任他。他一心為病人提供更好和先進的治療。1956 年，因為瑪麗醫院沒有病床給接受放射治療的病人，何鴻超向樂施會募款，在醫院附近興建一間設有 32 個床位的宿舍，供可以自理的病人入住。[15] 1967 年，何鴻超獲香港防癌會的捐助而興建南朗醫院，專門治療癌症患者。多

14 A.W.M. Lee. "A tribute to the Emperor Extraordinaire: The Legend of Professor John HC Ho" *J HK Coll Radiol*, 8 (2005): 117–20.

15 Ram, *Emperor Extraordinaire: The Life and Work of John HC Ho*, 44.

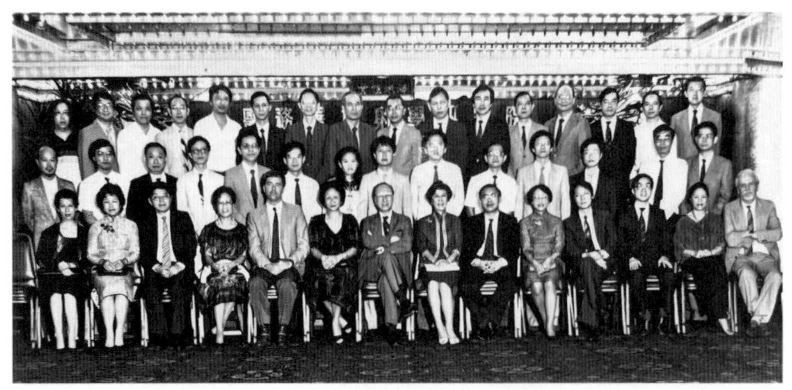

何鴻超教授（前排，左 7）與放射診斷部同事，1985 年。
圖片來源：何鴻超家人

年來，醫院規模不斷擴大，以容納更多患者並擴大服務範圍。[16] 2003 年，南朗醫院關閉，改為護養院，以配合香港的需要。[17]

儘管何鴻超診治過不同類型的癌症患者，但為他贏得國際聲譽的，是對鼻咽癌（NPC）的開創性研究。他深入研究了鼻咽癌的各個方面，包括其發病機制、治療、預防和早期發現。鼻咽癌在中國南方很常見。他假設早期接觸醃製食品，尤其是鹹魚是一個主要的致病因素，並提供了流行病學和實驗證據，[18] 來支持這個假設。另一項重大發現是愛潑斯坦—巴爾病毒（EBV）與 NPC 之間的密切關聯，從而催生了一種早期檢測 NPC 的方法，[19] 並可以更好地闡明其發病機制。何鴻超針對鼻咽癌的分期，提出了不同的系統，因為鼻咽癌的臨床特性和治療考慮與其他頭頸癌不同，而國際抗癌聯盟和美國癌症分期和最終結果報告聯合委員會目前的分期系統，主要是基於他的概念。在 1976 至 1985 年間，曾經是致命的 NPC，在使用他的放射治療技術後，患者的 5

16 Ibid., 45–46.
17 南朗醫院也提供善終服務，香港市民視為「等死」的地方，因此不受歡迎。
18 L. Y. Fong, J. H. Ho, D. P. Huang, "Preserved Foods as Possible Cancer Hazards: WA Rats Fed Salted Fish Have Mutagenic Urine" *Int J Cancer* 23 (1979): 542–46.
19 John H.C. Ho. "An epidemiologic and clinical study of nasopharyngeal carcinoma", Int. *I Radiation Oncology, Biology, Physics* 4(3–4) (1978):193–98.

年疾病特異性生存率提升到 52%。[20]

1963 年香港防癌會的成立是何鴻超的又一重大成就，該會在促進癌症的預防和早期發現，以及提供有效的治療和善終服務方面發揮重要作用。它為癌症研究提供資金，特別是對本地流行的癌症（如鼻咽癌和肺癌）的研究，該會為治療各種癌症的循證臨床實踐的發展做出了巨大貢獻。[21] 何鴻超很有遠見，早在 20 世紀 70 年代，已建立了以人口為本的香港癌症資料統計中心；國際癌症資料統計中心協會接納本港的統計中心為成員，足見其數據的高質量。通過顯示發病率和死亡率的變化，以及癌症分佈的模式，癌症資料統計對於規劃癌症服務，以及流行病學和臨床研究至關重要。[22]

何鴻超於 1950 年首次擔任香港大學的放射學名譽講師，並於 1983 年獲委任為放射腫瘤學名譽臨床教授。在中大（1984 年）和港大（1991 年）成立相關學系之前，他和同事一直負責教授醫學生。他常常向學生和員工強調以下幾點：「癌症治療必須基於科學證據，如果沒有可用文獻，應該嘗試通過研究來確立證據。他非常重視準確評估可量度的疾病數據、保存細緻的記錄和使用正確術語」[23]——這是任何研究人員、任何醫生都應該聽取的合理建議。他深受學生、住院醫生和員工的愛戴，他經常出面「拯救」被王源美教授逼入死角的年輕醫生，因為在眾多醫生中，王特別尊重何鴻超。

20 A.W.M. Lee. "A tribute to the Emperor Extraordinaire: The Legend of Professor John HC Ho" *J HK Coll Radiol*, 8 (2005): 117–20.

21 Ram, *Emperor Extraordinaire: The Life and Work of John HC Ho*, 50.

22 A.W.M. Lee, "A tribute to the Emperor Extraordinaire: The Legend of Professor John HC Ho" *J HK Coll Radiol*, 8 (2005): 117–20.

23 Ibid.

儘管何鴻超出身自名門望族，但他也深知普羅大眾生活的艱辛。何鴻超最能體恤別人，他會把桌子上剩下的每一粒米都撿起來，並説道「粒粒皆辛苦」。[24] 他也會將自己的薪水捐給不同的慈善機構。

何鴻超教授於 1985 年退休，他的學生和同事成立了「何鴻超醫學教育基金」，以紀念他們的恩師，弘揚他推動教育和研究的精神。退休後，他繼續在浸信會醫院擔任名譽顧問 15 年。

何鴻超教授因其對癌症治療和研究的巨大貢獻，獲得本地，以至海外及國際機構的嘉獎。何鴻超教授獲得的榮譽，無論在數量上，還是遍及全球的寬度上，都是史無前例的。最負盛名的獎項包括：在歐洲，OBE 和 CBE，意大利共和國騎士勳章（Cavaliere of the Order Al Merito della Repubblica Italiana），以及國際 EBV 和相關疾病研究協會頒發的獎項；在北美，美國放射學會名譽院士、del Regato 基金會首屆金獎和演講者、Gilbert H. Fletcher 協會金獎和第五屆年度演講者；在澳洲，澳洲皇家放射科醫學院名譽院士；在香港，首屆白文信爵士金獎、名譽科學博士和香港放射科醫學院名譽院士。[25]

何鴻超教授是香港的傳奇，學術界的偶像，放射診斷、腫瘤防治、放射治療的先知，值得我們學習和效法。他贏得眾人的喜愛、欽佩、崇敬和引以為傲。

24 唐朝李紳《憫農》：「鋤禾日當午，汗滴禾下土。誰知盤中飧，粒粒皆辛苦？」
25 A.W.M. Lee, "A tribute to the Emperor Extraordinaire: the Legend of Professor John HC Ho" *J HK Coll Radiol* 8 (2005): 117–20.

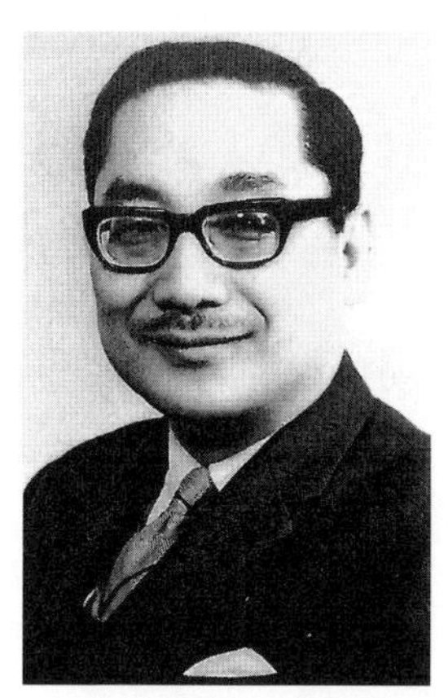

1921-1971

葉寶明

Yap Pow Meng

MA, MD, DPM, FRCPE, FRCPsych

圖片來源："Professor P. M. Yap Memorial Lectures", *Hong Kong Journal of Mental Health*, 28（1&2）（1999）, 2.

葉寶明教授是香港「精神科及精神健康服務之父」，[26] 也是國際心理健康和比較精神病學的世界權威。

葉寶明於 1921 年出生於馬六甲，就讀於吉隆坡最古老的中學維多利亞書院。[27] 家中五個兒子中，他的學業成績最好，在高中時多次獲得獎學金。1939 年畢業時，他獲頒最負盛名的女皇獎學金，讓他能在英國劍橋接受高等教育。女皇獎學金以英國維多利亞女皇的名字命名，於 1885 年由海峽殖民地總督史密斯爵士（Cecil Clementi Smith）設立；該獎學金的目標之一，是讓優秀的男生有機會到英國完成學業。當時海峽殖民地和馬來各邦都沒有大學，大多數家庭連送孩子上學的費用都負擔不起，更不用說去英國接受大學教育。學生時代，葉寶明參與許多課外活動，如辯論學會和地理學會的成員、風紀委員會成員、游泳隊隊長。他抵達英國時，二戰在歐洲爆發。

葉寶明入讀劍橋大學西德尼薩塞克斯學院（Sidney Sussex College），1943 年獲得心理學學士學位；1946 年再獲醫學士學位，後在莫茲利醫院（Maudsley Hospital）繼續深造；1948 年獲精神病學文憑（DPM）。同年，他前往香港，擔任在高街的維

26 "Founding Father of Mental Care" *South China Morning Post*, 21 August1978.
27 維多利亞書院的成立是為了紀念維多利亞女王於 1887 年登基 50 週年，建造學校的部分資金來自蘇丹以及知名居民和公眾的捐款。

多利亞精神病院的院長，開始了他的專業生涯。[28]

20 世紀初的香港精神病院，洋人與華人各自分開。1925 年，二者合併為維多利亞精神病院，最初只有 23 張床位，後來擴大到可容納 84 名患者。儘管香港人口不斷增加，但床位數目卻維持不變。政府將無法收容的華人病人，送到位於廣州西南部芳村的嘉約翰精神病院，病人的費用由香港政府每年向該院匯款支付。[29] 1949 年中華人民共和國成立，1951 年邊境關閉後，無法再轉送患者到廣州。香港政府為了照顧本地的精神病人，計劃在青山興建精神病院。

葉寶明在精神科設施開始興建之際到港，恰逢其時，可將當代西方精神科的方法和概念引入。在他的領導下，精神健康服務有系統地發展起來。香港社會對精神病患者存在很大的偏見。最初幾年，他把時間花在教育公眾有關精神疾病[30]和精神異常的知識。[31] 他講授心理衛生和如何預防精神病，並敦促為學童建立輔導診所。[32] 他對香港人說：「有這樣的一個說法，從一個國家對待精神病人的態度，就可以判斷一個國家的文明程度。」1954 年，他組織了一個心理衛生研究小組，後來發展成為香港心理衛生

28 T. W. Fan, "The Life and Works of Professor Pow-meng Yap", *Hong Kong Journal of Mental Health*, 28 (1999):16–20.

29 Report of the Acting Principal Civil Medical Officer for the Year1900, HKSP1901, 252. 美國醫務傳教士嘉約翰 • 醫生 1899 年從廣州博濟醫院退休後，將全部時間投入照顧精神病患者。1876 至 1880 年間，他致力爭取讓精神病人獲得必要且公平的治療，但市政府並不想成立精神病院。嘉約翰自己籌集捐款，在芳村購入 17 畝土地，於 1898 年建造兩棟建築作為醫院。

30 "Mental Illness: Talk by Dr. Yap" *South China Morning Post*, 29 May1953.

31 "Mental Abnormality: Talk by Dr. Yap" *South China Morning Post*, 11 December1953.

32 "Mental Hygiene: HK School Child's Problems, Guidance Clinic Need" *South China Morning Post*, 6 November1951.

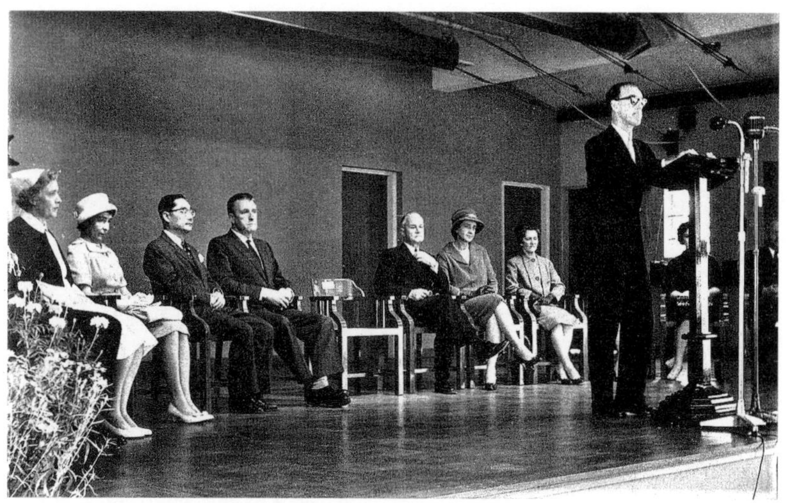

青山醫院1961年開幕儀式。葉寶明（坐，左 3），主禮者是港督柏立基（站立）。
圖片來源：青山醫院精神健康學院的《香港精神科服務簡史》小冊子

會——一個促進心理衛生教育和照顧精神病人的非政府組織。[33] 該組織還為精神病人提供康復設施。1960 年，舊的《精神病院條例》廢止，《精神健康條例》（第 136 章）頒佈，旨在為精神病患者提供照顧。[34]

1957 年，青山醫院第一期啟用。葉寶明籌辦的志願戒毒治療中心，佔用青山醫院首批 120 張床位。1965 年治療中心遷離青山醫院，[35] 葉寶明繼續擔任香港戒毒會（SARDA）的名譽顧問。青山醫院 1961 年落成，取代了維多利亞精神病院，院長葉寶明對這家有 1,000 張床的醫院感到非常自豪。[36] 他將現代精神科治療引入醫院，並組成了一支有醫生、護士、醫務社工、職業治療師、兩名心理學家和一名藥劑師的多學科團隊。精神科藥物的

33 T. N. Foo, "The Mental Health Association of Hong Kong: a Brief History", In *Aspects of Mental Health Care: Hong Kong1981*, ed. T. P. Khoo (Hong Kong: Mental Health Association of Hong Kong,1981), 85–103.

34 W. H. Lo. Development of Legislation for the mentally ill in Hong Kong. *J Hong Kong Psychiatr Assoc*. 8, (1988) : 6–9.

35 Medical and Health Department Annual Report,1965/1966, 29.

36 Edward L. Margetts, "Pow Meng Yap (1921–1971)", *Canad Psychiat Ass J* 17 (1972): 253–54.

面世，使一些患者可以出院，在外面一邊服藥一邊如常過活。當然，他們仍需在門診接受密切監測和復康治療。[37]

葉寶明是精神病患者復康和社區護理的先驅。他的目標是讓精神病患者重返社會，自食其力。大多數患者已經住院很長時間，因此必須有精神科門診和中途宿舍，讓他們重新適應在外面的生活，才能重返社區。1964 年，非牟利機構新生互助會，為青山醫院的出院病人開設了第一間中途宿舍。[38] 互助會於土瓜灣設立首間男性中途宿舍。次年，新生互助會更名為新生精神康復會，成立工、農業的男性庇護工場，並於 1972 年在觀塘開設首間女性中途宿舍。[39] 長期以來，精神病患者的康復工作，主要由香港心理衞生會、新生精神康復會等非政府機構承擔。

葉寶明相信，可以通過建立精神科或心理健康中心，將精神科服務轉移到社區；從精神病院出院的患者，可以在這些日間醫院和門診繼續接受治療。新的油麻地精神科中心於 1966 年啟用，取代了尖沙咀精神科中心，提供各類精神科服務，包括成人及兒童門診服務。[40] 港島的香港精神科中心成立於 1968/69 年，無論在過去或現在都是示範中心。[41] 葉寶明於 1969 年離開香港後，有更多的中途宿舍和門診投入服務，但社會對精神病人的強烈偏見，令香港從醫院照顧到復康和社區照顧的過程非常緩慢。直到千禧年後，精神科病床數量才開始下降，從 2000 年的

37 "Community Attitude to Mental Health Needs to be Changed", *South China Morning Post*, 18 March1988.

38 S. Liu, "The New Life and I", *In New Life Psychiatric Rehabilitation Association Annual Report 1990*, 49–51.

39 Ibid.; Milestones of New Life Psychiatric Rehabilitation Association. Accessed on 8 February 2023, https://www.nlpra.org.hk/55year/en/milestone.

40 Hong Kong Medical and Health Department for the Year 1966/1967, 28.

41 Hong Kong Medical and Health Department Report for the Year 1968/1969, 29.

5,395 張減少到 2012 年的 3607 張，少了三分之一，門診治療的患者相應增多了。[42]

葉寶明在政府任職期間，一直兼任港大內科學系的講師。當時，精神病是在內科課程中教授。他是能啟迪人心的老師，對學生也很關心。英語幾乎是他的第一語言，但粵語掌握得不夠好，無法與病人有效溝通；當葉寶明向病人詢問精神病史時，特別是有關性生活，他的古怪廣東話用語，常常令學生忍俊不禁。

葉寶明一邊忙於主理精神科服務，一邊進行研究。他研究香港的自殺問題，調查其發生率及趨勢，並分析導致自殺的因素。[43] 他發現 1946 至 1955 年間自殺傾向有所增加，而且男性的自殺率高於女性，但在年齡較大的人群中，情況正好相反，貧窮、疾病和失業是自殺的最重要原因。[44] 這項研究的成果，構成了他 1957 年醫學博士論文的基礎。他是跨文化精神病學方面的名人，創造了「文化關聯綜合症」（Culture-bound Syndrome）一詞。他在英國精神病學雜誌上發表了他的經典論文，將縮陽描述為一種文化關聯的人格解體綜合症。[45] 他也研究了馬來亞人的拉塔病（Latah），並剖析了該病的疾病分類，主張 latah 是一種特殊形式的恐懼神經症，具有很小的歇斯底里特徵，依存於文化，並且僅在掌握和防禦能力，都受到自己的文化發展水平限制的人中

42 Hong Kong Hospital Authority Statistical Report (2013a) for 2011/2012.

43 "Reasons for Suicide: Poverty, Illness, Unemployment Most Important Causes Here. Men and Women Ratios" *South China Morning Post*, 25 April1956.

44 P. M. Yap, "Suicide in Hong Kong", *Journal of Mental Science*,194 (1958): 261–301.

45 P. M. Yap, "Koro- A Culture-bound Depersonalization Syndrome" *British Journal of Psychiatry*, 111 (1965): 43–50.

發現。」[46] 他充分利用自己出色的英語能力，成為國際研討會的常客，也是多種期刊的作者，文章不僅涵蓋讓他享負盛名的文化關聯綜合症和比較精神病學，還包括了藥物依賴、自殺、衰老和疾病分類學等其他主題。[47] 他的研究成果常在文獻中被引用。

隨着他在國際心理健康和比較精神病學領域的知名度越來越高，葉寶明收到世界各地的精神科中心和學術會議的演講邀請。1963 年，他成為世界衛生組織心理衛生專家諮詢小組成員。1966 年，在亞洲及太平洋心理衛生研究會議召開之前，他在火奴魯魯的東西中心（East-West Centre）進行了為期六個月的研究。1969 年，他離開香港政府醫務衛生署，應聘到多倫多大學克拉克學院（Clarke Institute）任副教授。[48] 然後，他於 1971 年返回香港，成為港大首位精神科教授。[49] 同年 11 月，他在墨西哥城參加第五屆世界精神病學大會時突然去世，專業生涯不幸因而中斷。他身後留下了妻子和兩個孩子。[50]

人們會記得葉寶明教授是一位學者、知識分子和深刻的哲學家，對人有着濃厚的興趣。在他的學生眼中，他總是善良、體貼、彬彬有禮、樂於助人。他畢生致力於了解人的心理。

---

46 P. M. Yap, "The Latah Reaction: Its Pathodynamics and Nosological Position" *Journal of Mental Science*, 98 (1952): 515–64.

47 Helen F. K. Chiu, "Professor Pow-Meng Yap: A Giant in Psychiatry from Hong Kong" *Asia-Pacific Psychiatry*, 4(2012): 84–86.

48 Edward L. Margetts, "Pow Meng Yap (1921–1971)", *Canad Psychiat Ass J* 17 (1972): 253–54.

49 "Psychiatric Department for HKU", *South China Morning Post*, 8 May1971.

50 Edward L. Margetts, "Pow Meng Yap (1921–1971)" *Canad Psychiat Ass J* 17 (1972); 253–54.

1916-2014

聶守德

Zoltan Lett

MD,DA, FRCA, FFARCS, FANZCA, FHKCA, FHKAM (Anaes)

聶守德醫生，朋友稱他為左撇子，是香港「麻醉科之父」。在香港兩所大學成立麻醉學系前，他是本地麻醉科發展和麻醉科醫生培訓的主要推手。他參與創辦兩個麻醉科的專業組織——香港麻醉科學會和香港麻醉科醫學院。香港危重病學會的成立，他也發揮了重要作用。

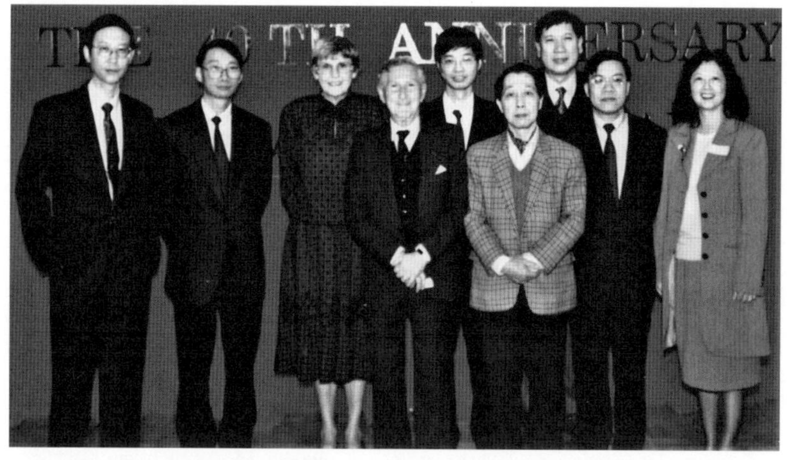

聶守德醫生（中）與香港麻醉科學會歷任會長及副會長慶祝學會40週年，1995年。圖片來源：熊志添醫生

聶守德1916年出生於捷克，在納粹德軍佔領捷克時，是醫科五年級學生。聶守德逃往英國，於1939年加入捷克解放軍。捷克流亡政府決定派學生到英國繼續學業，協助戰後重建國家，他遂在倫敦大學學院醫院（University College Hospital）完成了

醫學培訓。1942 年，23 名捷克留學生獲得牛津大學的醫學士學位，他是其中之一。畢業後，他加入皇家陸軍醫療隊，被派遣到緬甸，在軍中擔任麻醉科醫生。戰後，他繼續深造麻醉科，並獲得麻醉學文憑，後來又考獲皇家外科醫學院屬下的麻醉科學院的院士（FFARCS）。[51] 然後，他加入英國國民保健署（NHS），擔任麻醉科醫生。他在諾定咸工作時，認識了時任香港醫務衞生署署長的楊國璋醫生。[52] 楊國璋力邀他出任香港首位麻醉科專家一職。[53]

聶守德於 1954 年抵達香港。他負責為香港政府醫院提供和發展麻醉服務，並在香港大學兼職教授醫學生。當時只有三間政府醫院：瑪麗醫院、贊育醫院和九龍醫院。香港的麻醉科醫生很少，而且大都沒有接受過適當的麻醉科培訓，除了葡籍的奧些路醫生（Horatio Percy Loui Ozorio）。奧些路畢業於港大醫學院，從事婦產科和麻醉科的工作，戰前為香港大學外科的狄比教授麻醉病人，積累了豐富的經驗。[54] 聶守德和奧些路合作，推動麻醉科在香港的發展，直到 1960 年奧些路移居英國。兩人於 1954 年創立香港麻醉科學會，[55] 會員只有少數幾位麻醉科醫生和對麻醉感

---

51 Ronald Lo, "Obituary- Dr. Zoltan (Lefty) Lett" Royal College of Anesthetists. Accessed on 8 February 2023, https://rcoa.ac.uk/obituary-dr-zoltan-lefty-lett.

52 Patrick P. Sim, "A Measure of Gold, Hong Kong Anesthesia at 50" *Anesthesiology*, 107(1) (2007): 153.

53 Ronald Lo, "Dr. Zoltan Lett, MD, DA, FRCA, FFARCS, FANZCA, FHKCA, FHKAM (Anes) on the Conferment of Honorary Fellowship of the Hong Kong College of Anesthesiologists at the 25th Congregation of the College" Accessed on 8 February 2023, https://www.hkca.edu.hk/archives/HKCAbulletin/E-news/doc/Citation-Zoltan_Lett.pdf.

54 Patrick P. Sim, "A Measure of Gold, Hong Kong Anesthesia at 50" *Anesthesiology* 107(1) (2007): 154.

55 "Colony's First Anesthetists Society Formed" *South China Morning Post*, 18 June1954.

興趣的外科醫生。學會的目標，包括：提高麻醉作為醫學一分支的認知；為麻醉科醫生提供最佳培訓環境，為延續臨床教育創造機會，並提高公眾對麻醉學作為一門醫學專科的認知。學會邀請海外專家演講的學術會議，很受本地麻醉科醫生的歡迎，因為當時他們很少能到海外參加會議。學會成立三年後，獲接納為世界麻醉科學會聯合會的正式會員。聶守德擔任學會會長長達 17 年。

由於公立醫院的病床數量不斷增加，對醫生的需求也增加，麻醉科醫生當然也不例外。政府醫務衛生署的麻醉科醫生要通過英國皇家外科醫學院（FFARCS）或澳洲皇家外科醫學院（FFARACS）屬下的麻醉科學院的考試，才能擔任高級醫官。[56] 1960 年代，政府的政策是保送個別醫生到英國接受培訓一到兩年，並參加院士考試，由政府支付費用。專科培訓的整個過程太慢，無法滿足對麻醉科醫生的需求。解決方法就是在本地培訓。

多虧他的奉獻精神和友善合群的性格，聶守德在國際麻醉學界建立了一個朋友網絡，協助他推進在香港實現高水準麻醉的願景。聶守德與澳洲皇家外科醫學院的麻醉科學院洽談，讓本地的培訓獲得認可。1960 年代，澳洲麻醉科學院派考官到香港，培訓考生和舉辦模擬考試。聶守德通過香港麻醉科學會組織進修課程，由資深同事講授麻醉學，香港大學的基礎科學家教授生理學和藥理；他還成立了一個教育基金，贊助澳洲導師來港授課。[57] 1969 年，澳洲考官在香港主持了第一次 FFARACS 的初級考

56 Roland Lo, "Dr. Zoltan Lett, MD, DA, FRCA, FFARCS, FANZCA, FHKCA, FHKAM (Anes) on the Conferment of Honorary Fellowship of the Hong Kong College of Anesthesiologists at the 25th Congregation of the College."

57 Ibid.

試。後來，考試由香港麻醉科醫生擔任考官。[58]

在 70 和 80 年代醫院建設的黃金時期，香港需要更多的麻醉科醫生，也要有適當的培訓計劃。直到那時，香港還沒有正式的專科培訓計劃，不僅是麻醉科，其他學科也沒有。聶守德在港大外科學系擔任兼職名譽臨床講師，他 1976 年從政府退休後，成為外科學系的全職講師，及後晉升為麻醉科教授，投入更多時間從事培訓計劃，直到 1983 年第二次退休。應英國高等教育國際合作委員會的邀請，英國麻醉科醫生 Michael D. Vicker 來到香港，檢討本地麻醉科發展的狀況。Vicker 醫生建議在大學建立獨立的麻醉學系。1987 年，香港大學醫學院成立麻醉學系，比中文大學晚了四年。[59]

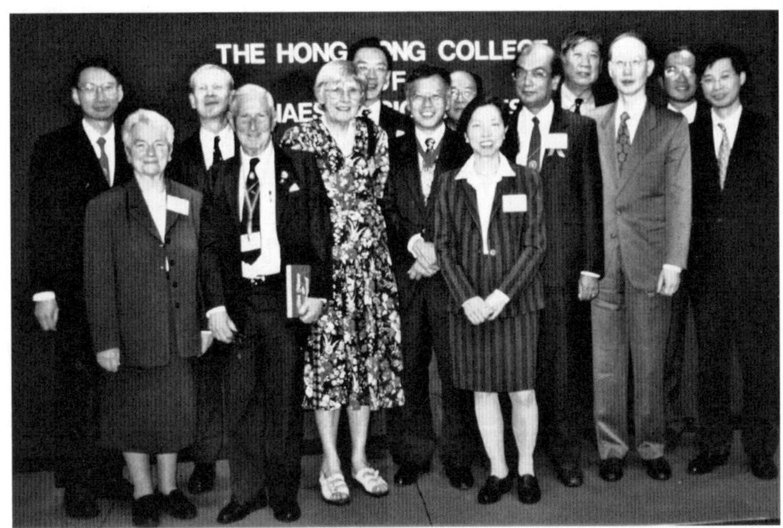

香港麻醉科醫學院年會，1999 年，聶守德（前排，左 2）。
圖片來源：熊志添醫生

58 Ibid.

59 Patrick P. Sim, "A Measure of Gold, Hong Kong Anesthesia at 50" *Anesthesiology*, 107(1) (2007): 156.

危重病學作為一門專科，相對於其他專科發展較晚。它最初成立於 1953 年，當時脊髓灰質炎（小兒麻痺症）流行，期間許多患者需要接上呼吸機。這些病人都集中在一個單位，由一名麻醉科醫生主理。[60] 第一個危重病學會於 1970 年在美國成立，[61] 聶守德於 1984 年創立香港危重病學會（HKSCCM），並擔任首屆主席，他也是香港麻醉科醫學院（HKCA）的發起人和創始人之一。HKCA 於 1989 年成立，目標是作為專業評審和制定標準的權威。香港醫學專科學院於 1993 年由政府立法成立，麻醉科醫學院是醫專的創始學院之一。

聶守德鼓勵臨床研究，常在同行評審的期刊上發表論文。他著有幾本書：一本是麻醉科的教科書，另兩本是香港麻醉和危重病學歷史的書。[62] 他強調對患者要有同理心，在訪問時曾說：「現代藥物用作術前鎮靜無疑是有效的，但不應忘記，一位睿智、經驗豐富、富有同情心、能夠贏得患者信任和尊重的麻醉科醫生，也有鎮靜作用。由優秀麻醉科醫生的品格所帶來的鎮靜效果……是無毒的，不會抑制生命中樞……不會抑制呼吸，既不會上癮也不會養成習慣。這與我們常用的鎮靜藥物，形成鮮明的對比。」[63]

60 Fiona E. Kelly , Kevin Fong, Nicholas Hirsch, Jerry P. Nolan, "Intensive Care Medicine is 60 years Old: the History and Future of the Intensive Care Unit" *Clin Med (Lond)* 14(4) (2014): 376–79.

61 J E Calvin , K Habet, J E Parrillo, "Critical care in the United States. Who are we and how did we get here?" Crit Care Clin 13 (2) (1997): 363-76.

62 Z. Lett, Anesthesia (Hong Kong: Hong Kong University Press,1983); Z. Lett, *History of Anesthesia in Hong Kong* (Hong Kong: Centre for Asian Studies, Hong Kong University,1987); Z. Lett, Ronald Lo, "Anesthesia and Intensive Care in Hong Kong: Evolution and Present Position" Centre for Asian Studies, Hong Kong University1997; "Doctor Relates a Pathfinder Role" *South China Morning Post*, 20 June1982.

63 "High Standards as the Gas Man Cometh" *South China Morning Post*, 28 March1984.

1983 年，聶守德從港大第二次退休，隨即被明愛醫院聘為麻醉科主任。他一直工作到 1993 年，此後數年他到處旅行，然後定居英國。他一直與麻醉科學會和麻醉科醫學院保持密切聯繫，直到他最終退下臨床崗位。聶守德於 2014 年去世，享年 98 歲。

香港麻醉科醫學院前任主席羅佐華醫生表示，聶守德醫生不僅是一位能幹的行政人員、臨床醫生和老師，也是許多本地麻醉科醫生的良師益友。他對麻醉科的貢獻，在香港和國際上都得到認可。他是香港和菲律賓的麻醉科學會的終身榮譽會員，也是菲律賓大學的名譽教授；他也榮任世界各地許多麻醉科學院的院士。香港麻醉科從二戰後的原始狀態，發展到今天有成熟的系統，高水準的臨床服務，聶守德醫生是個關鍵人物。他全身投入麻醉專業，服務香港 40 年。[64]

64 Roland Lo, "Dr. Zoltan Lett, MD, DA, FRCA, FFARCS, FANZCA, FHKCA, FHKAM (Anes) on the Conferment of Honorary Fellowship of the Hong Kong College of Anesthesiologists at the 25th Congregation of the College".

1945

第十章

戰後大學教育工作者：培養醫生和培訓專家

2015

在西方世界，醫學分為內科、外科、婦科和產科等多個專科，而醫生專攻其感興趣的領域可追溯到數百年前。到了 20 世紀初，在西方國家的城市，專家人數穩步增加。[1]

在美國，到了 1940 年代，專科醫生比全科醫生還多，這種現像一直持續到今天。

香港開埠早年，西醫已有專門的分科。國家醫院於 1850 年成立，很早就有做外科手術，但建立真正的手術室要到 1890 年左右。1890 年，艾爾斯醫生在國家醫院加設了產科病床，但入院的病人只有垂死或難產的婦女。雅麗氏紀念醫院和那打素醫院成立時也有女病房，但同樣很少產婦使用，直到 1904 年雅麗氏產科紀念醫院開業和西比醫生的到任，情況才有改變。到了 19 世紀後期，在國家醫院和雅麗氏紀念醫院及附屬醫院，西醫已分為三個基本分支：內科、外科和婦產科。

1887 年，香港西醫書院成立，課程包括臨床醫學的各個領域：內科、外科、婦產科。講授這些科目的教師由專攻該領域的醫生負責；這些醫生通常沒有接受過專家培訓，而是通過多年的實踐而變得精通該科。

儘管香港大學及其醫學院於 1911 年已成立，但臨床學系的發展要晚得多，直到 1922 年獲得洛克菲勒基金會的捐贈，才於 1923 年聘任內科和外科教授，以及 1924 年的婦產科教授。醫學生在課程的最後三年會學習這三個臨床科目，而且每科都有期末考試。二戰前，醫學生畢業後可以根據自己的意願，選擇其中一科或所有三個分科行醫，無需進一步培訓。事實上，他們不需

1 J. Duffin, *History of Medicine* (Toronto: University of Toronto Press,1999), 344–45.

要實習一年就可以註冊執業。當時也沒有專科培訓。

雖然二戰於 1945 年 8 月結束，但大學直到 1948 年年中才正式重新開學，關於是否應該重開，也存在很大爭議。儘管海軍少將夏慤（Admiral Harcourt）從日本人手中接管了香港，但尚不清楚香港是否仍將是英國的殖民地。大學校園遭到轟炸和搶劫，破壞嚴重，部分圖書館也被摧毀；香港的基礎設施也遭到嚴重破壞，殖民地政府幾乎沒有多餘的現金。許多人認為香港不需要大學，因為只有 25% 的學生是本地人，而其高等教育的需求則可以通過其他方式滿足。[2] 兩年後，情況變得很明顯，各行各業對大學畢業生的需求都很大，因為很少英國人願意回港工作；少數肯回來的人，要求的薪酬比當地人高很多。總督葛量洪（Governor Alexander Grantham）為大學的重建計劃提供 400 萬元的特別基金，並將每年的撥款增加至 150 萬元，結束了大學前途未卜的命運。[3] 大學於 1948 年 4 月 7 日正式重開。

香港大學的教師也受到嚴重影響。25 個洋人教師中，只有 7 位仍然在任；有些人去世，有些人沒有回來。醫學院只剩下生理學教授賴廉士和婦產科教授王國棟。本章將會介紹 1948 年加入的新成員，包括：侯寶璋（病理學教授）和麥花臣（AJS McFadzean）（內科教授）等。大學的重建，他們發揮了不可估量的作用。

二戰後香港人口急速增加，醫生短缺。1960 年，政府給予大學補貼，緊急要求大學增加招收醫學生三分之一，並保證在未來七年內增加補貼。這是大學有史以來的第一次擴張計劃——作為慶祝其金禧年（1961 年）

2 Cunich, *A History of the University of Hong Kong*, 362–63.

3 Colonial Office, Note on present position regarding Hong Kong University, 20 December1947, CO 129/610/1.

的賀禮。[4] 直到 1980 年，香港只有一間醫學院。雖然香港大學醫學院的入學人數從 1950 年代到 1972 年，增加近三倍，但因人口急劇增加，每千名居民的醫生人數比例，僅從 1965 年的 0.56 人增至 1974 年的 0.69 人。[5] 政府於 1974 年決定在中大設立第二間醫學院。[6]

二戰後，醫學發展非常迅速。科技進步帶來許多新的診斷和治療方式。儘管醫學生都要學習基本的醫學科目——內科、外科、婦產科，但醫生不可能了解每個醫學分科的所有最新進展。在不同的特定領域，有必要讓一些醫生獲得專門的知識——成為專家。大學的任務是發展不同的專科，並在這些特定的領域引入最新的技術，提供臨床服務，滿足治療、教學和研究所需。

成為專家需要幾年的在職培訓。二戰前，專科醫生都是在海外接受培訓的。在 1950 年代，剛完成一年實習的醫科畢業生會在前輩的指導下，用三、四年時間在本地累積臨床和研究經驗。沒有正式的、統一的本地專科培訓計劃，而且機會通常只給學生中的精英。[7] 完成本地學徒式培訓後，學員通常會前往英國進修，如有需要可在他們感興趣的領域獲取更多的研究經驗。要得到英聯邦的專家資格，候選醫生必須通過各自專業的皇家醫學院考試。然而，香港在 1997 年後會回歸中國，此後不能再依賴英國皇家醫學院來認證其醫學專家。20 世紀 80

4 Moira Chan-Yeung, *A Medical History of Hong Kong*1942–2015, (Hong Kong: Chinese University Press Hong Kong, 2019)195–96.

5 Medical and Health Department Annual Reports1953–1980.

6 The Further Development of Medical and Health Services in Hong Kong, Hong Kong Government, Hong Kong Government Printers,1974

7 David Todd, "Recent Developments in Medical Education in Hong Kong" *In Plague, SARS and the Story of Medicine in Hong Kong*, Hong Kong Museum of Medical Sciences Society (Hong Kong: Hong Kong University Press, 2006), 288–89.

年代末和 90 年代初，香港不同的醫學專科都成立了學院，制定了各自的培訓指引、評估標準、選擇導師和評估培訓計劃的程序。結果，專科醫生培訓正規化；最後一步，是依法成立香港醫學專科學院，協調所有不同醫學專科學院的培訓活動，以促進專科醫生培訓和延續醫學教育的發展。[8] 這項艱鉅的任務由達安輝教授（David Todd）主持的委員會完成。

本章介紹六位香港大學醫學院教授的故事，他們在戰後恢復、重建和發展所屬的部門：侯寶璋、紀本生（James Gibson）、麥花臣、達安輝、侯信（A. R. Hodgson）和王源美（G.B. Ong）教授。這些非凡人物自知肩負重任，盡心教學和研究，培養醫生和專家，並為病人提供最先進的臨床服務。在學術界，他們成為知名的研究學者和領袖，並在各自的專科將香港推上世界的舞台。他們教導的學生和徒弟支撐了香港的醫療系統，學生們很快又成為師傅——港大和中大大部分專科的教授或部門主管。正是他們的獻身精神和辛勤工作，做就了今天我們可有足以媲美西方國家的醫療系統。

8 Hong Kong Academy of Medicine. *In Pursuit of Excellence, The first 10 years1993–2003*. (Hong Kong: Hong Kong Academy of Medicine, 2003), 15–16.

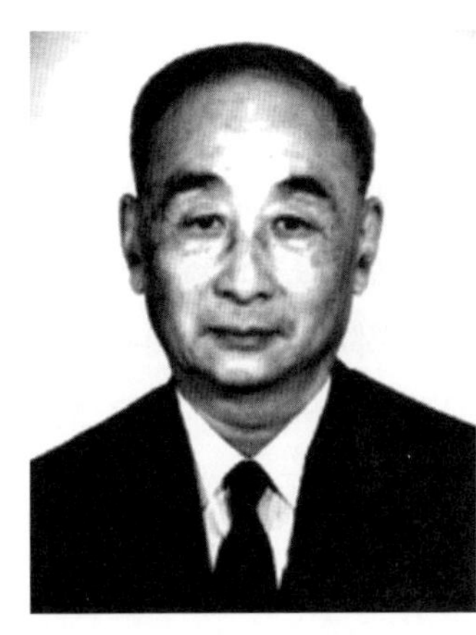

1893-1967

侯寶璋

Hou Pao Chang

MD, DSc

圖片來源：香港醫學博物館

侯寶璋教授是中國病理學的先驅，在國內外享有盛譽。作為香港大學戰後第一位病理學教授（1948-60 年），他從頭開始重建該系。

侯寶璋於 1893 年出生於安徽。他自稱事業有成得歸功於自由派的祖父，祖父對他的思想和生活態度有深遠的影響。父親是保守的中醫，難以相處，他年紀輕輕就離家出走。他在當地一家醫院擔任實驗室助理，半工半讀完成高中；他工作認真勤奮，贏得醫院高層的重視，支持他念完高中和就讀北京協和醫學院。他以非凡的勇氣和不屈不撓的意志，克服了困難，於 1920 年以優異的成績畢業。

在大學時代，侯寶璋和其他學生一起示威，反對中國政府對凡爾賽條約的軟弱反應。1914 年的青島戰役以德國投降告終，條約允許日本接管德國在山東佔領的土地；示威引發了全國範圍的抗議，並激起中國民族主義的浪潮，他積極參加五四運動，一場發生在 1917 至 1921 年間，中國的思想革命和社會政治改革運動。[9]

畢業後，侯寶璋回到幫助他完成學業的醫院，服務了三年。隨後，他在齊魯大學病理學系任職，並參與外文書籍的中文翻譯工作，這是一項將西方科學引入中國的重要項目。1926 年，他

9 劉智鵬、劉蜀永，《侯寶璋家族史》。香港：和平圖書有限公司，2012 年，12 - 14。

獲贈洛克菲勒基金會的獎學金，有機會到海外進修，在美國師從馬克西莫夫（Maximow）學習組織學；在柏林跟皮克（Ludwig Pick）修習病理學，從這兩位傑出的學者，他學會研究方法的各個方面。他隨後訪問英國，對英國病理學學派印象良好，最終接受了英國模式。[10]

1931 年，日本入侵東北，逐漸佔領華北更多地方。他加入醫療救助隊，為國軍提供醫療服務。1936 年，齊魯大學任命他為病理學教授兼系主任，他在任 10 年。1937 年抗日戰爭爆發，北京大學、清華大學、南開大學等多所大學合併，在長沙成立長沙臨時大學，後來遷到雲南的昆明和蒙自，成立國立西南聯合大學。他決定隨齊魯大學遷往成都，任齊魯大學醫學院院長，兼華西協合大學病理系主任。儘管收入微薄且生活艱辛，侯寶璋經常捐出部分工資，來幫助那些瀕臨輟學的學生。[11]

戰後，他應邀到美國和英國講學。1947 年訪英期間，應聘出任香港大學病理學教授，[12] 當時中國內戰正酣。他到達香港時，發現大學破舊不堪，因為許多建築物在戰爭期間，不是被洗劫就是被炸毀。位於校本部病理學大樓的病理學系空無一物，所有的長櫈和櫃枱都不見了，病理標本也不知所踪。他只能因時制宜，重啟實驗室和臨床工作，在兩名實驗室助理的幫助下，同時開始了教學和研究工作。他向中華醫學基金會申請資金，以修復該部門；有了這些資金，他開始發展和建立不同的專科：細菌學、寄

10 Citation: Hou Pao Chang, *Doctor of Science honoris causa*. 54th Congregation (1961) The University of Hong Kong.

11 "Obituaries. Professor Hou Pao Chang" *Nature* 214, (1967): 539.

12 "HK University. Recent Appointments Made by the Council. Six Professors" *South China Morning Post*, 28 August1948.

生蟲學和化學病理學。此外，他還着手收集病理標本和建立檔案室，以保存豐富的資料。[13] 隨着香港經濟在 20 世紀 50 年代末的蓬勃發展，政府向大學投入更多資源。1958 年，在侯寶璋的監督下，一座新的病理大樓在瑪麗醫院附近落成；他終於能夠在臨床環境中，進行教學和研究。病理大樓為香港服務了 60 年。[14]

以《生死戀》（A Many Splendored Thing）一書成名的作家韓素音，戰後在香港工作，曾短暫擔任侯寶璋的助手。她在自傳《吾家雙門》（My House Has Two Doors）中寫到侯，正如她一樣，當年在香港工作和生活時所應感受到的：

至於侯寶璋，他把手伸入一具屍體，摸到了一個意料之外的癌腫，會面露狂喜之色……

侯教授來自中國，這讓我們立即互相了解，我們有相似的猶豫、困境和自我質疑，我們的關係非常好。他也在等待塵埃落定。我們都討厭殖民統治，但我們也是這種統治的產物，在這種兩面性中變得柔順、靈活，知道我們的困境不是災難……儘管我們都是基督教出身，但他和我都沒有罪疚感。我們接受了自己，很好地承受了永遠不會完全正確，永遠不會完全真誠，但以我們不完美的方式，完整而完美地信仰我們唯一的宗教——中國。[15]

1960 年退休後，一如大家所料，侯寶璋回到中國，為他熱愛的祖國服務。[16] 他在戰後從空無一物的大樓重建和擴大學系，為香港大學做出巨大貢獻。他獲授予榮休教授稱號，並於次年獲得

13 劉智鵬、劉蜀永，《侯寶璋家族史》。香港：和平圖書有限公司，2012 年，23 – 24。
14 Evans, *Constancy of Purpose*, 89–90.
15 Suyin Han, *My House has Two Doors* (New York: Putnam Pub Group);1980, 36.
16 "University Loses Two Professors" *South China Morning Post*, 1 June1960.

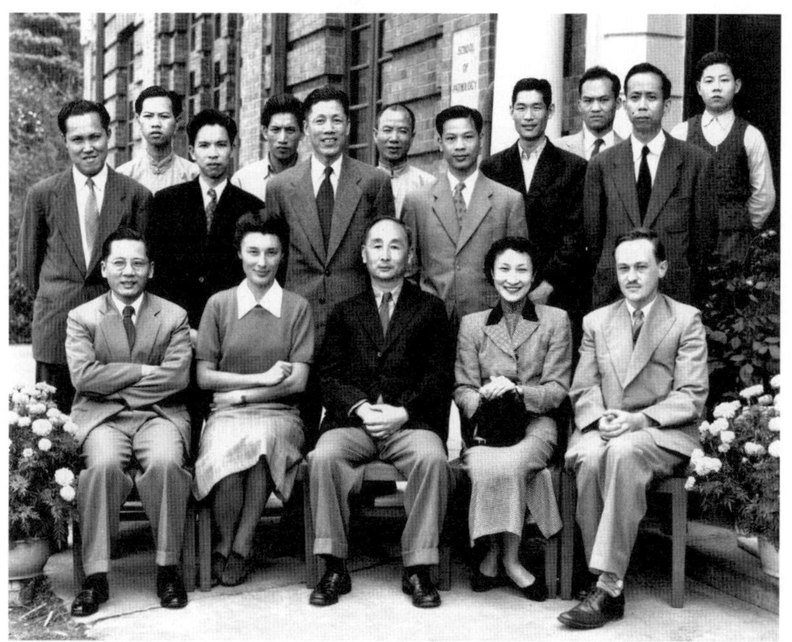

侯寶璋（中坐者），王啟鐸（坐，左 1），韓素音（坐，左 2）與部門其他同事，1950 年。
圖片來源：香港醫學博物館

名譽科學博士學位。[17]

在香港工作期間，他常到海外參加學術會議，在世界各地講學，其研究成果享譽國際。他還多次回到中國講學，與各大學的同行分享資訊和知識。他的大名驚動了北京的醫界和政界，並得到周恩來總理的接見。退休後，他婉拒了西方大學的邀請，選擇返回中國，成為母校北京協和醫學院（當時改名中國醫科大學）的病理學教授和副校長，繼續培訓病理學家並開展研究。[18] 在 1966 年開始的文化大革命期間，他和家人不幸飽受紅衛兵的折磨。他於 1967 年去世，享年 74 歲。[19]

侯寶璋在中國大陸和香港教了很多學生，有的更成為著名的

---

17 "University Celebrates Golden Anniversary. Honorary Degrees conferred at Special Congregation" *South China Morning Post*, 10 January1961.

18 Ka-wai Fan, "Pao-chang Hou, (1893–1967): Pathologist and Historian of Chinese Medicine" *Journal of Medical Biography*, 14(2) (2006), accessed on 11 February 2022. https://journals.sagepub.com/doi/abs/10.1177/096777200601400407.

19 "Former HKU Professor Dies" *South China Morning Post*, 21 March1967.

病理學家。在香港大學，他備受尊崇，被認為是最好的老師。一位學生寫道：「侯教授講課簡明扼要，遣詞用字精挑細選……他有傳統中國學者風範，真正的謙謙君子，用溫暖的微笑和半鞠躬來和學生打招呼！」他無私的愛國精神，也給許多人留下了深刻印象。他們都以自己是侯的學生為榮。達安輝教授認為，侯教授是上天給予港大的恩賜。聆聽侯教授和麥花臣教授討論中國藝術和文化，還有侯夫人的盛情款待，都是他很享受的愉快時光。楊紫芝教授是侯寶璋的學生，後來成為同事，合作研究膽汁性肝硬化和肝癌。她說，侯寶璋教學重原理，不講細節，從他身上學到很多。[20]

侯寶璋的研究興趣廣泛，包括肝硬化、原發性肝癌、鼻咽癌、「黑熱病」等。他發現華支睾吸蟲（Clonorchis sinensis）感染與膽汁性肝硬化和原發性肝癌之間的關係，這是癌症研究的前沿。他證明了寄生蟲可能導致肝硬化，然後引致癌症——這在當時是一個新的假說。[21] 許多研究員會走捷徑，他們在研究之前沒有設定假設，而是有了結果才作假設，並着手證明它。侯寶璋認為，負面的研究結果同樣有價值，因為它幫助後來的研究員不會重蹈覆轍。[22]

侯寶璋也是中醫史專家，他把自己對西醫的深刻認識，運用

20 劉智鵬、劉蜀永，《侯寶璋家族史》。香港：和平圖書有限公司，2012 年，17，24 – 26。

21 Roy Cameron, *Hou Pao Chang. Biliary Cirrhosis* (Edinburgh: Oliver and Boyd,1962), quoted in Ka-wai Fan, "Pao-chang Hou, (1893–1967): Pathologist and Historian of Chinese Medicine" *Journal of Medical Biography* 14(2) (2006).

22 C.T. Huang, "Prof Hou Pao-Chang" *Elixir* 1, (1967), 15

到中醫史考查中。[23] 在他的《中國解剖史》一書中，他通過中國古代醫學經典，追溯了中國解剖學的歷史。他將古代醫學經典中對人體器官尺寸的描述與現代醫學知識進行比較，發現大致相符。他認為，中國在唐朝（公元 618-907 年）之前就已經做過人體解剖。他還研究唐詩對瘧疾的描述，並追溯糖尿病的歷史至西漢。[24] 李約瑟（Joseph Needham）在他的著作《中國科學技術史》中，稱侯教授為「病理學家，解剖學和醫學的歷史學家。」[25]

在成都期間，侯教授經常與著名的中國作家和歷史學家為伍。其中，老舍戰後仍與他保持聯繫。侯寶璋是藝術、書法和繪畫的鑑賞家。在成都，他常逛古玩店和舊書鋪，並收集了許多寶貴的文物。在香港也一樣，他用手上的閒錢買下這些文物，以免這些珍貴的物品流失到海外。回國後，他將全部藏品捐獻給故宮博物院，其中繪畫 804 幅，陶瓷 506 件，書籍 2,067 冊，都是珍貴的文物。[26]

侯教授留下了高水平研究的優良傳統。他的文化修養和學識，他的謙遜、善良、人格，以及他對專業和國家的熱愛和獻身，贏得所有朋友和學生的讚賞。

---

23 侯寶璋，中國解剖學史《醫學史與保健組織》1(1)(1957): 64–73；引自 Ka-wai Fan,"Pao-chang Hou, (1893–1967): Pathologist and Historian of Chinese Medicine" *Journal of Medical Biography* 14(2) (2006).

24 Pao-Chang Hou, "Malaria in Tang Poetry" *Present Day Chinese Medical Journal,* 9 (1961): 815–916, quoted in Ka-wai Fan, "Pao-chang Hou, (1893–1967): Pathologist and Historian of Chinese Medicine" *Journal of Medical Biography* 14(2) (2006).

25 Joseph Needham, *Science and Civilization in China: Vol 1* (Cambridge: Cambridge University Press,1954), 12. Quoted in Ka-wai Fan, "Pao-chang Hou, (1893–1967): Pathologist and Historian of Chinese Medicine" *Journal of Medical Biography* 14(2) (2006).

26 劉智鵬、劉蜀永，《侯寶璋家族史》。香港：和平圖書有限公司，2012 年，55 - 56。

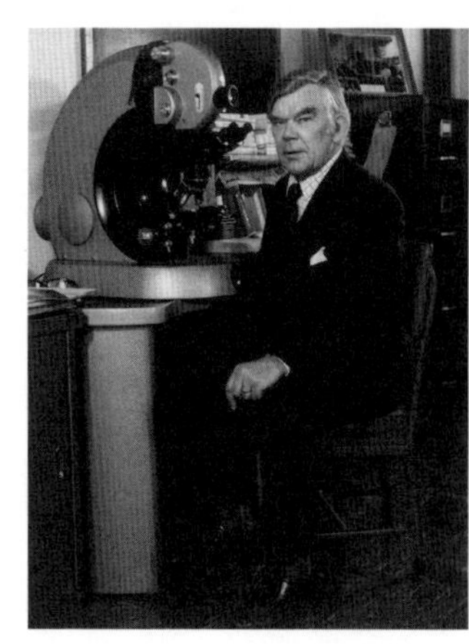

1921-1994

紀本生

James Blackburn Gibson

MD(Western Reserve), MB, ChB(Edin), PhD(Edin), OBE, Hon DSc(HK)

圖片來源：香港大學病理學系

從鄧迪（Dundee）高中畢業後，紀本生於 1938 年考進愛丁堡大學。[27] 1941 年，他拿到洛克菲勒獎學金，從愛丁堡前往克利夫蘭，在西儲大學（Western Reserve University）完成醫科課程。他於 1943 年畢業於西儲大學，獲得醫學博士學位，同時在愛丁堡大學取得醫學士學位。隨後他加入了皇家海軍，當了兩年半的外科醫生。[28] 戰後，紀本生加入格拉斯哥大學的病理學系；在格拉斯哥大學七年後，他受聘為貝爾法斯特女王大學的病理學講師。1958 年，他以「非常優異」的成績，獲得愛丁堡大學的醫學博士學位，其論文題為：「健康與病態的肝靜脈」。[29]

1963 年，紀本生出任香港大學病理學教授兼系主任。他在就職演説中說：「未經病理學評審的醫學，是忽視標準的醫學。」隨後的 20 年裏，他實踐了以上的原則，改進了病理服務的各個領域，以及專業技術人員的培訓，以提供優質的服務。病理系的專業人員，1963 年大約 6 人，到 1983 年他退休時增至 30 人。[30]

二次大戰後，病理學的許多專門領域迅速發展。當時，傳染病仍是香港的主要殺手，但微生物學只是病理學系的一個分支。

---

27 資料源自愛丁堡大學圖書館的 Centre for Research Collections。

28 Citation: James Blackburn Gibson, Doctor of Science, *honoris causa*. 118th Congregation (1983), The Hong Kong University.

29 "The Hepatic Veins in Health and Disease", E-thesis of James Blackburn Gibson. Accessed on 31 August 2022, https://ethos.bl.uk/OrderDetails.do?uin=uk.bl.ethos.651438. (Information from Google scholar).

30 Citation: James Blackburn Gibson, Doctor of Science, *honoris causa*. 118th Congregation (1983), The Hong Kong University.

1968 年，紀本生明智地將微生物學獨立成系，在創系教授王啟鐸的領導下，微生物學系發展壯大。1970 年代，紀本生設立了細胞學和免疫學服務，又在 1980 年代增加了組織分型服務和臨床生化部門。他還在香港大學創立了一個中央電子顯微鏡部門。[31]

1960 年代末，建於 1950 年代的病理大樓已無法容納日益增多的服務；紀本生精心策劃興建的臨床病理大樓於 1972 年啟用，同時成立了醫院病理科，為瑪麗醫院提供優質病理科服務，直至 1990 年代由醫院管理局接管。[32] 當時，這樣的安排讓病理科得以擴大，也方便了人員的培訓。

上任後不久，紀本生兼任校外課程管理委員會主席，率先開展化驗室技術人員的在職培訓，並頒發兩個級別（普通和高級）的技術人員證書，相當於英國的資歷。這有助政府於 1980 年為《輔助醫療條例》立法，以規範香港的醫學化驗，並改進香港政府醫院、資助醫院和私立醫院的化驗服務。他培訓的病理學門生，也率先通過皇家病理學醫學會的院士考試。[33]

紀本生的貢獻不僅限於病理學，他是學士後醫學研究的先驅，鼓勵學生繼續深造及從事醫學研究。他也是建立香港大學／中華醫學基金會（HKU/China Medical Board）獎學金計劃的主要推動者。如前所述，中華醫學基金會（CMB）於 1920 年由洛克菲勒基金會成立，專注於在中國發展西方醫學教育。基金會建立了北京協和醫院，香港也受益於基金會捐贈的洛克菲勒教授席位，使香港大學醫學院能夠建立三個臨床部門。中華人民共和

31 History of the Department of Pathology, HKU, from the website, accessed on 6 February 2023, https://www.patho.hku.hk/en/About-Us/History.

32 Clarence C. K. Lam, "Journey Through Quantitative Hematology" *Hong Kong Med J*, 26 (6) (2020): 556–58.

33 Ibid.

國成立後，協和醫院國有化，CMB 不得不退出中國。1951 至 1973 年期間，CMB 協助亞洲 30 家知名機構的 700 多名研究員到美國接受高端培訓，香港也是其研究生計劃的受益人。然而，許多研究員最終留在美國，沒有回國服務，該計劃於 20 世紀 70 年代中期停辦。[34] 新的計劃是讓東亞和東南亞的醫生去香港或新加坡，而不是去美國接受進一步的培訓，這兩地的醫學水平在遠東公認是先進的。通過這個計劃——香港大學 / 中華醫學基金會（HKU/CMB）獎學金計劃，獲得獎學金的東南亞醫生有機會來香港進修。80 年代中國改革開放後，內地與香港的學術交流成為可能，不少內地的醫學教師得以來港；[35] 多年來，數百名內地醫生受惠於此計劃。1991 年，CMB 停止資助香港，但在鄭裕彤博士的慷慨捐助下，該計劃於 1997 年得以繼續。[36] 紀本生是這個計劃的主要負責人，直到他 1983 年退休。

紀本生還參與成立香港醫務委員會執照組，該組負責統籌非本地畢業醫生的執業資格考試。紀本生曾獲委任為不同機構的醫事顧問，又為本地及海外大學擔任校外考官。他連續兩屆當選醫學院院長，兩次擔任副校長，並多次擔任代理校長。[37] 儘管有許多行政職責，他並沒有忽視自己的研究，還發表了 60 篇論文。他是肝臟和膽道病理學的世界權威，學系是世界衛生組織關於肝臟腫瘤分類的多中心合作研究的組織中心，其成果是 WHO1978 年

34 Ching, 130 years of Medicine in Hong Kong. From the College of Medicine for Chinese to Li Ka Shing Faculty of Medicine, 326-338

35 Citation: James Blackburn Gibson, Doctor of Science, honoris causa, 118th Congregation,1983, The Hong Kong University.

36 Ching, 130 years of Medicine in Hong Kong. From the College of Medicine for Chinese to Li Ka Shing Faculty of Medicine, 346.

37 Rayson Huang, "Eulogy: Professor James Blackburn Gibson" Hong Kong University Digital Repository at HKUL. Interflow no 71. March1994.

出版的一本書，題為《肝臟、膽道和胰腺腫瘤的組織學分型》。[38]

紀本生於 1983 年退休，獲港大頒授名譽科學博士學位，並成為港大榮休教授。回到蘇格蘭後，他閒時享受遠足之樂，但仍繼續關心香港的病理學界。[39] 他於 1994 年去世。

黃麗松博士是港大校長（1972-86 年），也是紀本生教授的好友，他在悼詞中寫道：「他決心堅定，目標明確，觀點清晰，有理有節，但他始終尊重別人的意見，認真考慮對方的看法。他是一個守信的人……我一直認為，決定一所大學的質素，除了教職員的學術能力、對機構的忠誠和專業的奉獻精神之外，沒有什麼比個人才幹更重要的了。香港大學很幸運，擁有很多符合上述特質的員工，而在大學的領袖中，有紀教授這樣的人才。」[40] 二次大戰期間，紀本生教授服役的軍艦停靠在奧馬哈海灘附近，他在諾曼第（Normandy）登陸的大廝殺中倖存下來，是上帝對港大的另一個祝福。[41]

紀本生教授的一生過得很有意義，實現了對知識的追求，也貫徹了「未經病理學評審的醫學，是忽視標準的醫學」的原則。他為自己的專業、香港大學、教學和香港醫療服務所做的傑出貢獻，他的學生、朋友和同事將會長懷感激，銘記於心。他於 1976 年被授予 OBE 勳銜，以表揚他對香港的巨大貢獻。

---

38 History of the Department of Pathology, The University of Hong Kong, from the website, accessed on 6 February 2023, https://www.patho.hku.hk/en/About-Us/History

39 Citation: James Blackburn Gibson, Doctor of Science, *honoris causa*. 118th Congregation (1983), The Hong Kong University.

40 Rayson Huang, "Eulogy: Professor James Blackburn Gibson" Hong Kong University Digital Repository at HKUL. Interflow no 71. March1994.

41 Citation: James Blackburn Gibson, Doctor of Science, *honoris causa*. 118th Congregation (1983), The Hong Kong University.

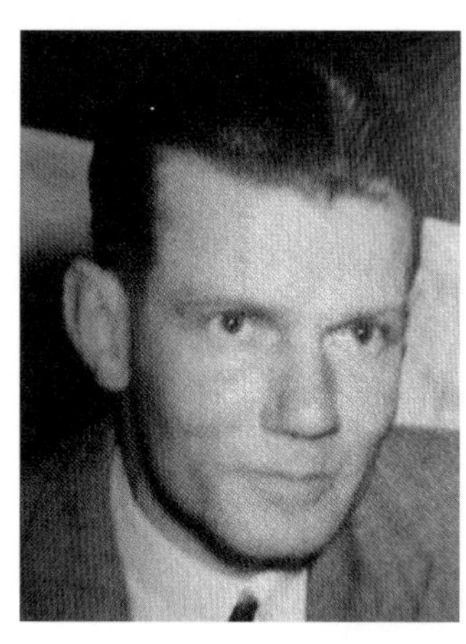

1914-1974

麥花臣

Alexander James Smith McFadzean

MD, FRCP, FRCP Edin, FACP, DSc, OBE

圖片來源：香港大學內科學系

1948 年，麥花臣被任命為講座教授，標誌着香港大學內科學系現代化的開始。他是內科學系歷來任期最長的系主任。他曾於 1965 年擔任副校長，並於 1967 至 72 年擔任醫學院院長。他擴大了內科學系，並實現了專科化，大大擴張了整個醫學院。

麥花臣於 1914 年 1 月 28 日出生於蘇格蘭的特倫（Troon），1936 年以優異成績畢業於格拉斯哥大學，是當年最傑出的學生。畢業後，他在格拉斯哥醫院、霍克黑德（Hawkhead）精神病院和赫爾（Hull）醫院工作。二戰期間，他志願加入皇家陸軍醫療隊，於 1943 年在中東司令部擔任內科醫生。戰後，他成為倫敦皇家內科醫學院的院士，並出任格拉斯哥大學內科學系的高級講師。1948 年，他被任命為香港大學內科學教授。[42]

麥花臣長達 26 年的任期，適值醫學院和內科學系的快速擴張時期，醫學生人數從 50 年代後期的不到 60 人，激增到 1972 年的 150 人。他抓住機會，全面增加部門教職員的人數，以及醫院教學床位的數量。此外，他確保部門與時並進，為病人和教學提供現代化、最先進的臨床服務。他還帶領部門，研究香港當時常見的不同疾病。除了對學術的追求外，他還希望改善這些疾病

42 "Obituary. A. J. S. McFadzean, OBE, DSc, MD, FRCP, FRCP Ed, FACP" *Brit Med J.* 6 (1974): 723.

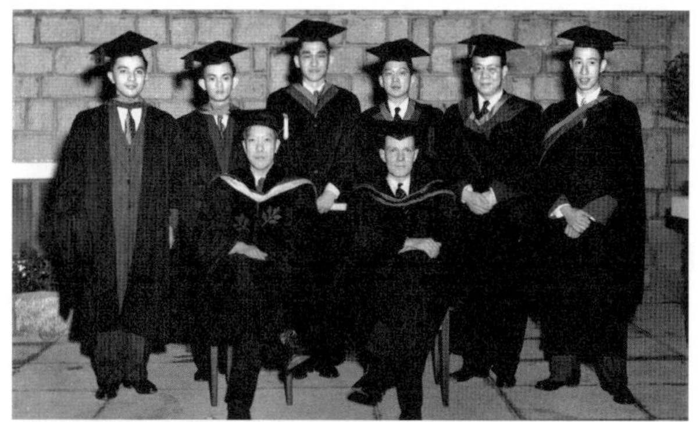

麥花臣教授（坐，右），張光壁醫生（坐，左）與 1951 年的畢業生。
圖片來源：香港醫學博物館（捐贈者——潘蔭基醫生）

的治療和預防。[43]

在 1940 和 1950 年代，兒科和精神病科都隸屬於內科學系。麥花臣説服大學提供足夠的資源，讓這兩個專科成為獨立的部門。1962 年，田綺玲（Elaine Field）加入該系擔任兒科教授，兒科學系於 1964 年獨立；[44] 精神科學系於 1972 年獨立，系主任為葉寶明教授。[45] 這兩個學系得以獨立，更能滿足香港的需要。

1948 年，內科學系只有五名全職教員：一名教授、一名高級講師、一名講師和兩名臨床助理。1974 年他退休時，學系約有 50 名員工。麥花臣時代的內科醫生陣容鼎盛，包括當時最有成就的名醫，如張光壁、蔡永業、潘蔭基、黃長治、關孝昌和方鎮標。[46]

傳染病是 1950 年代的主要死因，但到了 1960 年代，由於抗生素的應用，以及環境衛生和營養的改善，傳染病逐漸淡出。到了 20 世紀 70 年代，惡性腫瘤和其他慢性非傳染性疾病，如

43 "The Great Expansion- the McFadzean Era (1948–1974)" In *HKU Department of Medicine,1995–2019, Impact Inspirations*, (Hong Kong: The University of Hong Kong, 2021), 38–59.

44 Fung, *A History of Queen Mary Hospital Hong Kong*, 68.

45 Ibid., 101.

46 Y.L. Yu, Abridged version of the talk given by Prof Sir David Todd at the Inauguration of the Medical History Interest Group Held at the Hong Kong Museum of Medical Sciences on 17 January 2009. "Reminiscence of three Former Teachers: Prof. AJS McFadzean, Dr. Stephen Chang and Prof Gerald Choa" *Hong Kong Med J* 15(4) (2009), 315–19.

心臟病、腦血管疾病和癌症等便成為導致死亡的主要原因。[47] 隨着疾病模式的變化，加上慢性病的複雜性，麥花臣意識到需要培養在這些較新醫學領域的專科醫生；他們不僅能提供恰當的臨床服務，還會成為該專科未來的領袖。他派年輕的醫生到海外接受培訓，成為專家，回來發展他們所屬的專科。他培養了不少重要且有影響力的醫生，包括：達安輝、楊紫芝，以及部門的許多其他醫生。他們每個人都成為各自專科的創始人和中流砥柱。[48]

儘管麥花臣渴望年輕醫生能獲得各種專科的知識、技能和經驗，但他始終提倡全人照顧，堅持在基礎醫師培訓期間，學會全面的內科知識，以此作為所有專科培訓的基礎。他一直强調，就算已是專科醫生，也不應忽視作為內科通才的角色。當今的專科醫生，將自己只局限於所屬專科的狹窄範圍內，將病人從一個專科門診轉介到另一個專科門診的趨勢，他肯定會感到不滿。[49]

麥花臣是一位了不起的臨床醫生。他的臨床洞察力和知識令人津津樂道。他重視詳細的病史和良好的體檢，而不似今天強調化驗和造影檢查。著名的美國臨床和氣候學協會曾邀請他為 Gordon Wilson 講座的講者。[50]

作為二戰後的第一位內科學教授，麥花臣設計了一個課程，旨在培養稱職醫生來治療主要是華人的患者，並能滿足英國醫務委員會的要求，讓港大醫科學位（MBBS）獲得認可。課程包括

47 Hong Kong Medical and Health Department Annual Reports,1951 to1971.

48 "The Great Expansion—the McFadzean Era (1948–1974)" In *HKU Department of Medicine,1995–2019, Impact Inspirations*, (Hong Kong: The University of Hong Kong, 2021), 50–51.

49 Ibid., 52.

50 Hau-Cheong Kwaan, *In Centenary Tribute to Professor AJS McFadzean. A Legacy for Medicine in Hong Kong*, (Hong Kong: Hong Kong Academy of Medicine, 2015), 34.

遺傳學和分子生物學，在當時屬醫學的前沿。[51] 他強調原則的重要性，鼓勵清晰的邏輯思維，而不是死記硬背。作為老師，麥花臣令人敬畏，他是個紀律嚴明的人，所有學生都必須穿着整齊；男生必須打領帶，女生必須穿裙子和留短髮。他不允許學生做筆記，學生必須傾聽並記住他的話。教授的星期四臨床講座是極好的培訓，高年級學生和主治醫生可從中獲得寶貴的經驗，同時也不乏趣聞軼事。[52] 所有學生都一早到來搶佔後面的座位，以免被他點名答問題，前幾排相對空着。然而，沒有地方是安全的。當時的學生梁雅達寫了一首詩，來紀念著名的教授星期四臨床講座，並發表在醫學會的雜誌《杏雨》上，[53] 引起不少的轟動。

他的得意門生余宇超教授在《麥花臣百年紀念》中寫道：「在嚴肅、兇惡的外表下面，是一位富有同情心和幽默感的好演員。很多次，在告誡了學生之後，他會轉過身來自己咯咯地笑。在連珠炮發的怒罵聲中，他的眼睛常會閃現一絲惡作劇的光芒。」[54] 達安輝教授講了另一個故事：「教授在亞急性細菌性心內膜炎問題上滔滔不絕。突然，他離開了，大約十分鐘後再出現，臉色有些

51 R. T. T. Young, "Vision and Mission. A History of the Department of Medicine". In *Achievements in Medicine,1989–1995, Department of Medicine, HKU* (Hong Kong: ColorPrint Production Co.,1995), 1-13.

52 T. K. Chan, In *Centenary Tribute to Professor AJS McFadzean. A Legacy for Medicine in Hong Kong*, 2015,19.

53 Arthur Van Langenberg, *From Scalpel to Spade: A Surgeon's Road to Ithaka* (Hong Kong: The Chinese University of Hong Kong Press, 2021/07), 16. The Thursday Clinic: The Thursday Clinic is a sheer delight!/ It always is so merry and bright!/ Nothing else has what it's got/ When it's run by that cheery old Scot!/ As the clinic begins the dear man smiles…/ You can see his fangs from miles and miles!/ His cold clear voice, like the waters of Loch Fyne/ Can curdle your blood and chill your spine!

54 Donald Yu, In *Centenary Tribute to Professor AJS McFadzean. A Legacy for Medicine in Hong Kong*, (Hong Kong, Hong Kong Academy of Medicine, 2015), 65.

蒼白，神色不安，但臨床講座還在繼續。後來得知他吐血了。他把完成教學放在自己舒適之上，實在令人驚歎。」[55]

麥花臣在格拉斯哥大學時，鍾情於血液學研究。在香港，他的研究擴展到當地的流行病，旨在回答與臨床治療相關的問題。他對血液、肝臟、甲狀腺和脾臟疾病的研究享有盛譽。[56] 據楊紫芝教授說，麥花臣的求知欲極富感染力。不久，該系的所有成員都從事研究工作，有些人還在香港大學註冊攻讀醫學博士學位。麥花臣堅信教學、研究和臨床服務必須齊頭並進，並強調將研究用於解決臨床問題。他還強調實驗室研究，在 20 世紀 50 年代，儘管缺乏設施和適當的實驗室，他的團隊在困難的情況下，仍進行實驗室研究。在 1960 年代初期，建立了惠康實驗室（Wellcome Laboratory），用於動物和同位素研究。1967 年，教授樓在醫院旁邊落成，內科學系獲分配兩層樓，一層用作辦公室，另一層用作實驗室，大大改善了研究基礎設施。他非常有遠見，聘請了首位科學家陳立怡博士加入部門，引進包括分子生物學在內的新研究技術。[57]

麥花臣也很關懷學生和教職員工。作為醫學院院長，他發現許多來自貧困家庭的學生，無力購買昂貴的設備，如顯微鏡或檢眼鏡。他為有困難的學生設立「院長貸款基金」，不需要借據，因為他堅信學生會「言而有信」。所有學生畢業後都歸還借款，

55 David Todd, "Professor A. J. S. McFadzean—An Appreciation" *Caduceus*, Special issue, the McFadzean Memorial Issue, 1,1975, 121–123.

56 David Todd, "Tribute" In *Centenary Tribute to Professor AJS McFadzean. A Legacy for Medicine in Hong Kong*, (Hong Kong: Hong Kong Academy of Medicine, 2015), 8–9.

57 R. T. T. Young, "Vision and Mission. A History of the Department of Medicine". In Achievements in *Medicine*,1989–1995, Department of Medicine, HKU (Hong Kong: ColorPrint Production Co.,1995), 2.

大部分也捐助基金。麥花臣還解決了長期存在的同工不同酬問題。當時，政府醫生的薪酬高於大學員工，大學很難招到有才華的年輕醫生。同級別的女醫生，收入只有男醫生的 75%。麥花臣直接與財政司談判，將大學醫生的薪金與政府醫生看齊。這為他贏得了大學全體員工的心和尊重。[58] 然而，性別平等要到 1970 年代才實現。

麥花臣偏向獨斷，重要的事情都是自己做主。醫學院前院長（2008-13 年）李心平教授認為，麥花臣的領導風格：「更像獨裁者——一種仁慈、高效率、有實效的獨裁統治，永遠以大局為重，沒有一點私心。」[59] 麥花臣的其他興趣包括：高爾夫球、歷史、詩歌和中國古董。他花了很多時間與侯寶璋教授討論和學習中國藝術。[60]

麥花臣教授於 1974 年退休，圓滿地完成了他的兩大使命：1. 教育和培訓本地醫生，為香港的醫療衛生系統服務；2. 將系主任一職傳給當地的畢業生。達安輝教授成為他的接班人。[61] 他退休時，內科學系的前任和現任成員為了表彰他所樹立的完美榜樣，

58 Y. L. Yu, Abridged version of the talk given by Prof Sir David Todd at the Inauguration of the Medical History Interest Group Held at the Hong Kong Museum of Medical Sciences on 17 January 2009. Reminiscence of three Former Teachers: Prof. AJS McFadzean, Dr. Stephen Chang and Prof Gerald Choa, *Hong Kong Med J* 15(4) (2009) 315–19.

59 Sum-ping Lee, In *Centenary Tribute to Professor AJS McFadzean. A Legacy for Medicine in Hong Kong* (Hong Kong: Hong Kong Academy of Medicine, 2015), 42.

60 Y. L. Yu, Abridged version of the talk given by Prof Sir David Todd at the Inauguration of the Medical History Interest Group Held at the Hong Kong Museum of Medical Sciences on 17 January 2009. Reminiscence of three Former Teachers: Prof. AJS McFadzean, Dr. Stephen Chang and Prof Gerald Choa, *Hong Kong Med J* 15(4) (2009) 315–19.

61 Richard Yu, Preface. In *Centenary Tribute to Professor AJS McFadzean. A Legacy for Medicine in Hong Kong*, (Hong Kong: Hong Kong Academy of Medicine, 2015), 7.

送給他一塊青銅牌匾，上面刻着紀伯倫（Kahlil Gibran）的《先知》中的一段話：「一切知識都是枉然的，除非有工作，所有的工作都是空洞的，除非有愛。」[62] 1974 年 6 月，他與家人離開香港回到蘇格蘭。遺憾的是，他於同年 11 月 29 日去世。

他的離世是香港醫學界的一大損失，尤其是對與他關係密切的友人，同時也標誌着一個時代的結束。

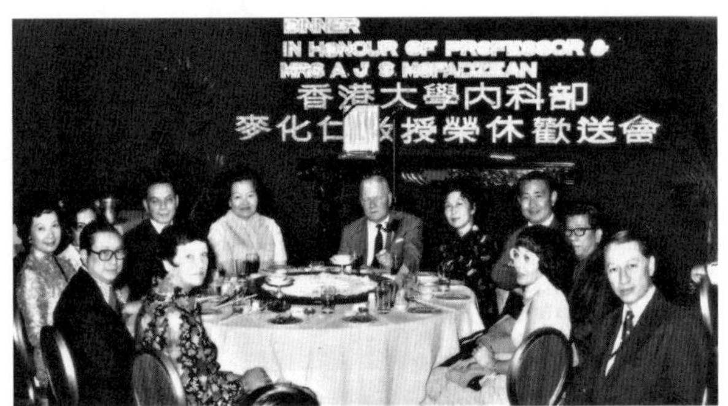

麥花臣教授（中坐）餞別宴：方心讓醫生（右 4），黃長治醫生（右 3），何鴻超醫生（右 1），1974 年。
圖片來源：香港大學內科學系

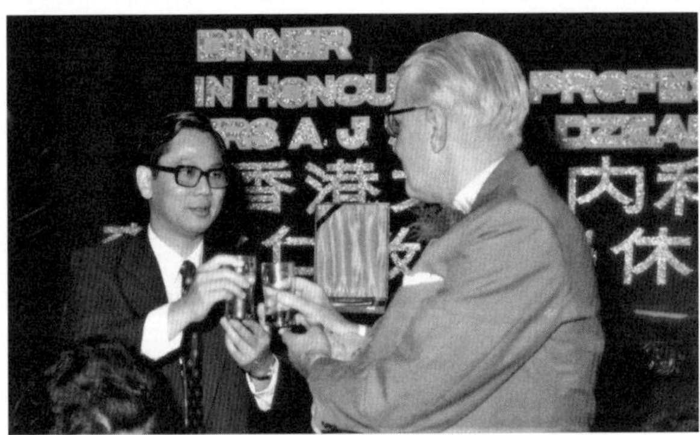

餞別宴上，達安輝教授向麥花臣教授敬酒。
圖片來源：香港大學內科學系

62 David Todd, “Professor A. J. S. McFadzean—An Appreciation” *Caduceus*, Special issue, the McFadzean Memorial Issue, 1,1975, 121–23.

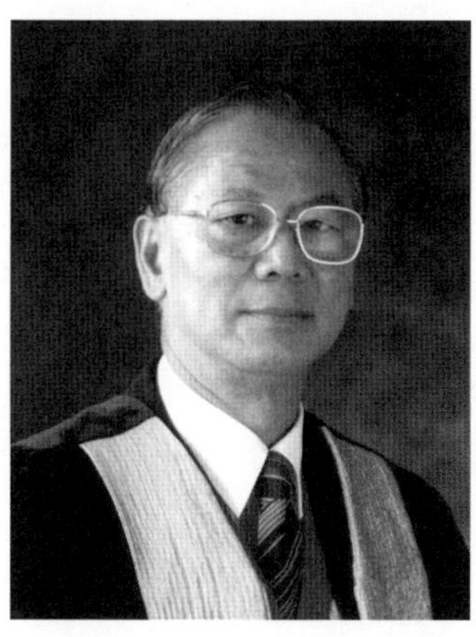
圖片來源：香港大學內科學系

1928-2017

達安輝

David Todd

CBE, OBE, MBBS Hong Kong, MD, FRCP Edin, FRACP, FRCP Lond, FRCP Glasg, Hon FAMS, Hon DSc CUHK, FRCPath, Hon DSc HKU, Hon FHKCFP, Hon LLD Lingnan, Hon FHKAM, Hon FHKCP, Hon FRCPS, JP

達安輝教授是香港醫學界元老，深受同事、學生和病人的尊敬和愛戴。他教育了香港好幾代的醫生，大力擴充港大內科學系，為多個專科打下穩固的基礎，並推動系內的研究。他協助創立了香港內科醫學院和香港醫學專科學院，以成就和維持香港醫學的高水平。他是飽學之士，也是香港取得最多榮譽的醫生。

達安輝的醫學生涯很早就開始——他的養父母是來自美國的醫務傳教士。他的養父達保羅醫生（Paul Todd）曾任廣州多家醫學院的行政人員和教師，在醫學教育方面發揮領導作用。他於 1909 年創辦公醫醫院和公醫醫學院——廣州首批醫學院校之一，醫學院後來併入中山大學的醫學院。達保羅醫生還建立達保羅醫務所和醫院，為窮人和有需要的人服務；1949 年後更名為廣州市兒童醫院。

1938 年廣州淪陷，達安輝離開廣州前往香港，入讀拔萃男書院。[63] 他對古典音樂的熱愛很可能是受到拔萃兩任校長舒展（Christopher Sargent）和葛賓（Gerald Goodban）的影響。1941 年聖誕節，香港淪陷，年僅 13 歲的達安輝獨自從香港前

63 T. K. Chan, "Tribute and Biography: David Todd" In *Achievements in Medicine1974–1989*. Department of Medicine, University of Hong Kong (Hong Kong: Hong Kong University Press),1989, 1.

往廣東北部的曲江（今韶關），就讀於嶺南中學。戰後，他考入嶺南大學醫學院；由於中國內戰，他轉到香港大學，並於 1952 年醫科畢業。[64] 在學期間，他曾得過許多獎項和金牌。

麥花臣教授很早就賞識達安輝的才華。1953 年，達安輝一結束實習就應邀加入內科學系。隨後，他以中英獎學金得主的身份，到英國格拉斯哥皇家醫院的內科學系進修，那裏是麥花臣出身的地方。回港後，達安輝就任內科學系講師，[65] 一直在內科部任職至退休。楊紫芝教授表示，在接下來的 20 年裏，「麥花臣和達安輝這個完美組合」開展了不同專科的培訓，並啟動了多項開創性的研究項目。達安輝在 1972 年迅速晉升為教授，麥花臣於 1974 年退休後便由他接任。[66] 達安輝亦於 1976 至 78 年擔任醫學院副院長，並於 1978 至 80 年出任副校長，為內科學系、醫學院及大學的發展作出重大貢獻。

達安輝接管部門時，已有八個專科是他協助麥花臣建立的，包括：心臟科、內分泌及糖尿科、腸胃肝臟科、血液及血液腫瘤科、腎病科、腦神經科、呼吸內科和風濕免疫科。他在任期間增加了兩個專科，即臨床藥理學和全科醫學。各部門的每個醫生都有自己所屬的專科。在他的帶領下，各個專科自由地發展；他有時在鋪路，有時在幕後協助。[67]

---

64 拔萃男書院校刊《集思》2015 年 12 月 1 日的達安輝教授訪談；Steps (DBS School Magazine, Chinese section), 2016, 11–16.

65 T. K. Chan, "Tribute and Biography. David Todd" In *Achievements in Medicine1974–1989*, Department of Medicine, University of Hong Kong, 1.

66 In Memoriam: Professor Sir David Todd1928–2017, Eulogy by Professor Rosie Young, accessed on 6 February 2023, https://www.med.hku.hk/remembertodd/Eulogy.pdf.

67 T. K. Chan, "Tribute and Biography. David Todd" In *Achievements in Medicine1974–1989*. Department of Medicine, University of Hong Kong, 1–2.

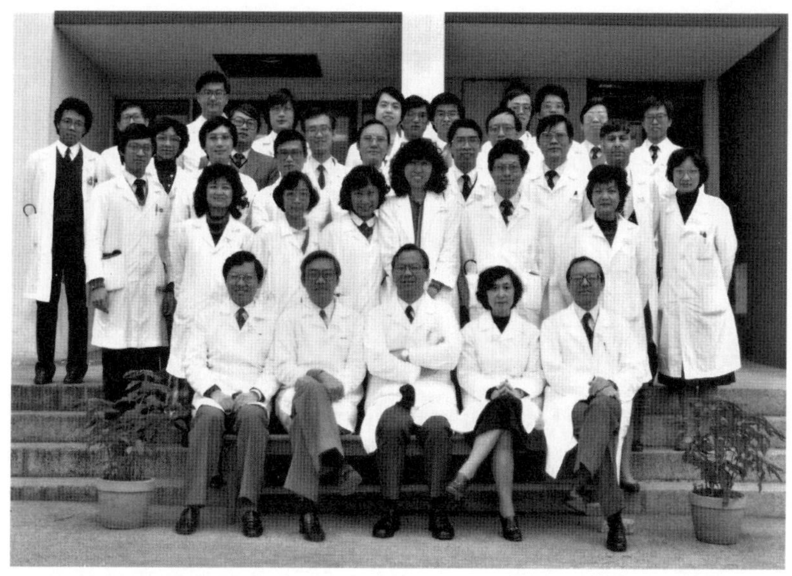

1985年的內科學系人才濟濟。達安輝教授（中坐者），楊紫芝教授（坐在他旁邊）。
圖片來源：香港大學內科學系

20世紀80到90年代，醫學發展非常迅速，達安輝鼓勵每個專科引入新的診斷和治療方式，內科部門因此大大擴展。大學內科和外科學系又成立了一個聯合腸胃科，為臨床服務、專科培訓和研究提供堅實的基礎。[68] 1968年，在葛量洪醫院開設了全港首個心胸肺科部門；[69] 1980年1月，東華醫院腎病組率先成為專門照顧末期腎功能衰竭病人的單位；瑪麗醫院也設立糖尿病中心，以推動病人教育。[70] 血液科分為兩個部分：內科負責臨床；病理科主力檢驗。血液科這個亞專科，集中發展骨髓移植與血癌的治療和研究。[71] 當時香港急需很多專家，[72] 內科學系培訓了很多不

68 S. K. Lam, W. M. Hui, "Achievements in Gastroenterology/Hepatology." In *Achievements in Medicine1974-1985*, Department of Medicine, University of Hong Kong, 45–54.

69 K. L. Cheung, "Achievements in Cardiology. In *Achievements in Medicine1974–1989*" Department of Medicine, University of Hong Kong, 28–32.

70 R. T.T. Young, Wang, C., Lam, K. S. L., Pun, K. K., Kung, A. W. C." Achievements in Endocrinology" In *Achievements in Medicine1974–1985*, Department of Medicine, University of Hong Kong, 37–44.

71 T. K. Chan, "Achievements in Haematology" In *Achievements in Medicine1974–1989*, Department of Medicine, University of Hong Kong, 64.

72 "Urgent Need for Medical Specialists" *South China Morning Post*, 29 August1991.

同專科的醫生。達安輝也認識到基層醫療的重要性，大力鼓勵家庭醫學的發展，支持培訓家庭醫學的教研人才。[73]

大學的研究資金一向不足。1979 年，裘槎基金會成立；1990 年代初期，大學及理工教育資助委員會在旗下設立研究資助局。加上患者及家屬的慷慨捐贈，獲得研究資金的機會有所增加。達安輝鼓勵內科學系，與醫學院內外其他部門合作研究，並領導建立了一個全校共用的分子生物學研究所。[74] 他經常感嘆，政府對研究的資助微薄。2014 年，香港各領域的研發預算創歷史新高，但只佔 GDP 的 0.74%，[75] 與中國的 2.05%、美國的 2.74% 和日本的 3.58% 相比仍然很小。[76] 儘管行政工作繁忙，他並沒有忘記自己的研究項目。他的小組研究了兩種遺傳性血液病：地中海貧血和葡萄糖六磷酸去氫酵素缺乏症（G6PD 缺乏症），並分離出導致地中海貧血的基因。此外，團隊還研究了白血病和淋巴瘤的治療，率先使用砒霜治療慢性粒細胞白血病，取得良好的效果。1979 年，澳洲血液學會頒授 Carl de Gruchy 獎章給他，以表揚他在地中海貧血和淋巴瘤方面的開創性研究。[77]

作為研究生和延續教育的大力支持者，達安輝建立了麥花臣圖書館，確保學系的醫生能夠獲得最新的書籍、專著和期刊，以

73 Cindy L.K. Lam, "Professor Sir David Todd, Honorary Fellow, Hong Kong College of Family Physicians" accessed on 6 February 2023.

74 R.T.T. Young, "Vision and Mission. A History of the Department of Medicine" In *Achievements in Medicine,1985–1995*, Department of Medicine, University of Hong Kong, 3.

75 R & D Funding. Hong Kong Annual Digest of Statistics, 2014.

76 Research and Development Statistics, accessed on 17 March 2022, http://www.oecd.org/innovation/inno/researchanddevelopmentstatisticsrds.htm.

77 Citation. David Todd. Doctor of Science *honoris causa*. 143rd Congregation (1992) The University of Hong Kong, accessed on 6 February 2023, http://www4.hku.hk/hongrads/index.php/archive/graduate_detail/214.

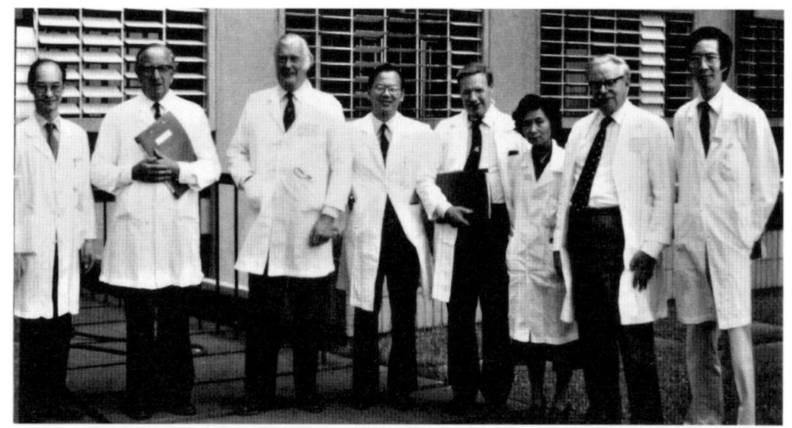

1985 年首次在香港舉行的皇家內科醫學院考試（第二部分）——達安輝教授（左 4）、楊紫芝教授（右 3）及其他考官。
圖片來源：香港大學內科學系

促進持續的自我教育。[78] 當時，要獲得英聯邦的專科資格，醫生必須通過相關專業的皇家醫學院考試。達安輝自 1980 年以來，一直是英國皇家內科醫學院（MRCP [UK]）的海外考官。由於他的努力和皇家內科醫學院的信任，學院的院士考試的第 1 部分和第 2 部分，均於 1985 年在香港舉行，這是學院歷史上第一次讓整個考試在英國以外舉行。[79]

那時候，還沒有機構統籌本地的學士後醫學培訓，而且培訓職位僧多粥少。政府對香港的學士後醫學培訓進行調查。1988 年發表的何禮仁報告書 (Halnan Report)，發現培訓不足且組織不善，於是建議建立正規的本地學士後和延續醫學教育（CME）計劃，以確保醫生有適當、高水平的臨床能力。[80]

達安輝於 1986 年倡議成立香港內科醫學院（HKCP），並成為首任院長。他主持了教育及評審委員會，制定了培訓指南、評估標準和培訓導師遴選程序，以及專科培訓計劃的評估。起初，

78 T. K. Chan, "Tribute and Biography, David Todd. *Achievements in Medicine1974–1989*" Department of Medicine, University of Hong Kong, 2.

79 R. T. T. Young, "Visions and Missions. A History of the Department. *Achievements in Medicine1989–1995*" Department of Medicine, University of Hong Kong, 3.

80 Hong Kong Academy of Medicine, *In Pursuit of Excellence, The first 10 years1993–2003* (Hong Kong: Hong Kong Academy of Medicine, 2003), 11–13.

學院設立了 12 個這樣的專科委員會，後來又增加了四個新專科。達安輝還幫助其他醫學分科建立自己的學院。此外，由於香港在 1997 年後不再是英聯邦的一部分，在主權移交給中國後，香港迫切需要有一個機構來監管本地的醫療水準；該機構應具有法定能力，可授予國際認可的醫學專家資格。達安輝出任了籌備委員會主席。[81] 1993 年 12 月，香港醫學專科學院（醫專）依法成立，達安輝出任首任院長。醫專的主要職能包括：協調不同醫學分科的所有學院的活動；促進學士後培訓和延續醫學教育的發展；促進醫學專業的誠信和道德操守，以及保障和改善香港的醫療服務。1993 年醫專成立時，共有 11 個專科學院：麻醉科、社會醫學、全科醫學、內科、婦產科、骨科、病理科、兒科、精神科、放射科和外科。後來增加的專科學院包括：牙科、眼科、耳鼻喉科和急症科。[82] 醫專就專科學院的認可、專家的培訓、本地和海外培訓單位的認可和視察，制定了一般性的指引。此外，醫專還出了一份文件，定下延續醫學教育（CME）的原則和指引。[83] 自 2005 年 1 月起，所有執業專科醫生都必須參加以三年為週期的 CME，並取得要求的學分，才能保留在專科醫生名冊上——這是香港醫學發展的一個重要里程碑。非專科醫生也強烈推薦參加 CME 計劃，但並不是強制性的。

籌建香港醫學專科學院，要得到那麼多不同學院和人物的合作，不是一件容易的事，許多人認為只有達安輝才能勝任如此艱鉅的工作。本地醫學界對他非常尊重，因為他不僅是成就非凡

81 "Medical Body to be approved" *South China Morning Post*, 20 July1992.

82 Hong Kong Academy of Medicine, In *Pursuit of Excellence*, The first 10 years1993–2003, 15–16.

83 Ibid., 58–60.

的大學教授、醫術高明的執業醫生、經驗豐富的行政人員，而且還是一位幹練的政治家。建立香港內科醫學院和香港醫學專科學院，是達安輝對香港醫學界最重要的貢獻之一。

除了香港內科醫學院和醫學專科學院外，達安輝還以不同身份服務許多公共機構，包括：愛滋病信託基金（主席）、[84] 衞生及醫護服務研究基金、裘槎基金會、大學及理工教育資助委員會（1986-93 年，主席）、余兆麒醫療基金（副主席），以及中英獎學金信託基金的受託人。在《南華早報》的採訪中，達安輝頗滿意自己在這些委員會的工作，但這些經歷還不足以讓他準備好帶領調查政府對 1994 年白石越南船民羈留中心騷亂惹人非議的處理，他不僅要視察羈留中心，還要會見懲教署職員和難民。[85] 最後，白石羈留中心被關閉。

中大與港大分別於 1990 年及 1992 年頒授名譽科學博士學位給他，以表揚他傑出的學術成就及對醫學界的貢獻。由於他傑出的公職服務，他於 1982 年獲得 OBE 勳銜，1990 年再獲 CBE 勳銜，[86] 並於 1995 年獲封爵士。[87]

達安輝的人脈不僅限於本地醫生，他的國際網絡包括北美，能夠邀請美國的名醫到訪香港，參與教學、研討和研究，學生和教職員得益不淺。澳洲皇家內科醫學院（RACP）任命他為 1980-86 年度的理事，這對非澳洲人是一項非凡的榮譽。他確實是「相識滿天下」，以真誠、謙遜、樸實無華的舉止贏得眾人的欽佩和敬重。新加坡醫學專科學院授予他榮譽院士，以表揚他對

84 "AIDS Groups Back Funding Advisers" *South China Morning Post*, 17 April,1993.
85 "Team Set to Act on Whitehead Report" *South China Morning Post*, 11 June1994.
86 C.S. Lau, "Professor Sir David Todd" *Hong Kong Med J*, 23(2017): 541.
87 "A Knight Hospitaler" *South China Morning Post*, 2 July1995.

新加坡國立大學研究生教學的貢獻。馮葆萱醫生在頒授儀式上，對他的介紹恰如其分：

「他頭腦清晰、洞察力強、舉止溫文、富同情心，充分體現了東西方最好的品質，成就了他作為一個非凡的紳士。」[88]

達教授非常熱愛古典音樂。他常為《南華早報》撰稿，評論古典音樂。他的音樂知識豐富，涵蓋巴哈到華格納以及其他作品，而且洞察力非凡。他最享受到英國和德國出席音樂節，尤其是在退休後。

他的學生和同事都認為，他是一位令人敬畏的老師和導師，人們對他的愛戴堪稱傳奇。他的和藹、體貼和友善是他廣受歡迎的秘訣。退休後，無論是在香港還是在劍橋，他都忙於接待來訪的舊同事和學生，充分見證了學生對他的敬愛。

達安輝教授勇敢地對抗癌症，不幸於 2017 年 8 月 16 日辭世。整個香港醫學界都哀悼他的逝世，他們失去了敬愛的領袖，作為教師、臨床醫生、科學家和導師，他都是無可替代的楷模。數以百計的悼念訊息，從世界各地湧來。許多人講述了與達教授一起工作或交往的經歷，以及這些獨特的經歷，如何影響了他們的人生。[89] 達教授的善良、慷慨、體貼、正直、人道主義精神、領導才能和堅定不移的專業精神，將永遠留在我們的記憶中。

88 T. K. Chan, "Tribute and Biography" In *Achievements in Medicine 1974–1989*, Department of Medicine, University of Hong Kong, 2.

89 In Memoriam: Professor Sir David Todd (1928–2017) Online Condolences Book. Accessed on 6 February 2023, https://www.med.hku.hk/remembertodd/book.html.

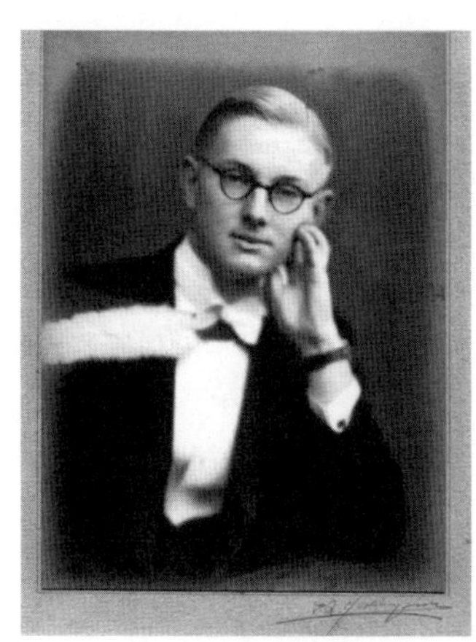

1915-1993

侯信

Arthur Ralph Hodgson

MBBS, FRCS, OBE

圖片來源：香港大學矯形及創傷外科學系

香港大學骨科學系創系教授侯信於 1960 至 1970 年代，以全新的前路施行脊柱手術，人稱「香港手術」，將香港置於世界骨科版圖。

侯信於 1915 年出生於烏拉圭，父母是英國人，大部分時間在英國接受教育。1939 年他從愛丁堡大學畢業，獲得醫學士學位，後往諾福克（Norfolk）進修骨科，師從 G. K. McKee 和 H. A. Brittain，受他們很大的影響，選擇了骨科這個專業。1944 年，他作為見習專家加入皇家陸軍醫療隊，在世界不同地區服役，包括：印度、緬甸和新加坡。退役時，他被提升為專家；返回英國後，他參加專業考試，於 1948 年成為皇家外科醫學院院士。隨後，他進了聖巴塞洛繆醫院（St. Bartholomew's Hospital），擔任高級醫生。[90]

1951 年，香港大學決定擴大外科學系，成立矯形及創傷外科（骨科），由大學支付骨科高級講師的薪資，醫務衛生署則負責僱用其他四名初級醫生。侯信申請了高級講師職位並被錄取。由於當時骨科還沒有獨立，侯信是外科學系的一員，系主任是史托教授（Francis Stock）。六個月後，政府改變主意，不再肯支付初級醫生的工資。侯信還發現，不僅科內人手不足，就連解剖學系主任休假時，自己也得當代理主任，及後他又要擔任外科系

90 Ching, *130 Years of Medicine in Hong Kong. From the College of Medicine for Chinese to the Li Ka Shing Faculty of Medicine*, 260.

主任的代理。[91]1950 年代，大學的預算非常緊絀；當一名員工休假時，就從本系或大學內找人填補。侯信完成代理主任職務時，發現已輪到自己休假了。侯信是個自律、勤奮的人，在擔任代理主任期間，把自己單位和外科學系的工作都做得很好。

儘管大學原則上決定，在 1955 年設立一個獨立的骨科學系，但奈何資金不足。1961 年，骨科學系終於成立，侯信任系主任。有人認為，命令直接來自當時的港大校監港督柏立基（Robert Black），侯信曾為他成功施行椎間盤突出手術。[92]

侯信能飲譽國際骨科界，全賴他首創的「香港手術」。[93]這是他和史托教授開創的一種新手術——從脊柱前方施手術——用於治療脊柱結核患者。脊柱結核會造成椎骨破壞和形成膿腫，並可能引致脊髓受壓，導致截癱和明顯畸形。50 年代初期，香港的結核病發病率非常高，接近 700/100,000 人。雖然最常見的是肺結核，但身體其他部位也會受累，脊柱結核也很常見。儘管香港在 1950 年代末已有抗結核藥物，但診斷可能不夠及時，而且患者可能因副作用多和治療時間長而未按處方服藥；還有一些人懷疑，藥物能否很好地深入到椎骨的病灶。基於所有這些考慮，侯信認為早期引流膿腫，以植骨替代被破壞的椎骨可能會令椎骨更早融合，從而穩定脊柱。這將防止截癱，病人更可早日活動。當時的手術方式，通常從最容易到達脊柱的背部進入，但脊柱結核的病灶往往在脊柱的前方。

1955 年底，團隊完成了第一例採用前路進入治療脊柱結核

91 Ibid., 262–63.

92 Ibid., 270.

93 History of the Department of Orthopedics and Traumatology. Department website, accessed on 6 February 2023. https://www.ortho.hku.hk/about-us/history/.

的手術，取得巨大的成功。侯信和史托於 1956 年在《英國外科雜誌》，發表了該病例報告，至今仍是經典。[94] 此後，侯信和他的團隊針對「香港手術」開展了多項臨床研究，取得良好的效果。英國醫學研究協會（Medical Research Council of Great Britain）隨後的一項隨機研究，比較了「香港手術」與更保守的有限度手術清創治療，兩組同時接受抗結核藥物治療。該研究顯示，經過三年的隨訪，兩組病人均取得良好的結果。然而，接受「香港手術」的患者，有 93% 達成了骨融合，而有限清創的患者只有 67%。[95]

侯信對殘疾人士的關懷，促使他於 1955 年發起成立香港弱能兒童護助會，並説服扶輪社捐資興建大口環療養院，該院於 1956 年啟用，設有 50 張病床。[96] 1971 年，療養院擴建為具有手術室和化驗設施的正規醫院，並更名為根德公爵夫人兒童醫院。[97] 香港復康會在 1959 年成立，侯信也發揮重要作用。他和方心讓一起籌款，興建了兩間成人復康中心。

脊柱手術需求多了，導致骨科床位數量的增加。到 1958 年，骨科負責的病床包括：瑪麗醫院 40 張、荔枝角醫院 60 張、大口環療養院 50 張、葛量洪醫院 40 張，以及律敦治療養院所有脊柱結核病人。

侯信在國際會議上發表「香港手術」的成果引起廣泛關注，

94 Ibid.

95 "A Controlled Trial of Anterior Spinal Fusion and Debridement in the Surgical Management of Tuberculosis of the Spine in Patients on Standard Chemotherapy: A Study in Hong Kong" *The British Journal of Surgery* 61 (1974): 853–66.

96 "Convalescent Home for Children. Relief for the Disabled. Lady Grantham performed Opening Ceremony" *South China Morning Post*, 15 November1956.

97 Ching, *130 Years of Medicine in Hong Kong. From the College of Medicine for Chinese to the Li Ka Shing Faculty of Medicine*, 267–68.

有時邀請他做報告的主辦機構無力支付他的旅費，他們通常會為他找到需要手術的富裕患者，慷慨的手術費往往超過旅費所需。1966 年，侯信在休假期間，到世界各地巡迴演講，引來了海外的骨科醫生紛紛來港了解「香港手術」。侯信為學系贏得全球聲譽，並讓香港榮登世界骨科手術版圖上。[98]

國際講學之餘，侯信繼續努力開展原創性的臨床研究，並發表了一系列重要的論文。他嘗試使用前路進入治療其他脊柱問題。Anthony Dwyer 醫生使用前路進入治療脊柱側凸，並與侯信分享了這個想法。在 Dwyer 訪港期間，他們致力研究螺絲——綫纜系統的設計和應用。[99] 脊柱仍然是部門今天的主要研究重點，儘管研究項目已經擴展到其他領域。

侯信兩度當選醫學院院長，可見他在同僚中的聲望。然而，內科系主任麥花臣和侯信並不咬弦。麥花臣任院長時，曾向校長投訴，說侯信經常拒絕刊登招聘廣告，而是堅持自己找人。[100] 儘管如此，侯信還是很好地培訓和選擇自己的接班人。邱明才醫生於 1972 年晉升為教授，1975 年侯信退休，由丘明才教授繼任。香港成就了侯信的事業，他並沒有返回英國退休；他留了下來，在嘉諾撒醫院私人執業，繼續擔任弱能兒童護助會主席。

侯信教授於 1993 年逝世。他是港大首位骨科教授，因「香港手術」而被世人銘記。他留下了一個強大的部門，多年來一直是國際有名的脊柱外科中心之一。

98 Ching, *130 Years of Medicine in Hong Kong. From the College of Medicine for Chinese to the Li Ka Shing Faculty of Medicine*, 275–79.

99 Alpaslan Senkoylu, "Arthur Ralph Hodgson" *The Journal of Turkish Spinal Surgery*, 23(3) 2012, 253–57.

100 Ching, *130 Years of Medicine in Hong Kong, From the College of Medicine for Chinese to the Li Ka Shing Faculty of Medicine*, 280.

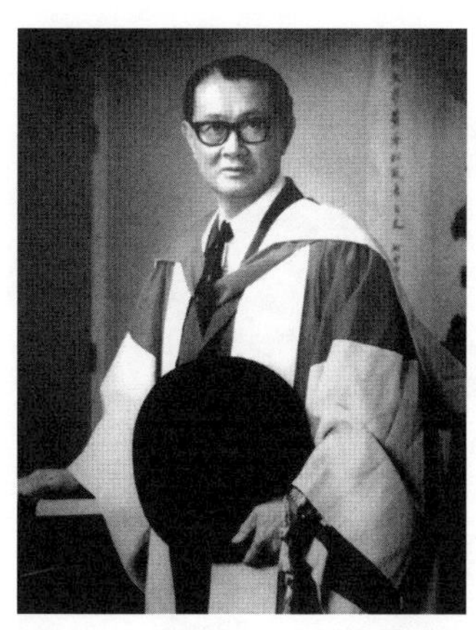

1921-2004

王源美

Ong Guan Bee

MD(Shanghai), MBBS(Hong Kong), LRCP, FRCS(Edin.), MRCS, FRCS, FACS, OBE, FRACS, FRS(Edin.), DSc, PSM, Hon DSc(Hong Kong)

圖片來源：香港大學外科學系

王源美是香港大學的傑出外科學教授（1964-82 年）、外科先驅、創新者，手術技藝高超。他是一位能激勵人心、充滿活力的領導者，以其大膽的手術方法而聞名。

王源美出生在砂拉越的古晉，在新加坡上寄宿學校，在那裏發現了自己的靈巧手藝。他被任命為學校理髮師，在沒有任何經驗的情況下，無師自通，學會了為同學完美理髮的藝術。[101] 他理當可以成為 14 世紀理髮匠——外科醫行會（Barber-Surgeons Company）的會員，那是皇家外科醫學院的前身。雖然他想成為一名電氣工程師，但父親反對：「為別人工作不好。還是學醫吧。」作為一個聽話的兒子，他依從父親的建議，申請了新加坡醫學院。然而，他沒有被錄取，於是去了香港大學。與香港大學的許多學生一樣，他的學業在 1941 年因日本入侵而突然中斷。他和其他幾名學生逃到中國，徒步前往重慶，在王國棟教授的安排下，轉到不同的大學繼續學業。王源美入讀在抗戰期間從上海遷來的上海醫學院，並獲得其醫學博士學位。回港後，復於 1947 年獲香港大學的醫學士學位。要投身哪個專科卻毫無懸念；在接下來的 10 年裏，他在香港和英國進修外科專科，並成

101 Lain Macintyre, Lain MacLaren, *Surgeons' Lives: Royal College of Surgeons of Edinburgh: An Anthology of College Fellows Over 500 Years* (Edinburgh: Royal College of Surgeons of Edinburgh, 2005): 291–92. 在中世紀，在戰鬥中受傷的士兵由理髮匠 - 外科醫生施行手術，他們慣用剃刀、手工靈巧。1540 年，理髮匠 - 外科醫行會成立，成為英國外科專科學院的鼻祖。

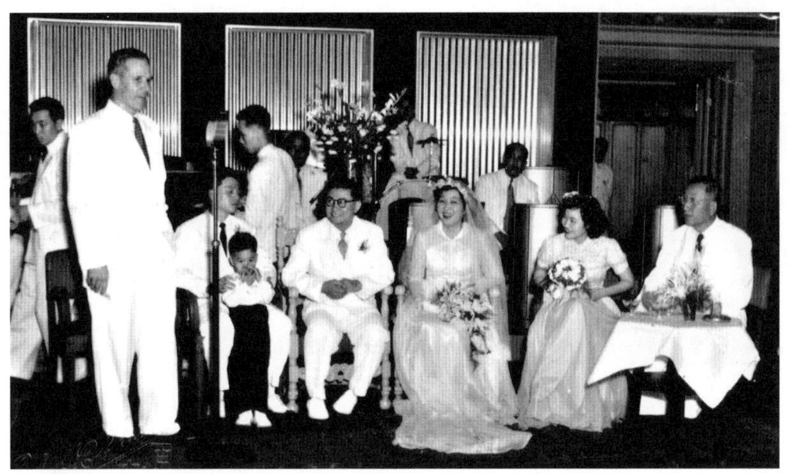

王國棟教授在王源美和周寶煌醫生的婚宴上講話，1950 年。
圖片來源：香港醫學博物館（捐贈者——蔡承業醫生）

為英國和愛丁堡皇家外科醫學院的院士。

1956 年，他獲得哈克尼斯英聯邦大學獎學金（Harkness Commonwealth University Fellowship），前往波士頓麻省總醫院和紐約市貝爾維醫院（Bellevue Hospital）進修。回港後，他成為九龍醫院的外科主管醫生，兼管政府補助的廣華醫院。[102] 1964 年，他的突破來了。他被任命為香港大學外科學系主任，是第一位擔任此職位的華人。[103] 當時，該部門設備簡陋，預算只有 1,000 元。[104] 從這個卑微的起點開始，他在接下來的 18 年裏，建立了一個擁有宏偉設施的王國，令世界各地的外科醫生羨慕不已。他的王國，除瑪麗醫院外，還分佈在其他三間醫院，每間醫院都各有特色：葛量洪醫院的心胸肺外科、東華醫院的日間手術、廣華醫院的普通外科和乳腺外科。從一個只有普通外科的小單位，他把部門發展成包含多個專科的王國，為香港提供先進

102 The Royal College of Surgeons of England, Plarr's Lives of the Fellows, "Ong, Guan Bee (1921 - 2004)" accessed on 6 February 2023, https://livesonline.rcseng.ac.uk/client/en_GB/lives/search/detailnonmodal/ent:$002f$002fSD_ASSET$002f0$002fSD_ASSET:372574/one?qu=Ong+Guan+B&te=ASSET.

103 "First Chinese Professor of Surgery" *South China Morning Post*, 1 April1964.

104 The Royal College of Surgeons of England, Obituary: Guan Bee Ong, BMJ 328 (2004): 771.

的服務和培訓人才。[105]

王源美迅速聲名鵲起，成為外科大師，他的手術大膽而具開創性。瑪麗醫院的外科部門成為著名的食道、肝臟、膽道和頭頸癌創新手術卓越中心；他開創了許多新技術，例如腦下垂體的經蝶竇入路、上頸椎的經口入路、食道的經裂孔解剖和頸部食道—胃吻合術、Roux-en-Y 膽總管空腸吻合術和膽總管的腹膜後入路。[106] 1966 年，他和團隊進行了香港第一例心臟直視手術。他們的成功讓同類手術在本地漸漸普及，而在他的領導下，外科部開始使用人工腎進行血液透析及施行腎移植手術。[107]

王源美的另一項重大成就，是將部門從僅提供基礎外科培訓，轉型為以學術研究為導向。為了改進手術方法，或測試某些新手術的可行性，他會首先在驗屍室試驗或在動物身上實驗。此外，在將新手術應用於病人之前，他會先在動物身上測試效果。他留下了 250 篇學術論文，100 多部書籍和專著，在他那一代的外科醫生，這樣的成績非常難得。[108]

他每週在瑪麗醫院主持部門大查房，有大量複雜的病例，團隊人才濟濟，來訪的醫生總會留下深刻的印象。他對來訪醫生熱情招待，不僅展示驚人的手術速度和大膽的技術，還請吃最好的

105 The College of Surgeons of Hong Kong, *Healing with a Scalpel, From the First Colonial Surgeon to the College of Surgeons of Hong Kong*, (Hong Kong: Hong Kong Academy of Medicine Press, 2010), 97.

106 Raj M. Nambiar, "Obituary, Professor Tan Sri Guan Bee Ong PSM, OBE, MD, DS, FAMS (Hon) (1921-10 January 2004"), *Annals Academy of Medicine*, May 2004, accessed on 6 February 2023, https://annals.edu.sg/pdf200405/V33N3p398.pdf.

107 The University of Hong Kong, "HKU mourns the Death of Professor G. B. Ong, 12 Jan 2004" accessed on 28 February 2022, https://www.hku.hk/press/news_detail_4946.html.

108 Raj M. Nambiar, "Obituary, Professor Tan Sri Guan Bee Ong PSM, OBE, MD, DS, FAMS (Hon) (1921, 10 January 2004)" *Annals Academy of Medicine*, May 2004.

中國菜，因此到東亞訪問的外科醫生，必會到來朝聖。他還成為重要國際會議炙手可熱的講者，也是一流醫學院的客座教授。[109]

他建立了一種特殊的教學方法，結合使用研討會、每週同行評審和國際發展調研。他加強與主要國際外科中心的聯繫，還建立了訪問教授和遊學獎學金制度，以促進國際交流。1976 年，他創立亞洲外科協會，作為世界各地外科醫生分享專業心得的論壇。[110]

早在 20 世紀 60 年代中期，王源美已把外科院士的考試引入香港，首先是愛丁堡皇家外科醫學院，然後是其他皇家外科醫學院。他與愛丁堡皇家外科醫學院的關係尤為密切，1970 年獲第一枚 John Bruce 金獎章；1998 年被任命為學院評議員；2001 年獲頒學院 Pehin Aziz 獎章。他也是英國皇家外科醫學院的 Hunterian 教授和 1974 年的 Moynihan 講師。但他所獲得的獎項不止以上這些。1967 年當選為詹姆斯四世外科醫生協會訪問教授（James IV Association of Surgeons Travelling Professorship）；1974 至 79 年任美國外科醫生協會理事；1983 至 85 年任國際外科學會主席。他還獲頒馬來西亞外科醫學院的金獎章，和愛爾蘭皇家外科醫學院 Abraham Colles 獎章。女皇授予他 OBE 勳銜；馬來西亞國王頒給他第二等王冠效忠勳章（PSM），相當於爵士，並被尊稱為丹斯里（Tan Sri）。[111]

關於王源美的小故事有不少流傳。英國皇家外科醫學院，這

---

109 Ibid.

110 The University of Hong Kong, "HKU mourns the Death of Professor G. B. Ong, 12 Jan 2004."

111 The Royal College of Surgeons of England, Plarr's Lives of the Fellows, "Ong, Guan Bee (1921 - 2004)

樣描述他的帝王風範：「每週兩次，週三和週六，這位小個子像率領大軍的拿破崙一樣，橫掃瑪麗醫院的病房。」[112] 眾所周知，他脾氣暴躁，如果手術不順利，即使不罵人也會怒吼。[113] 他對下屬尤其嚴厲，最受氣的就是這批人。其中一位寫道：

教授一如既往的暴躁和專制，我們每個人都必須建立自己的防禦機制來抵禦他粗暴的作風，因為我們執意不讓他阻礙我們的進步。值得讚揚的是，教授是一位出色的外科醫生。他雙手靈巧，掌握最棘手情況的能力令人震驚——他擁有我見過最棒的手藝。可能正是因為這種技術上的精通，他對最困難、最危險的手術有着貪婪的胃口……他經常掛在嘴邊的口頭禪是：『刀鋒利，心堅定』，迎難而上。[114]

在課堂上，他經常說：「如果你答錯了，我就把你的嘴縫起來」，這種威脅立刻讓全班鴉雀無聲。許多人認為，王源美相信中國傳統的嚴格紀律，所謂玉不琢不成器，嚴師出高徒。王能引起學生如此尊重或恐懼，以至於當他進入升降機時，其他人都會走出去。[115]

王源美可能是當時唯一的醫生膽敢教訓媒體，而不必擔心後果。記者查詢有關接受腎透析的患者，被查出是肝炎病毒攜帶者的問題，他拒絕回答。他對《南華早報》的記者說：「我不會給

112 Ibid.

113 The College of Surgeons of Hong Kong, *Healing with a Scalpel, From the First Colonial Surgeon to the College of Surgeons of Hong Kong*, (Hong Kong: Hong Kong Academy of Medicine Press, 2010), 98.

114 Arthur Van Langenberg, *A Surgeon's Road to Ithaka, From Scalpel to Spade*, (Hong Kong: The Chinese University of Hong Kong Press, 2021/7), 50.

115 梁卓偉。《大醫精誠：實至名歸的大醫—王源美》。（香港：三聯書店（香港）有限公司，2017）106－9。

你任何資訊；我不會和媒體説話。」然後啪的一聲掛斷了電話。[116] 1979 年，護士為爭取加薪而採取工業行動，他將她們比作「將無辜者作為人質的恐怖分子」。[117] 他的批評和粗暴的風格，當然得不到護士們的認同。[118] 幸好，這樣的領導作風今天不再流行，亦不可能再被容忍。

然而，王源美對同事和病人也有仁慈和慷慨的一面。病人無論貧富，他都一視同仁，從不向無力支付的病人收取費用。當同事在手術中遇到困難時，他總是主動伸出援手。他的職業道德無可挑剔。在香港大學和政府服務超過 30 年，施行手術超過 10,000 次。他每天早上五時起床，在上班前慢跑兩英里。他曾説：「外科醫生每天只工作 12 個小時，這太奢侈吧！」[119]

王源美於 1982 年退休，但他繼續私人執業直到 1999 年被診斷患上肝癌。他於 2004 年去世，遺下妻子和來自兩次婚姻的八個孩子。1984 年，香港大學成立了王源美訪問學人獎學金和遊學獎學金，讓訪客來港分享他們的知識和經驗，也讓外科部門的成員到海外接受培訓。愛丁堡皇家外科醫學院，也將一間房間命名為 G. B. Ong 室以紀念他。[120] 王教授卓越的創新和手術技巧、無可挑剔的職業道德、對患者和同事的慷慨，以及將香港大學外科部門推向世界舞台，人們將會銘記。

116 "A Silent Game of Patients…" *South China Morning Post*, 25 May1975.
117 "Nurses must heed this plea" *South China Morning Post*, 4 January1979.
118 "Doctor's bitter dose" *South China Morning Post*, 17 January1979.
119 同註 115。
120 The University of Hong Kong, HKU mourns the Death of Professor G. B. Ong, 12 Jan 2004. Accessed on 6 February 2023, https://www.hku.hk/press/news_detail_4946.html

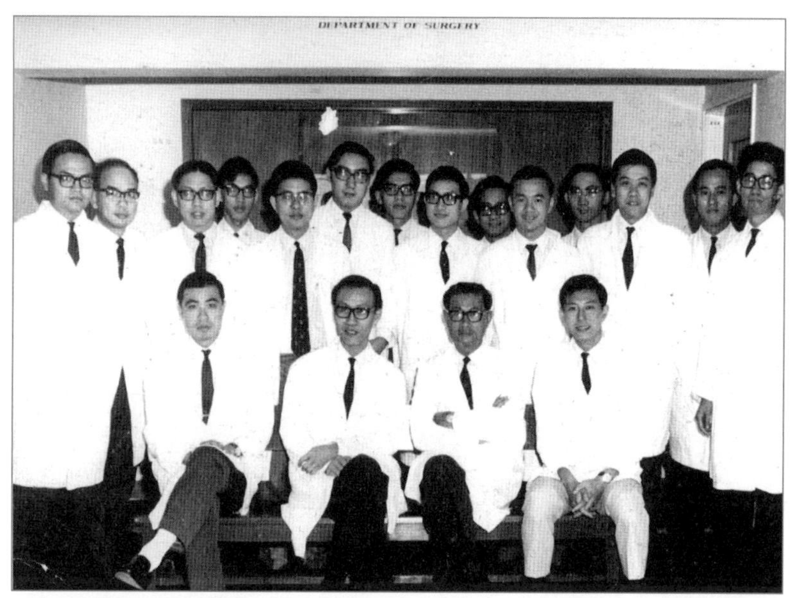

70 年代的王源美教授和大學外科部的同事。
站立左至右：梁雅達醫生（左 1），鄭志仁醫生（左 2），梁志鴻醫生（左 3），余翔江醫生（左 5），馬健基醫生（左 6），胡敏之醫生（右 3），
坐下左至右： 鄺國熙醫生（左 1），Prof N K Yong，王源美教授，顧家麒醫生（左 4）。

圖片來源：香港醫學博物館（捐贈者——胡敏之醫生）

1945

第十一章

私人執業醫生：參與政治以改善醫療和康復服務

2015

香港醫療是雙軌制，分公立和私立。多年來，私家醫生的比例高於公立醫生，1990 年約為 70% 比 30%。1990 年醫院管理局成立後，公立醫院的服務大為改善，2015 年公立醫生比例增加到 47% 左右。[1]

在戰後的頭 2、30 年裏，由於人口大幅增加，公共醫療服務不堪重負。政府醫院人滿為患，門診每天排長龍。儘管政府加開夜診，並設立週末和假日門診，但仍無法緩解擠逼情況，原因之一是缺乏註冊醫生。私營的慈善診所在香港許多地方湧現，由來自中國的醫生主診，但由於他們不是港大畢業生，因此不具備在香港註冊的資格。政府在 1963 年頒佈《診療所條例》來監管這些慈善診所，條例規定診所若聘用未註冊的醫生，該醫生必須通過專家小組的面試，以確保他們是稱職的醫生。[2] 當時，有 353 家此類診所服務公眾。1967 至 1969 年間，所有未註冊醫生都必須參加考試，只有通過考試才能繼續執業。[3] 慈善診所稍微緩解了公立診所的擠迫狀況。

即使在 20 世紀 60 年代後期，對於剛畢業的年輕醫生來說，開始私人執業也非易事。在中環或九龍的商業區租一間診所，一般的年輕醫生是負擔不起的。這些私人診所大多由已經成名的醫生佔據，幸而尚有屋邨診所——政府興建的徙置區或廉租屋邨內的診所——以合理的價格租給私人醫生，為當地居民服務。[4] 這些屋邨

1 Hong Kong Government, Hong Kong Annual Digest of Statistics1954 to 2015.

2 Hong Kong Government, *Report of Advisory Committee on Clinics* (Hong Kong: Hong Kong Government Printers,1966), 5–7.

3 Hong Kong Government, *Report of Advisory Committee on Clinics* (Hong Kong: Hong Kong Government Printers,1966), 51, 56.

4 "Doctors May Work in Resettlement Estates" *South China Morning Post*, 17 November1966.

診所，滿足了附近居民的需要，因而廣受歡迎。這些醫生組成了廉租屋邨診所註冊醫生協會，後改稱新邨西醫協會。[5]

大多數私人醫生傾向於個人執業。直到 20 世紀 90 年代後期，大企業併購診所，大型醫療集團才開始普及，並以類似於美國保健醫療集團（HMO）的方式運作。[6] 然而，這些龐大的集團診所並沒有成為主流，因為就 2006 年所見，其數量有限。[7]

今天，私營部門提供香港約 80% 的基層醫療服務，政府普通科門診提供餘下的 20%。直到最近，無論是私人還是政府診所，提供基層醫療服務的全科醫生都只治療急性疾病。他們很少有時間旁及預防疾病和促進健康等重要工作。在 20 世紀 70 年代，慢性非傳染性疾病超過傳染病，成為發病和死亡的主要原因。良好的基層醫療服務系統有助預防或延緩慢性致殘性疾病的發生，並減少對二級和三級醫療服務的需求，但香港歷來忽視基層醫療服務。此外，許多醫生沒有接受過基層醫療服務的適當培訓，也沒有基層醫療保健網絡可言。直到 1990 年代，家庭醫學和普通科作為專科，在香港既缺乏發展也被低估；1989 年，政府委任了楊紫芝教授擔任基層健康服務工作小組（The working Party on Primary Health Care in Hong Kong）主席，檢討基層醫療服務。報告書提出的 102 條建議範圍廣泛，需要採取許多新措施才能實現。[8] 負責香港 20% 基層醫療保健

---

5 "More Clinics to Be Provided in Estates" 10 April1974, Hong Kong Public Records Office, HKRS 545-1-210.

6 "The Business of Medicine" *South China Morning Post*, 13 December1997.

7 Hong Kong Government, LC Paper no CB(2)1075/05-06(02) "HMO Practice in Hong Kong."

8 Working Party on Primary Health Care Report1990, 8.

的衞生署迅速落實大部分建議。私營部門的改革要待到香港有更多訓練有素的全科醫生，來得晚很多。[9]

1998 年，政府邀請哈佛大學的一個團隊，檢討香港醫療服務並提供改革建議。[10] 哈佛團隊發現了醫療系統中的許多弱點。醫生開藥過多，且處方僅兩到三天的分量，常常處方短時間的抗生素，導致產生抗生素的耐藥性。私營部門缺乏藥品標籤，處方藥無需處方亦可在藥房購得，包括：抗生素、止痛藥和避孕藥。大多數醫生花在病人身上的時間太少，也沒有預防疾病或促進健康的指導。另一個主要問題是不需要延續醫學教育，也沒有診治的標准或指南、同行評審或提高或保持醫療質量的規定。香港顯然非常需要醫療改革，尤其是在基層醫療方面。香港的醫療改革在過去 20 年逐步推行，尤其是在基層醫療方面。

本章首位介紹的傑出私家醫生是一名全科醫生，他早在 20 世紀 70 年代就注意到全科醫生中存在的問題，並主動採取措施解決問題。他就是李仲賢醫生，早在政府推行基層醫療改革前，他就成立了香港全科醫學院。他推廣家庭醫學，並為香港培養了新一代的家庭醫生。

本章介紹的另外兩位私家醫生是專科醫生。二戰前，香港幾乎沒有專科醫生。專科培訓始於二戰後，當時許多醫生成為合格的專家，且人數迅速增加。2015 年的醫界人力調查顯示，在調查期間，所有在職醫生中，

9 G. Leung, J. Bacon-Shone, *Hong Kong's Health System: Reflections, Perspectives and Visions*, (Hong Kong: Hong Kong University Press, 2006), 145.

10 The Harvard Team, "Improving Hong Kong's Healthcare System: Why and for Whom?" Accessed on 7 February 2023, http://www.fhb.gov.hk/en/press_and_publications/consultation/HCS.HTM.

有 76.5% 的高比例，曾接受或正在接受專科培訓。[11] 戰後不久，醫療服務要與教育和社會福利等其他社會服務競爭政府的撥款。若能有立法局議員為醫療服務爭取更多資源，並向政府推薦如何有效運用有限的資源，這當然很有幫助。醫學界有幸擁有兩位立法局議員羅理基（Alberto Maria Rodrigues）（1953-58 年在任）和方心讓（1974-85 年在任），他們都是知識淵博、傑出的私家專科醫生，引導香港政府發展醫療衛生服務，他們還引領非政府組織提供醫療服務，以補政府服務的不足。

11 Health Manpower Survey on Doctors. Key Findings in 2015. Accessed on 7 February 2023, https://www.dh.gov.hk/textonly/english/statistics/statistics_hms/keyfinding_dr15.html.

1926-2013

李仲賢

Lee Chung Yin, Peter

MBBS, JP, Hon LLD(HKU)

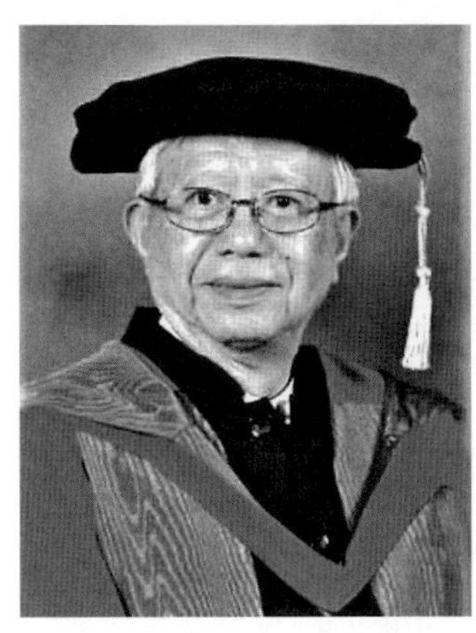

圖片來源：香港家庭醫學學院

李仲賢是一位有遠見的家庭醫生。他創立了香港全科醫學／家庭醫學學院，使香港的全科醫學成為要求嚴格培訓和高標準的學科。

1941 年二戰爆發，李仲賢畢業於聖若瑟書院，待到 1947 年才進入醫學院。其父李志雄先生在戰後創辦新興行，後發展成為非常成功的船務公司。[12] 在學期間，李仲賢組織同學成立學生會（香港大學學生會的前身），説服其他學生一起恢復參與大學的事務。畢業後不久，李仲賢成為香港大學畢業生議會總書記。1968 年，他當選為議會主席，連任兩屆（1971 年、1974 年），充分展示了他熱心公益和富組織能力。[13] 他曾多次為母校發聲，敦促政府為有困難的大學生提供貸款 [14]，並建議香港大學設立音樂系。[15] 他擔任大學校務委員會成員長達 35 年。為了表揚他的巨大貢獻，大學把校園一條從東閘到陸佑堂的路，以他的名字命名為仲賢路。

香港大學英文系教授、世界著名詩人和作家布倫登（Edmund Blunden）欣賞李仲賢的才華，於 1960 年為他創作了一首十四

12 父親去世後，李仲賢的弟弟李國賢接手家族企業，重組並擴大業務，為香港發展成為主要航運中心和中國與世界之間的交通樞紐做出了巨大貢獻。

13 Citation: Peter Chung Yin Lee, Doctor of Laws *honoris causa*, 96th Congregation (1977), the Hong Kong University.

14 "Government loans to Students Urged" *South China Morning Post*, 14 May1969.

15 "Department of Music for HKU Proposed" *South China Morning Post*, 14 January1965.

行詩：[16]

Peter, whose public spirit all men know
And still whose good deeds oft escape our eye,
Veiled by your modest manner. Passing by,
I just called in quiet and brief although
Devising, drafting, doing so much – and so
You smoothed our path among the rest – we try
To offend you with good will. O do not sigh
So deeply. Six more line, that's all, you know.
Musical Medical Man! Observer hold
Of human ailments, conqueror of the same
From masqueritis to the common cold,
May fortune bring you more than merely fame,
Dear giver, may you gather tons of gold...
For which, in due course, you'll receive the Masquers' claim.

1950 年代初畢業後，李仲賢開始私人執業，當時香港有很多來自中國的難民，導致住房、醫療和教育服務不勝負荷。他與一群教師、企業家和專業人士創立了香港公民協會，並於 1958 至 1964 年間擔任該協會的秘書長。[17] 1960 年，他帶領協會與革新會結盟，[18] 並派代表前往倫敦，敦促英國政府進行憲制改革，但

16 Citation: Peter Chung Yin Lee, Doctor of Laws honoris causa, 96th Congregation, (1977), the Hong Kong University. Accessed on 7 February 2023, https://www4.hku.hk/hongrads/graduates/mb-bs-jp-peter-chung-yin-lee-peter-lee-chung-yin.

17 香港公民協會與革新會是 1950 年代以來參與市政局選舉的兩個政團。它於 1954 年由一群教師、專業人士和企業家創立。

18 革新會由外籍大律師貝納祺 (Brook Bernacchi) 於 1949 年創立，當時正值辯論有關香港憲政改革的「楊慕琦計劃」(Young Plan)。該會的直接目標是爭取香港立法局的直選。

要求被拒絕。[19] 他也為改善香港的居住環境發聲，呼籲政府以低價釋出合適的土地，鼓勵成立非牟利的房屋合作社。[20]

1968 年，李仲賢當選為香港醫學會會長，並連任三屆。他多次就重要問題發聲，例如敦促私家醫生幫助解決公營部門人手短缺問題，[21] 以及如何控制和監管激增的私人化驗室。[22] 作為香港醫學會會長，他最重要的成就，是成功爭取成為世界醫學協會（WMA）的成員，該協會的使命是促進最高的醫學道德標準。[23] 在一次環球旅行途中，他首次見識西方國家的全科醫學／家庭醫學學院，並了解到它們的使命。[24] 他想在香港建立類似的學院。

在 1950 年和 1960 年代，感染和傳染病佔所有死亡人數的 60% 至 70%。門診最常見的是上呼吸道感染和胃腸問題。大部分公立或私家診所的醫生都非常忙碌，只能處理病人的即時症狀。隨着香港經濟的改善，疾病的模式也發生了變化。自 20 世紀 70 年代以來，醫生開始診治更多患有慢性非傳染性疾病的患者，例如心臟病、中風、糖尿病、癌症、癡呆症和關節退化病。如前所述，慢性非傳染性疾病約佔香港所有死亡人數的 60%，[25] 而當時大部分全科醫生都沒有治療和預防這些疾病的經驗。

---

19 Hong Kong University, *Growing with Hong Kong: The University and Its Graduates: The First 90 Years* (Hong Kong University Press, 2002), 273

20 "Civic Association Criticises Government on Land Policy" *South China Morning Post*, 23 December1964.

21 "Private Sector Could Help in Doctor Shortage" *South China Morning Post,* 26 September1974.

22 "Control these laboratories" *South China Morning Post*, 8 July1975.

23 World Medical Association, accessed on 10 March 2022, https://www.wma.net/who-we-are/about-us/.

24 Peter C.Y. Lee "Keynote Address" In 15th Anniversary Celebration Commemorative. Hong Kong: Hong Kong College of General Practitioner,1993, 2.

25 Causes of deaths in1970,1990, 2010. Hong Kong Medical and Health Department Annual Reports,1970,1990 and 2010.

周遊列國，參加過多個國際會議後，李仲賢敏銳地察覺到醫療需求的變化及香港醫療體系的不足。他察覺到大部分全科醫生不願意或沒有機會更新醫學知識，或提升自己的能力來治療和預防慢性非傳染性疾病。香港人喜歡換醫生，沒有家庭醫生的觀念，因此在香港很難成為家庭醫生。眼看香港的全科醫生隨時會淪為「醫匠」，他渴望通過專科臨床培訓，培養新型的家庭醫生。[26] 1973 年，他為建立香港全科醫學院（HKCGP）徵求香港醫學會的意見。1977 年，學院成立，李仲賢為首任院長；他慷慨捐助學院，租用灣仔軒尼詩道 15 號溫莎公爵社會服務大廈半層樓，為期 75 年，作為學院總部。[27] 第一次全民大會，於 1979 年在大會堂劇院舉行。[28]

學院成立後，界定了全科醫學的核心知識和專業技能，成為全科訓練的學術內容。隨後，學院出版了一份期刊向廣大的香港醫學界讀者，介紹全科醫學和臨床資訊。學院隨後設立了一項延續醫學教育計劃，吸引熱心的全科醫生多了解其學科，及如何應用最新的醫學進展來照顧患者。學院並在播道醫院和聖母醫院啟動一項職業培訓計劃，導師和學員都是志願參加；儘管計劃的規

26 Stephen Foo, "In Memory of Dr. Peter Lee" Messages from Past Presidents, Council Members and Friends. The Obituary of Dr. Peter CY Lee. Hong Kong College of Family Physicians, 2013, 14. Accessed on 7 February 2023, https://www.hkcfp.org.hk/Upload/Commemorative/Obituary_and_Remembrances/obituary_Dr.PeterLee.pdf.

27 Peter C. Y. Lee, "Contributions and Influence of the Hong Kong College in the Development of Family Medicine in Hong Kong and Around the World During the Past Quarter Century (1977–2002) as Seen Through the Eyes of Its Founding President" compiled and edited by Dr. Peter C.Y. Lee, March 2003. In 25th Anniversary Commemorative Brochure. Hong Kong: Hong Kong College of Family Physicians, 2003, 9.

28 Peter C.Y. Lee, "Keynote Address" In 15th Anniversary Celebration Commemorative. Hong Kong: Hong Kong College of General Practitioner,1993, 3.

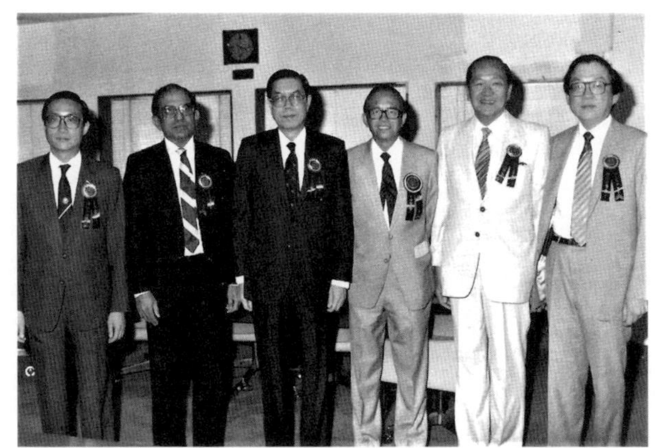

1985 年 5 月 18 日位於溫莎公爵社會服務大廈 8 樓的香港全科醫學院會址揭幕（李仲賢醫生，左 4）。
圖片來源：香港家庭醫學學院

模逐漸擴展到更多醫院，但還是不夠全面。學院分別於 1982 年及 1984 年，慷慨捐助香港大學及香港中文大學設立客座教授席位。1984 年，香港中文大學社會醫學系成立家庭醫學部；1985 年，香港大學內科學系也成立全科醫學部。港大的全科診所最初設於貝夫人診所，後遷往鴨脷洲，並更名為鴨脷洲家庭醫學診所。[29] 兩間大學終於擔起了培養家庭醫生的重任。

與此同時，世界各地對基層醫療的態度正在發生變化，因為研究表明，依賴基層醫療保健系統的地方，健康情況更好，疾病死亡率降低，患者滿意度更高，醫療費用會降低。此外，世界衞生組織在 1981 年發表了一份文件——《2000 年實現人人享有健康的全球戰略》，將基層醫療保健視為實現目標的關鍵。[30] 香港政府開始更加重視基層醫療。1989 年，政府成立基層健康服務工作小組，報告於 1990 年發表。[31] 小組提出的多項建議可在政府門診很快推行，但在私人診所卻沒有落實。香港醫務委員會認識

29 Peter C.Y. Lee, "Keynote Address" In 15th Anniversary Celebration Commemorative. Hong Kong: Hong Kong College of General Practitioner,1993, 5

30 World Health Organization, "Global Strategy for Health for All by the Year 2000" *World Health Organization, Geneva*,1981.

31 Health for all, the way ahead: report of the Working Party on Primary Health Care, Hong Kong Government, Hong Kong Government Printer,1990.

到基層醫療的重要性，同年承認香港全科醫學院（HKCGP）的家庭醫學文憑為可引述資歷。實現第一個目標後，香港全科醫學院（HKCGP）於 1997 年更名為香港家庭醫學學院（HKCFP）。

李仲賢為學院定下的下一個目標，是確保學科的「專業地位」。在未來，全科醫學／家庭醫學學科與其他學科一樣，需要嚴格的培訓，並達到同樣高的專業水平。在 1992 年頒佈的《香港醫學專科學院條例》，香港全科醫學院是創始學院之一。他的第三個目標，是提高延續教育和專業培訓的水準，以提振學術成就和學院院士（FHKCGP/FHKCFP）資歷的聲望。1987 年，澳洲皇家家庭醫學學院與香港全科醫學院舉行聯合院士考試，考試結果確認了香港院士資歷的地位和聲譽，從此獲得國際認可。[32] 學院的最後一個目標，是一個宏大的目標，就是要説服和協助政府，將香港的醫療保健系統的基礎從醫院轉到社區。這是一個艱巨的任務，李仲賢在 2013 年去世，無法在有生之年看到願境成真。

在擔任香港全科醫學學院院長期間，他代表學院跟政府醫務衞生署及兩所大學的醫學院建立重要的聯繫，以建立培訓計劃，並將學院納入醫學專科學院。為此，他常常自掏腰包，承擔開會時所有必要的款待費用。他漸漸在國際上打開知名度，1992 至 1995 年間，更成為世界家庭醫生組織（WONCA）的主席。他代表香港，成功申辦亞太地區 WONCA 會議（1987 年）和世界 WONCA 會議（1995 年）——這是向政府彰顯家庭醫學重要性，

32 Peter Lee, "Message from the Founding President" *The First 30 years of the Hong Kong College of Family Physicians*, 2007, 20–21.

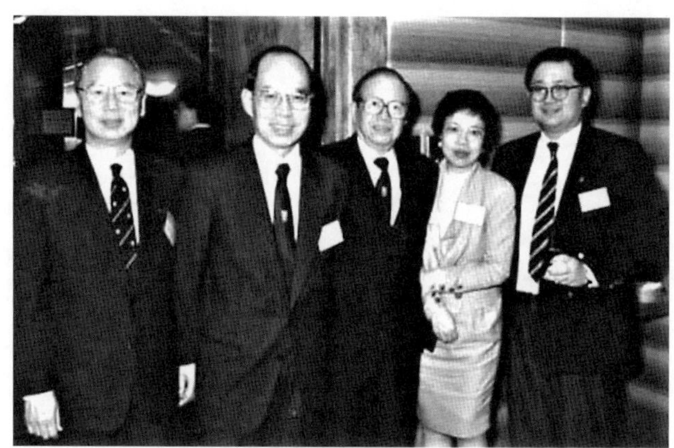

1993 年香港醫學專科學院成立，李仲賢醫生在中間，達安輝教授在最左邊。
圖片來源：香港家庭醫學學院

最有用的一步。[33]

1970 年代末，中國開始對外開放，香港醫學會於 1979 年到訪北京中華醫學會。李仲賢藉此機會，向東道主介紹全科醫學 / 家庭醫學這一門新興學科，並引起相當大的關注。1986 年，他以香港全科醫學院院長的身份，再次前往北京，與衞生部長會面，宣傳全科醫學的概念和原則。北京全科醫學會於 1989 年成立，並被 WONCA 接納為準會員。[34]

香港全科醫學學院的成立，全賴李仲賢醫生的遠見卓識，他推動家庭醫學，並為學科樹立了媲美西方世界的高標準。他培養了香港新一代的家庭醫生，並在中國引入了全科醫學的概念。香港家庭醫學學院前院長傅鑑蘇醫生，讚揚他是「醫學界高山仰止的人物，也是所有年輕專業人士的楷模」。

33 Stephen Foo, "In Memory of Dr. Peter C. Y. Lee" The Obituary of Dr. Peter CY Lee. Hong Kong College of Family Physicians, 2013, 14–15.

34 Peter Lee, "Introduction of General Practice/Family Medicine into China, The Role of HKCGP/HKCFP in the Early Years" Part 3, *The First 30 Years of the Hong Kong College of Family Physicians*, 2007, 155–56.

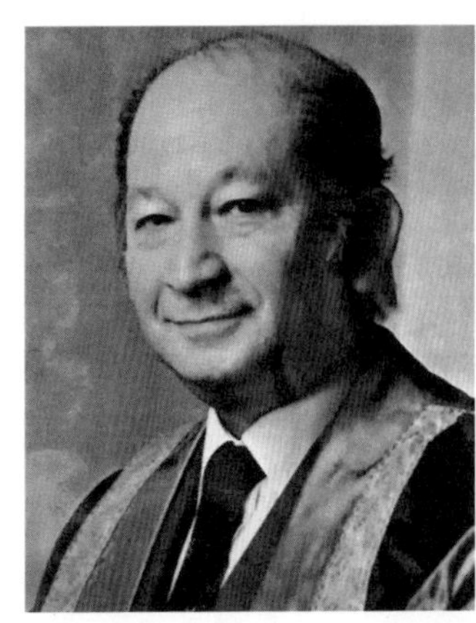

1911-2006

羅理基

Alberto Maria Rodrigues

MBBS, JP, Military MBE, Officer of the Order of Christ, OBE, CBE, Hon LLD(HKU), Chevalier de la Legion d'honneur.

圖片來源：羅紹基醫生

羅理基於 1911 年生於香港。他出生後不久母親就去世，父親也不幸在他九歲時離世。可幸他有一位叔叔，將他和自己七個孩子一起帶大，他的童年還算幸福。羅理基與澳門頗有淵源，因為他的祖父是一名船長，負責往返省港澳的航線。就讀聖約瑟書院期間，很有上進心的他成為優等生。他考獲獎學金，入讀香港大學醫學院。本科生期間，他在體育方面表現出色，尤其是羽毛球、足球和曲棍球。然而，他最喜歡的是板球，屬於一線正選球員，後來成為隊長，成功帶領球隊爭勝。他在樂隊負責彈鋼琴，後來在戰俘營，一位加拿大營友教會他彈結他。[35] 他於 1935 年獲得醫學士（MBBS）學位。

畢業後，他前往英國進修婦產科。然後，在里斯本行醫大約一年，才返回香港開始私人執業。1937 年抗日戰爭爆發，羅理基加入香港義勇軍的葡萄牙人連。二戰期間，他在賴廉士醫生手下，擔任野戰救護車隊醫官。香港投降後，他和其他守軍都被關押在破敗的深水埗戰俘營。羅理基負責營內的痢疾病房，表現出色。當時，細菌性痢疾和阿米巴性痢疾都很常見，病房一度擠滿了 800 名病人，但他手上只有少量的磺胺類藥物；營內另一種致命傳染病是白喉，由於治療只能靠司徒永覺醫生送來的少量抗毒

35 Albert Rodrigues, "A Hong Kong Doctor in War and Peace," In *Dispersal and Renewal, Hong Kong University During the War Years*, eds., Clifford Matthews and Oswald Cheung (Hong Kong: Hong Kong University Press，1998), 203–5. 有關羅理基爵士能玩的樂器，得蒙他的兒子羅紹基醫生告知。

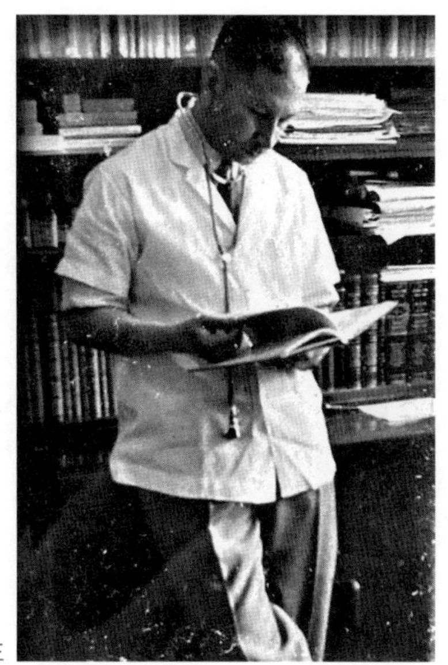

年輕的羅理基在診所
圖片來源：羅紹基醫生

素，許多人因此喪生。在缺乏藥物的情況下，有這麼多患上這些可怕傳染病的人能康復，簡直是奇跡，大多數患者認為，正是由於羅理基的專業治理，他們才得以倖存。營養不良和維他命缺乏症，也是當時常見的問題。羅理基用罐裝蕃茄的種子在營地種植蕃茄，巧妙地解決了維他命 C 缺乏的問題。維他命 B 缺乏引起的腳氣病和糙皮病，在營內也相當流行，但他就無能為力了。儘管情況絕望，他還是組織了一支樂隊，在晚上為營友表演，以維持戰俘的士氣。[36] 由於他在戰俘營工作表現出色，戰後從中尉晉升為少校，並於 1948 年被授予大英帝國勳銜（MBE），[37] 及於 1949 年獲授基督勳銜（Officer of the Order of Christ）。[38]

二戰結束後，羅理基再次私人執業。1953 年出任聖保祿醫院院長，代表醫院與政府商討醫療事務；他還是醫院顧問委員會

36 Charles Roland, "Sir Albert Rodrigues, M. D., POW Experiences as a MO in Hong Kong1941–1945" Interviewed in Hong Kong, China by Charles Roland 8 September1987, Oral History Archives. Hannah Chair for the History of Medicine, McMaster University. Interview no HCM 8–87.

37 Albert Rodrigues, "A Hong Kong Doctor in War and Peace" 206–7.

38 Holdsworth, Munn, *Dictionary of Hong Kong Biography*, 374.

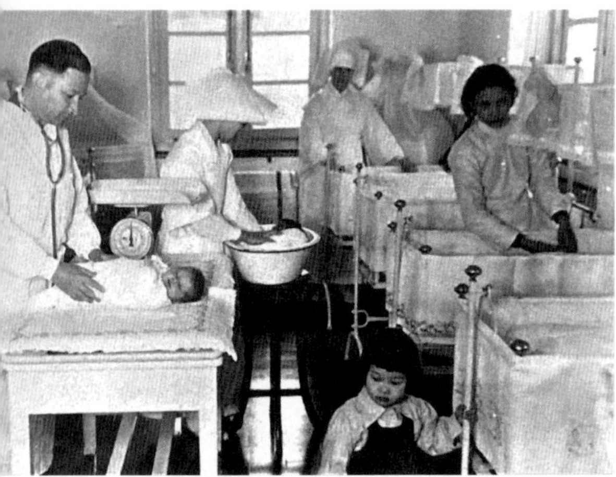

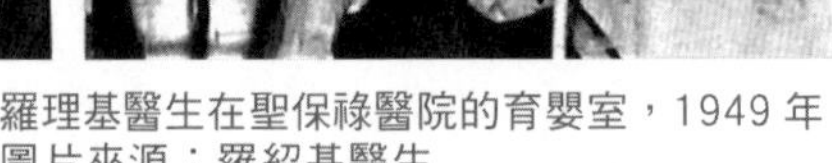

羅理基醫生在聖保祿醫院的育嬰室，1949 年。
圖片來源：羅紹基醫生

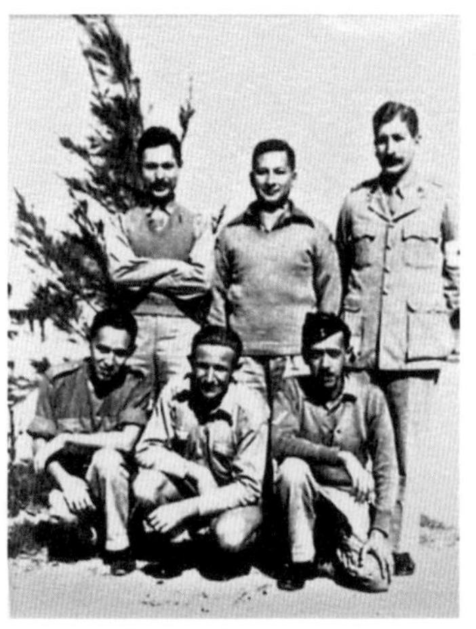

羅理基醫生（站在中間），白爾德醫生（站立左 1）與其他戰俘。
圖片來源：羅紹基醫生

主席。[39] 他在戰後嬰兒潮時期，接生了 2,000 多名嬰兒。因為他的細心，嬰兒死亡率很低，贏得衆多母親的感激。[40] 羅理基是虔誠的天主教徒，一心侍奉教會和醫院。他於 1962 年獲得法國榮譽軍團騎士勳章（Chevalier of the French Legion of Honor），並於 1966 年獲得羅馬天主教聖西爾維斯特（St. Sylvester）大十字騎士勳章。[41]

羅理基很早就對公共事務有濃厚的興趣。1940 年，他首次當選市政局議員，當時年僅 29 歲，且不屬於任何政治組織——這是一項了不起的成就。[42] 戰後，他重回市政局當議員；1950 年他赴美進修。1953 至 59 年任立法局議員，1959 年獲委任為行政局議員，後擔任行政局首席非官守議員，直至 1974 年退休。

羅理基先後出任立法局和行政局的非官守議員，很可能影響了這一時期醫療衛生服務的發展。戰後不久，醫療衛生服務的

39 Ha, Louis E. Keloon, Wai Lun Tam, Patrick Taveirne Eds. The History of St. Paul's Hospital. Caring and Serving for 120 years. Catholic Studies Publication Research Series (11), Centre for Catholic Studies, The Chinese University of Hong Kong, (Hong Kong: Chinese University Press, 2018), 68 .

40 Holdsworth, Munn. Dictionary of Hong Kong Biography, 374.

41 與羅紹基醫生的個人通訊。

42 與羅紹基醫生的個人通訊。

有限預算大部分用於傳染病的預防，用於治療的資金所剩無幾。政府鼓勵志願機構開辦醫院，提供比較昂貴的住院服務。即使在1960 至 70 年代，經濟逐步上升時，政府的目標仍然是照顧分別為 50% 和 80% 人口的門診和住院治療，而無法為全體市民提供全面的醫療服務。[43] 政府計劃根據人口建設門診設施，例如，每100,000 人的城市人口和 50,000 人的農村人口將有一個標準診所。當時的標準診所設有普通門診、母嬰健康院和產房，產科床位農村可有 6 張，城市可多至 24 張。[44] 在預算有限的情況下，像香港這樣的發展中地區，這樣的醫療發展計劃是明智的，也滿足了羅理基保持低母嬰死亡率的願望。

羅理基的公職，除了立法和行政兩局外，還有很多。吸毒是1950 年和 60 年代的一個普遍社會問題，與當時的政府政策不同，他認為不應該把吸毒者當作罪犯對待。[45] 1959 年，政府發表《香港毒品問題》白皮書，[46] 概述禁毒措施。除了打擊販毒外，政府還計劃建立戒毒治療中心，但沒有康復設施。1961 年，羅理基與香港革新會主席貝納祺（Brook Bernacchi）共同創立志願組織香港戒毒會（SARDA），[47] 旨在治療和康復吸毒者，促進反吸毒的公眾教育，並向政府提出建議。[48] 1963 年，戒毒會在一個偏遠

43 該計算是基於 1961 年的人口普查數據、人口平均工資以及各種醫療程序的費用。
44 Report of the Medical Development Advisory Committee1973, Hong Kong Government Printer, Hong Kong, 2.
45 The Problem of Narcotic Drugs in Hong Kong. A White Paper Laid before Legislative Council, Hong Kong, 11 November,1959, 3.
46 Ibid., 13–14.
47 "Drug Addicts. Rehabilitation more Difficult than Cure" *South China Morning Post*, 25 July1968.
48 The Society for the Aid and Rehabilitation of Drug Addicts (SARDA), accessed on p 2023, https://www.sarda.org.hk/eng/index.html.

的島嶼上，為吸毒者建立了石鼓洲康復院。[49] 康復院非常成功，甚至於三年後，又增加了一家新醫院和一個水庫，可容納的戒毒者從 200 人增至 500 人。[50] 戒毒會通過密集的公共教育計劃，以及在報紙、電台和電視的廣泛宣傳，開展了幾次非常成功的反吸毒運動。[51] 1965 年，羅理基出任禁毒行動委員會主席，全面負責禁毒工作，他就香港整體禁毒政策和策略向政府提供意見，並協調多個政府部門，例如：衛生署、警察、海關、懲教署、社會福利署、教育署和政府新聞處，以及各個志願組織，如戒毒會和香港社會服務聯會，以便統一大家的做法，避免服務重複。[52] 羅理基於 1964 年被英女王伊利沙伯二世封為爵士，以表揚他在禁毒和其他公共服務方面的貢獻和卓越表現。[53]

1962 年，政府計劃成立學童保健計劃，任命羅理基為工作小組的主席，[54] 新計劃將接管學校健康計劃的醫療部分。[55] 順理成

---

49 "Shek Kwu Chau, Hong Kong's Drug Rehabilitation Island" *South China Morning Post*, 30 October, 2017. Accessed on 14 February 2020, https://www.scmp.com/lifestyle/article/2117559/shek-kwu-chau-hong-kongs-drug-rehabilitation-island-changing-times-remote.

50 "Shek Kwu Chau Plans Hospital, Reservoir" *South China Morning Post*, 16 December,1966.

51 Hong Kong Medical and Health Department Report for the Year1967/1968, 29.

52 G. Choa, "An Odyssey to a Land of Woes" *Hong Kong Journal of Mental Health*, 28 (1999), 63.

53 "Philanthropist Knighted. Queen's recognition for Twenty-two Residents. New Year Honors" *South China Morning Post*, 1 January1964.

54 "School Medical service" *South China Morning Post*, 15 May1962.

55 戰後，官校重新設立了學校健康計劃，其後加入津助學校。該計劃包括兩部分：1. 巡查學校校舍，確保環境適合上學；2. 學生入學時進行體檢，並在 5 歲、7 歲、10 歲、12 歲、15 歲和 18 歲進行覆檢。發現異常的學生將轉介至普通或專科門診，例如牙科、眼科和耳鼻喉科。該計劃的參與者每年只需付 15 元，即可享受免費的醫療、牙科和眼科服務。需要住院治療的兒童會被送往政府醫院，只需支付象徵式的 5 元費用。1953 年，在校學童人數約 20 萬人，參加學校健康計畫的約為 46,051 人（不到 25%）。該計劃需要大量醫務人員和巨額預算，但只服務不到 25% 的學童。結果，診療部分的工作由學童保健服務接管，與其他學校健康服務分開。

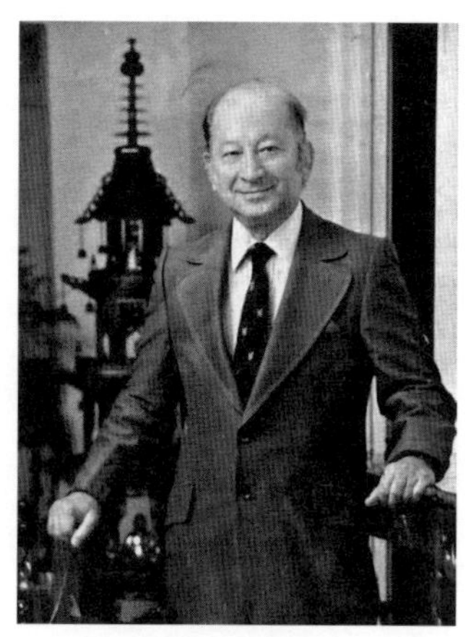

羅理基醫生在家中
圖片來源：羅紹基醫生

章，羅理基成為學童保健計劃的主席。[56] 學童保健計劃得到香港醫學會的支持，參加的私人醫生以按人頭收費的方式運作。學校健康計劃繼續運作，負責全港所有註冊學校的環境衞生、傳染病控制、疫苗接種和健康教育。羅理基一直主持學童保健計劃至 1974 年退休。雖然開始時，只有大約 25% 的學童參加保健計劃，[57] 後來改善了服務條件，允許參與學童無限次地看醫生，人數就逐漸增加。[58] 羅理基熱愛運動，推廣學校體育運動不遺餘力。他曾任香港羽毛球總會會長，曾支持學生到外地參加比賽。[59] 銀禧體育中心於 1977 年成立，他是首任主席，中心旨在提高體育水平及培養本地精英運動員。中心於 1991 年更名為香港體育學院。[60] 羅理基的媳婦羅紀瑪俐博士（Dr. Mary Gray Rodrigues）以他的名義捐出五個羅理基獎，給香港大學的運動學人。[61]

56 "Schools Skipping Medical Scheme: The LegCo meets" *South China Morning Post*,19 October1972.

57 "School Medical Service Still Disappointing" *South China Morning Post*, 5 October1970.

58 "School Medical Plan Off to a New Start" *South China Morning Post* 9 October1988.

59 "President Says: Good year for Badminton" *South China Morning Post*, 12 September1968.

60 Hong Kong Sports Institute. Accessed on 7 February 2023, https://www.hksi.org.hk.

61 The University of Hong Kong Development and Alumni Office. Rodrigues Award. Celebration of Sports Achievements, Accessed on 7 February 2023, https://www.giving.hku.hk/rodrigues-award-celebration-of-sports-achievements; 與羅紹基醫生的個人通訊。

羅理基與母校結緣，由來甚久。1962 年，香港大學授他以名譽法學博士學位。[62] 他為大學長期效勞始於 1967 年，當時他被任命為港大校委會主席；他是第一位校外成員，獲邀接替校長擔任大學校委會主席。[63] 一年後，他又打破傳統獲港督戴麟趾爵士委任為港大首任副校監。[64] 若身為校監的港督缺席，他便可以擔任大學校監。他一直出任港大校委會主席至 1985 年，及擔任副校監至 1994 年。他聲稱自己最自豪的時刻是在 1993 年授予德蘭修女（Mother Teresa）港大名譽學位。[65]

羅理基爵士於 2006 年逝世，享年 95 歲。他是一個急公好義的人，從 29 歲開始，一生中有 53 年在義務服務中度過，戰時服務表現傑出，行政立法兩局非官守議員任內勇於任事，領導打擊吸毒行動卓有成效，積極推動體育活動及學童保健計劃，全心全意為母校服務至 82 歲。他的公職活動與香港醫療衞生和教育服務的進步息息相關。如此悠長的服務記錄，至今無人能超越。他的無私和對香港的貢獻，大家將會銘記不忘。

62 "Dr. Rodrigues Honored by HK University: Honorary Degree at City Hall Graduation Ceremony" *South China Morning Post*, 15 November1962.

63 "Chairman of University Council" *South China Morning Post*, 8 November1967.

64 "Personalities. Wide Acclaim for New Hong Kong University Appointment" *South China Morning Post*, 17 January1968.

65 Holdsworth, Munn, *Dictionary of Hong Kong Biography*, 375.

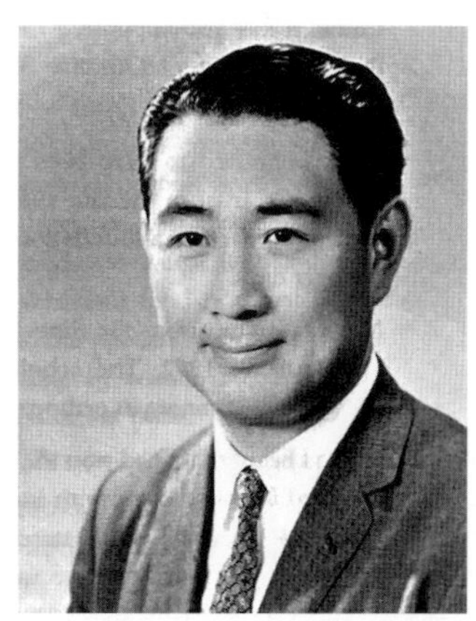

1923-2009

方心讓

Fang Sin Yang, Harry

MBBS, Hon MD(Liverpool), JP, Hon LLD(HKU, CUHK), DSSc(PolyU), DSc(OUHK), GBM, CBE

圖片來源：方敏生女士

方心讓醫生是著名的骨科醫生，也是一位有心思、有能力的立法者。他被稱為亞洲「復康之父」，領導爭取殘疾人士的福祉，促進平等機會，及改變公眾對他們的看法。他還為完善香港的醫療制度做出了巨大貢獻。

方心讓出生於南京。為了逃避政治不穩和時局動盪，全家搬到香港。他入讀英皇書院，非常用功學習，因為他必須同時學會英語和廣東話。結果，他於 1940 年畢業，比大多數同學早一年，並考入香港大學醫學院。那時，所有學生都必須住校，但他找不到宿位。多虧李步仁神父（Fr Kelly）的巧安排，利瑪竇堂的茶水間成了他的住處。[66] 這件事，以及天主教會對他家人的其他恩惠，使他信奉了天主教。[67]

1941 年，日軍攻佔香港。和許多其他學生一樣，他逃到中國大後方，在戰時遷往重慶的上海醫學院繼續學習。1947 年，他在上海畢業，然後回到香港，開始了他的外科醫生生涯。作為瑪麗醫院骨科教授侯信的第一助理，他感覺「如魚得水」，很快

66 Citation, Harry Fang Sin Yang, Doctor of Laws honoris causa, 96th (1977) congregation, The University of Hong Kong, accessed on 7 February 2023 https://www4.hku.hk/hongrads/citations/obe-mb-bs-mchorth-frcse-facs-fracs-jp-harry-sin-yang-fang-harry-fang-sin-yang.

67 Harry S. Y. Fang, *Rehabilitation—A Life's Work* (Hong Kong: Hong Kong University Press, 2002), 18.

就成為香港最傑出的骨科醫生之一。[68] 1952 年，他獲得中英互助會信託基金（Sino-British Fellowship Trust）頒發的第一筆獎學金，得以前往英國最負盛名的培訓中心繼續深造。他對中英互助會信託基金的源起印象深刻，因為這筆資金是由何明華會督一人籌集的，這可能啟發了他日後為慈善項目籌款。[69] 在利物浦，他完成碩士論文，主題是「被判絞刑的殺人犯在行刑時，頸椎發生了什麼變化？」[70] 1958 年，他成為香港政府首位骨科專家。[71] 雖然他被派駐九龍醫院，但他還兼任葛量洪醫院、東華醫院和律敦治醫院的顧問。在這四間醫院，他着手培訓香港下一代的骨科醫生。

在 50 和 60 年代，脊柱結核病盛行。儘管病灶在脊柱前部，但手術一般使用背部入路進行。方心讓建議採用前路進入，進行脊柱清創和融合。首例手術是在 1956 年，由史托教授開胸暴露胸椎，他和侯信教授負責清創，並用植骨進行脊柱融合。這項手術被稱為「香港手術」。[72] 他和王源美教授聯手，經口腔入路

68 York Y. N. Chow, "Prof. Sir Harry S. Y. Fang" *Repair, Reconstruct and Rehabilitate. Half a Century of Orthopedics in Hong Kong*. Hong Kong College of Orthopedic Surgeons and the Hong Kong Orthopedic Association (Hong Kong: Hong Kong Academy of Medicine Press 2004), 174–76.

69 方發現，中英互助會信託基金的發起人是香港聖公會何明華會督。1942 年香港淪陷後，他每週在不同的教堂講道，結束後會要求教友捐出 1 英鎊來幫助中國人民。很快他就募到了 300 萬英鎊。後來成立了一個委員會來監督資金的管理和分配，並匯款給中國用於醫療和教育。戰爭結束後，他用剩餘的資金成立了中英互助會信託基金。引自： Harry S. Y. Fang, *Rehabilitation—A Life's Work*, Hong Kong: Hong Kong University Press, 2002, 34–35.

70 Harry S. Y. Fang, *Rehabilitation—A Life's Work* (Hong Kong: Hong Kong University Press, 2002), 42.

71 York Y. N. Chow, "Obituary. Harry S. Y. Fang" *Journal of Orthopedic Surgery* 17(3) (2009): 259–60.

72 The College of Surgeons of Hong Kong, *Healing with a Scalpel, From the First Colonial Surgeon to the College of Surgeons of Hong Kong* (Hong Kong: Hong Kong Academy of Medicine Press, 2020), 75.

治療頸椎病灶，他留英時對頸椎的詳細研究，大派用場。[73] 很快，他在香港聲名鵲起。

1961 年，方心讓開始私人執業，在聖保祿醫院及養和醫院為病人施手術；他也是東華醫院、葛量洪醫院及大口環兒童療養院的名譽骨科顧問。他很快察覺到，儘管外科醫生可以修復、更新和挽救生命，但在一個不能包容殘疾人士的世界裏，康復者無法有好的生活質素。他對復康的關注，始於對病人需求的回應；[74] 他與侯信教授成立了香港復康會和香港弱能兒童護助會。他非常善於向富有的善長籌款，於 1963 年籌建戴麟趾康復中心。但僅靠復康，無法解決殘疾人士的其他社福問題，他於 1964 年成立香港復康聯會，其後又與香港社會服務聯會合作，為殘疾人士提供更全面的服務。[75]

1980 年，方心讓向港督麥理浩請求，政府在大口環撥地和提供資金來興建康復中心。港督答應的條件是，他必須私募 20% 的資金，他輕易籌得所需資金。1984 年，以港督名字命名的麥理浩康復中心落成。與其他康復中心不同，它也是培訓中心，訓練了香港和中國數以千計的醫護人員，並被世界衞生組織認定為卓越中心。[76]

1972 年，方心讓率先成立香港傷殘人士體育協會；1976 年，又成立香港智障人士體育協會，讓傷殘運動員可以參與本

73 Professor Sir Harry Fang Sin-yang. Honorary Fellow of HKCOS 2005, accessed on 7 February 2023, https://www.hkcos.org.hk/aboutus_doc/Y2005_Sir%20Harry%20Fang.pdf.

74 Fang, *Rehabilitation- A Life's Work*, 72–73.

75 York Y. N. Chow, "Obituary. Harry S. Y. Fang" *Journal of Orthopedic Surgery* 17(3) (2009): 259–60.

76 Fang, *Rehabilitation—A Life's Work*, 94.

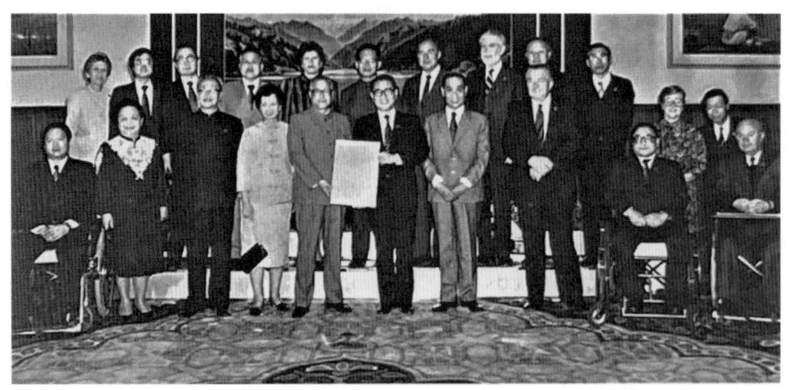

1984 年，方醫生向趙紫陽總理贈送殘疾人士憲章，圖右方坐輪椅的是鄧樸方。
圖片來源：方敏生女士

地和國際的體育比賽。他在復康方面的成就受到國際領導人的賞識，邀請他主導發展國際性組織，為殘疾人士爭取平等的機會和充分的社區參與。他於 1974 年與日本人合作，成立遠東及南太平洋運動會聯合會（Far East and South Pacific Games Federation），首屆運動會於 1975 年在日本舉行；1982 年香港舉辦了第三屆運動會。1991 年，香港又舉辦國際展能節（Abilympics）。

方心讓對復康的貢獻不僅限於香港，他是將復康概念引入中國的重要推手。他在武漢建立世界衞生組織合作中心，為全國各地培訓了 1,000 多名復康醫生。他幫助鄧小平的兒子鄧樸方，發展服務中國殘疾人士的基礎設施和各種項目。[77]

1974 年，方心讓接到一個電話，改變了他的人生，令他能更有效地推廣香港的復康工作。麥理浩總督懷孕五個月的女兒，因為車禍癱瘓，所以打電話來求教於他。方心讓一直有研究，如何盡量恢復癱瘓人士的功能和生活質素。可幸，麥理浩的女兒康復得很好，通過剖腹誕下了一個足月的健康嬰兒。由於及早復康，她繼續過着接近正常的生活。1974 年秋，方獲委任為立法局非官守議員（1974-85 年）。[78]

77 York Y. N. Chow, "Obituary. Harry S. Y. Fang" *Journal of Orthopedic Surgery* 17(3) (2009): 259–60.

78 Fang, *Rehabilitation—A Life's Work*, 91.

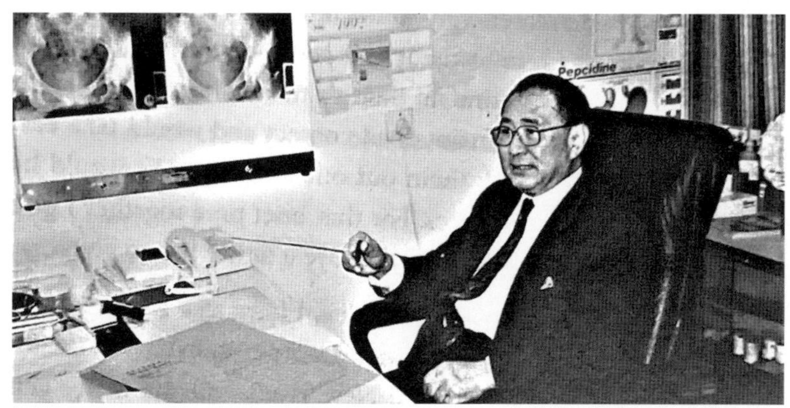

方心讓醫生在診所
圖片來源：方敏生女士

方心讓認為總督委任他進入立法局，是為了推動醫療制度改革，而他也沒有令總督失望。1977 年，他帶領同事製作了第一份康復白皮書《羣策羣力協助弱能人士更生》，旨在界定官方的康復政策，並提出政策建議。[79] 這是一份涵蓋診斷、預防、篩查、評估、醫療、社會康復和康復服務的綜合文件。擬議的計劃每三年審查一次。1991 年，政府成立康復政策及服務工作小組，由衛生福利局局長擔任主席，負責檢討康復的情況，並制定進一步的政策。工作小組提交了一份白皮書，《康復政策及服務白皮書：平等齊參與，展能創新天》。雖然當時方心讓已從行政局退任，但毫無疑問，他在文件的準備過程中，做出了相當大的貢獻，因為標題包含他的名言：「平等機會和全面參與」。[80]

1978 至 83 年，方心讓除了是立法局議員外，亦兼任行政局非官守議員，[81] 更有利他對香港的整個醫療系統，作出根本性的改變。他建議醫務衛生署應分為兩個獨立的實體：醫院管理局和

79 Integrating the Disabled into the Community: A United Effort, Hong Kong Government, Hong Kong Government Printers, October1977.

80 White Paper on Rehabilitation. Equal Opportunities and Full Participation: A Better Tomorrow for All, May1995, Hong Kong Government, Accessed on 7 February 2023, https://www.lwb.gov.hk/tc/highlights/rpp/Report%20on%20Scoping%20Stage.pdf.

81 Herbert K. Lau, "Father of Rehabilitation in Asia, Sir Harry S.Y. Fang, M.B.B.S., M.Sc., J.P., Hon L.L.D. (HKU), D.S.Sc. D.Sc, Kt, G.B.M., C.B.E." 10 August 2017. Accessed on 7 February 2023, http://old.rotary3450.org/fang-harry-s-y/ .

衞生署。醫院管理局於 1990 年成立，相信很大程度上是他在幕後努力的結果。[82] 他還呼籲政府任命一個醫學專科教育和培訓工作小組（Working Party on Postgraduate Medical Education and Training），小組的報告催生了香港醫學專科學院籌備委員會。針對醫生短缺的問題，他建議允許非英聯邦醫生在港執業，[83] 給醫生加薪 [84] 及支持成立牙科學院。[85] 除了醫療衞生問題，方心讓還提出與教育和房屋相關的重要問題，比如為殘疾兒童設立高中 [86]，以及倡導與私人地產商合作，推出居者有其屋計劃。[87]

他在自傳中，寫到成功籌款之道。他使用許多新穎的籌款方式，估計總共籌集了 15 億元。他成功説服皇家香港賽馬會作大筆捐款，3 億元給伊利沙伯醫院興建放射治療及腫瘤學大樓；3 億元給中大和科技大學用於生物科技；2.7 億元給港大重建醫學院；1.65 億元給香港醫學專科學院建賽馬會大樓。[88] 顯然，方心讓最大的請求，總是伴着最燦爛的笑容，這魅力連最令人生畏的對手，也很難説「不」。

他迎娶青梅竹馬的葉孔瑳為妻，婚姻美滿，育有六個孩子。然而，由於他的兩個兄弟早逝，他的大家庭共有 14 個孩子。他關心所有孩子，確保他們都接受良好的教育。據他的侄子方津生

82 Fang, *Rehabilitation- A Life's Work*, 93.

83 "Fang Calls for Action on Unlicensed Doctors" *South China Morning Post*, 24 October1975.

84 "Better Salaries. Answer to Chronic Doctor Shortage" *South China Morning Post*, 31 March1977

85 "Support for a Dental School" *South China Morning Post*, 31 October1975.

86 "Disabled to Get Senior School in1981" *South China Morning Post*, 10 May1979.

87 "Home Ownership Worth Encouraging" *South China Morning Post*, 28 October1975.

88 David Fang, "Harry S. Y. Fang—the Legend Lives On" *Hong Kong Med J* 16 (5) (2009): 402.

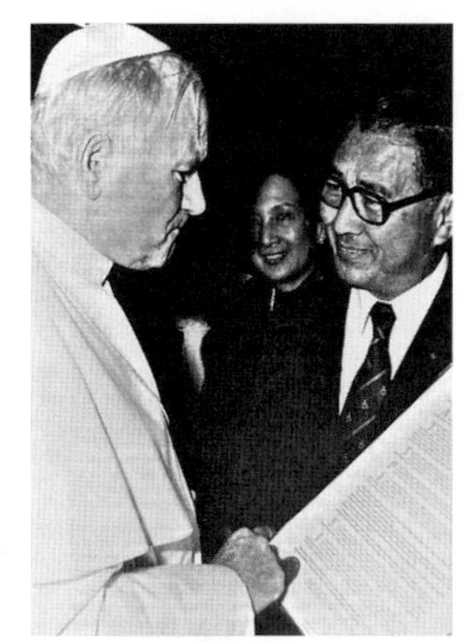

1981 年方心讓醫生在梵蒂岡向教宗若望保祿二世介紹《國際殘疾人憲章》。
圖片來源：方敏生女士

説，「他吃得很開心，從不挑剔食物或飲料。他有無窮的精力和熱情，從容應對所有大大小小的任務。他很少出現疲態，一次因在電車軌摔倒，股四頭肌肌腱斷裂，還有一次在非洲旅行中感染肺炎⋯⋯和家人朋友打麻將，是他日常放鬆之法，他也充分利用馬會的董事包廂招待客人，偶爾為贏馬歡欣鼓舞。」[89] 他這些娛樂應酬活動，很可能與籌款混在一起。

方心讓於 2009 年逝世，享年 86 歲。他的一生獲得許多榮譽。他被選為多家學院的院士：愛丁堡皇家外科醫學院、美國外科醫學院和澳洲皇家外科醫學院；香港大學及香港中文大學授予他名譽博士學位；1981 年英國年度公民和年度人物；1984 年獲得國際復康會年度人物獎；1988 年獲得同一組織的主席獎，以表彰其卓越的服務。1990 年，美國授予他 Preminger Medallion 獎章，這是殘疾人人民委員會（People-to-People Committee for the Handicapped）頒發的榮譽獎章，次年聯合國為他頒發了特別獎。他於 1969 年獲得 OBE 勳銜，1980 年又獲 CBE 勳銜，後於 1996 年被封為爵士。[90]

89 Ibid.

90 Sir Harry Sin-Yang Fang. Alumna, Surgery, Honorary Graduate, Doctor of Medicine, Orthopedics Surgeon, Rehabilitation and Disability Champion, University of Liverpool. Accessed on 7 February 2023, https://www.liverpool.ac.uk/hr/diversityandequality/events/bhm/honorarygraduates/harry sin-yang fang/.

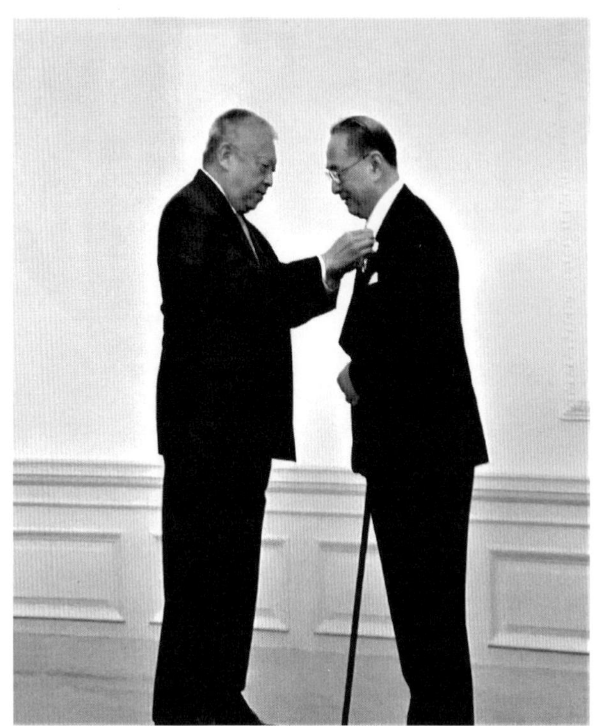

方心讓爵士於 2001 年獲行政長官董建華頒授大紫荊勳章。
圖片來源：方敏生女士

周一嶽醫生在悼詞中說：「人的偉大不是以權力或財富來衡量的。它是通過一個人可以啟發和激勵多少人，為其他人提供幫助、支持、關心和愛來衡量的。方心讓醫生在這方面是國際巨星，也是香港的傳奇人物，我們有幸與他結緣⋯⋯」[91] 方心讓醫生的個人魅力、遠見、創意和智謀，以及成就大事的能力，贏得了家人、同事和朋友的欽佩，並將銘記在心。

91 David Fang, "Harry S. Y. Fang—the Legend Lives On" *Hong Kong Med J* 16 (5) (2009): 402.

1945

第十二章

首兩位女教授：開創新天地的女醫生

2015

二戰前的香港，女子接受高等教育並不常見，原因有很多。華人傳統思想認為，女子應該當家庭主婦，不必上學。香港唯一一所大學，直到 1921 年成立 10 年後，才招收女生，而且每年入學人數也少。當時的學費昂貴，通常由家庭支付。

戰後初期，香港大部分家庭都很貧窮。這些家庭只能送兒子上學，而女兒則留在家裏照顧弟妹和做家務。20 世紀 50 年代後期，隨着香港經濟逐漸好轉，政府開始擴充小學教育。到 1971 年，政府能夠為所有兒童提供免費義務小學教育。結果，所有女孩都能接受小學教育。1978 年，政府實行九年免費義務教育，並擴充高中和高等教育。中學多了，12 至 16 歲全日制學生的比例迅速增加，從 1961 年的 37% 增加到 1976 年的 70%。終於在 1981 年，實現了男女生均達到 100% 的目標。[1]

2008/2009 年，香港開始提供 12 年免費義務教育。隨着香港逐漸轉變為金融和服務中心，政府需要發展和擴充高等教育以滿足本地人才的需求。80 年代初，香港只有港大和中大兩所大學。到 90 年代中期，香港共有十所頒授學位的院校，其中八所由大學教育資助委員會資助，為年輕人提供多元化的高等教育選擇。

1996 年，香港 19 至 24 歲年齡組別接受預科或大學教育的男生（21.9%）和女生（22%）比例相若。[2] 接受高等教育的女生人數增加，除了受益於免費義務教育的政

1 Hung-kay Luk, *A History of Education in Hong Kong* (Hong Kong: Lord Wilson Heritage Trust, 2000), 73, 91.

2 Grace C. L. Mak, "Women and Education" in *Women and Girls in Hong Kong: Current Situation and Future Challenges*, ed. Susanne Y. P. Choi and Fanny M. Cheung (Hong Kong: Hong Kong Institute of Asia-Pacific Studies, The Chinese University of Hong Kong, 2012), 24.

策，還因為自 1974 年以來，政府允許其他亞洲國家的人來香港當家傭，婦女得以外出工作。在世界其他地方，社會變革也在發生。2017 年，英國大學女生人數比男生多 30%，女生在中學普通證書考試中的成績，比男生高出約 8 個百分點。[3]

要考上香港大學或中文大學醫學院，需要物理和化學這兩門科目。過去，女生不選理科，因為覺得理科太難，而且沒趣味。隨着更多與科學相關的工作機會出現，需要更多受過理科訓練的畢業生。1990 年代的課程改革使科學科目變得更加有趣。[4] 結果，更多的女生選修理科，考入香港大學的醫學院或理學院。下表顯示，1961 年的大學新生中男生佔主導地位，尤其是在醫學院，但到了 2020 年，情況發生了逆轉。

香港大學一年級學生的男女比例：醫學院與非醫學院

學生	1961	1990	2020
非醫學院一年級學生	1:0.61	1:0.73	1:1.26
醫學院一年級學生	1: 0.18	1:0.32	1:1.18

資料來源： 香港大學醫學院

在過去的幾十年，香港大學的女性教員數目，無論是醫學院還是其他學院都在增加，但增加的過程非常緩慢。

3 Gender and Educational Summary Grid for A Level Sociology. ReviseSociology, accessed on 2 February 2023, https://revisesociology.com/2017/04/19/gender-and-education-summary-grid-for-a-level-sociology/.

4 "Information Paper—Curriculum Development Institute" Panel on Education Paper, 17 October1997, Legislative Council, HKSAR, accessed 8 February 2023, https://www.legco.gov.hk/yr97-98/english/panels/ed/papers/ed1710-6.htm.

2021 年，港大教授職級仍以男性為主，男女比例為 2.6：1，但在較低的學術職級的比例則出現逆轉。[5]

本章將講述香港大學醫學院首兩位女教授，婦產科的秦惠珍教授和兒科的田綺玲（Constance Elaine Field）教授的故事。焦點不在她們如何爭取晉升，而是介紹她們在任期間，如何為各自的部門，傳統的女醫生領域所取得的成就。

5 The University of Hong Kong Annual Report 2021. Accessed 8 February 2023, https://www4.hku.hk/pubunit/annualreport/ebook_AR2021/48-49/.

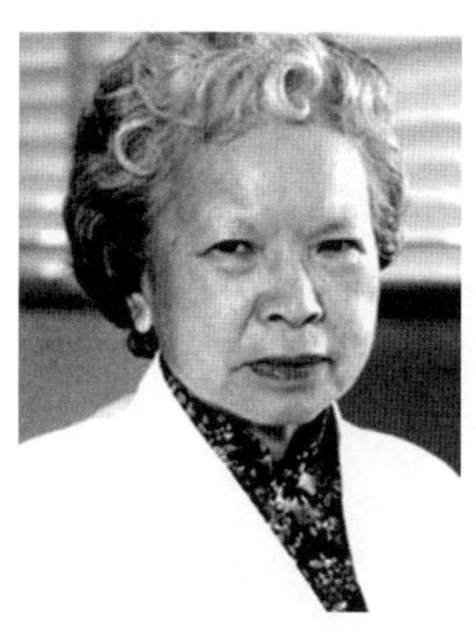

1912-1992

秦惠珍

Chun Wai Chan, Daphne

M.B.B.S., F.R.C.O.G., F.R.C.S., DSSc, CBE

圖片來源：香港大學婦產科學系

秦惠珍教授擁有多項第一的記錄：第一位獲得英國皇家婦產科醫學院和愛丁堡皇家外科醫學院院士的華人女性；作為香港大學第一位華人女教授（1957-72 年），秦惠珍為醫學院的女醫生鋪平了道路。

秦惠珍出生於香港，就讀聖士提反女子中學。1940 年畢業於香港大學，獲得醫學士學位，贏得多個獎項。她入職港大，成為婦產科教授的第二助理。1941 年日軍佔領香港，她幫助王國棟教授逃離。後來，她也成功逃往中國，在重慶市的產科醫院工作了一段時間後，再前往英國進修。她在倫敦多家婦產醫院任職，包括歷史悠久的夏洛特皇后醫院（Queen Charlotte's Hospital），接受一流的專業培訓。她成為英國皇家婦產科醫學院的第一位華人女性院士，後於 1957 年成為學院的榮授院士。她也是首位華人女性，獲授予愛丁堡皇家外科醫學院的院士。[6] 1949 年，秦惠珍回港，任港大講師；1950 年，她晉升為高級講師，並於 1957 年接替退休的王國棟教授，擔任婦產科教授。[7] 她的任命是大學歷史上的一個里程碑。

---

6 May Holdsworth and Christopher Munn, *Dictionary of Hong Kong Biography* (Hong Kong: Hong Kong University Press, 2011), 100.

7 "High Post for HK Graduate. University Appoints Woman Professor" *South China Morning Post*, 17 February1957.

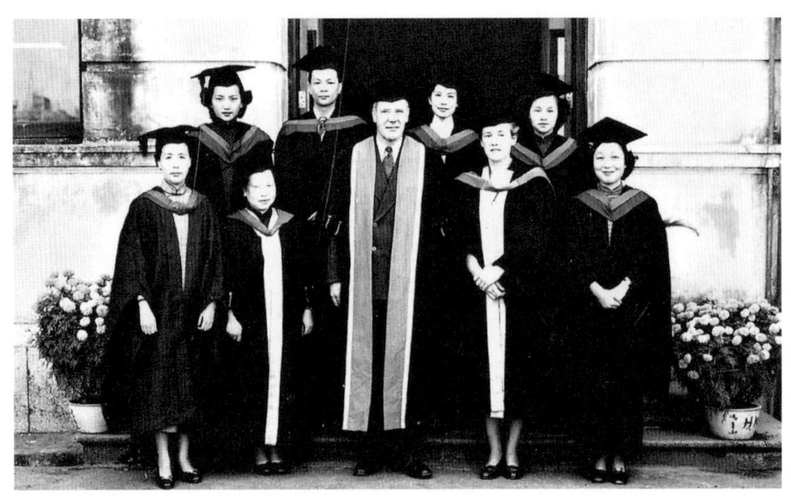

秦惠珍教授（前排左 2），王國棟教授（前排中間）與 1951 年畢業生。
圖片來源：香港醫學博物館

作為系主任，她經常往返於瑪麗醫院和贊育醫院之間。自托定咸教授那時開始，贊育醫院就是醫學生、實習醫生和住院醫生的產科培訓中心。在她擔任系主任期間，香港的新生兒和產婦死亡率也顯著下降。1972 年，當她退休時，贊育醫院極低的圍產期死亡率（16/1,000）和產婦死亡率（0.2/10,000）穩佔世界前列。同年，贊育醫院也迎來了金禧。麥理浩爵士為金禧紀念牌匾揭幕時，稱讚該醫院是世界上最好的醫院之一。[8]

秦惠珍被譽為世界上最傑出的婦科醫生之一。韓素音在她的《吾家雙門》一書中，描述了秦惠珍非凡的外科手術技藝：

……王國棟熱愛自己的專業，培養出的婦科醫生非常優秀，比如纖小的秦惠珍。她的雙手真是個奇蹟，小而靈巧！要她一整天開刀，她會很樂意，我既羨慕又嫉恨她對手術的熱情，尤其是知道又有刀開時她臉上綻放的光芒……[9]

她的手下形容她於手術「無所畏懼」，也培養了一批優秀的婦科醫生。因為手術更安全，適應症更明確，贊育醫院的剖腹產

8 "Maternity Hospital Praised as One of World's Best" *South China Morning Post*, 26 May1972.
9 Han Suyin, *My House has Two Doors* (New York: Putnam Pub Group (T),1980),19.

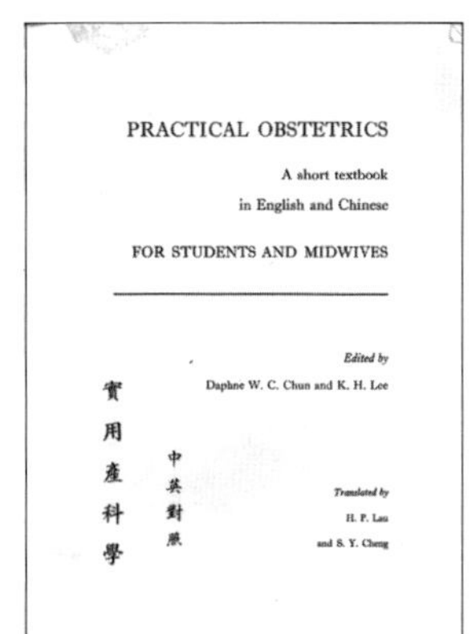

PRACTICAL OBSTETRICS
A short textbook
in English and Chinese
FOR STUDENTS AND MIDWIVES
Edited by
Daphne W. C. Chun and K. H. Lee
實用產科學
中英對照
Translated by
H. P. Lau
and S. Y. Cheng

秦惠珍與李健鴻醫生合著
《實用產科學》
圖片來源：香港醫學博物館

率由 1951 年的 0.88%，逐漸上升至 1956 年的 2.32%。在此期間，贊育醫院沒有孕婦死亡。[10]

二戰後，出生率高，但醫院的產科床位有限。大多數分娩是由註冊助產士在私人留產所或政府診所接生的。[11] 1961 年，秦惠珍被任命為助產士局的成員，她堅持助產士要有高的專業標準。[12] 20 世紀 70 年代，隨着女性逐漸認識到住院分娩的安全性，醫院的產科床數增加，而私人留產所的用量則減少。到 20 世紀 80 年代後期，私人留產所已被淘汰了。[13]

在學術上，秦惠珍是妊娠期癌症（例如絨毛膜癌和其他滋養細胞腫瘤）防治，以及妊娠激素紊亂、新生兒黃疸和胎兒窘迫方面的國際公認權威。作為老師，秦惠珍教導學生將婦產科視為醫學整體的一部分，而不是一個深奧的領域。她努力為學生提供良好的學習經驗。根據香港的實踐經驗，她與同事合著了一本書，名為《實用產科學》，供醫學生和助產士使用。[14]

---

10 Daphne Chun, "History of Cesarean Section" *Elixir*, Summer1957, 16–24.

11 Moira Chan-Yeung, *A Medical History of Hong Kong—the Development of Outpatient Services*, (Hong Kong: The Chinese University Press, 2021), 136–37.

12 "Appointed to the Midwives Board" *South China Morning Post*, 14 January,1961.

13 Hong Kong Medical and Health Department Annual Reports1949 to1980; Hong Kong Annual Digest of Statistics,1981 to 2000.

14 Citation, Daphne Chun Wai Chun, Doctor of Social Sciences *honoris causa*, 91st Congregation (1962), The University of Hong Kong.

她對香港的另一項重大貢獻是計劃生育。二戰後，由於嬰兒潮和來自內地的難民，香港人口增長非常迅速，從 1950 到 80 年，每十年增加約 100 萬。1952 年，王國棟教授重組香港優生學會，並更名為香港家庭計劃指導會。秦惠珍早於 1940 年已加入香港優生學會，戰後繼續積極推動家計會的工作，1957 至 1962 年間更出任會長。[15] 她領導控制人口增長的運動，經常在電台、電視上講授家庭計劃，[16] 永遠不會錯過任何機會來強調小家庭的好處。[17] 她引進子宮環為婦女節育，發現它安全有效，[18] 她呼籲公眾支持家計會及其診所。[19] 由於她和其他同道的努力，香港的粗出生率由 1958 年的每千人活產 37 人，下降至 1972 年的每千人活產 19.5 人。[20]

隨着家計會服務的擴大，秦惠珍認為與其由非政府組織營運，不如讓政府接管。[21] 1974 年，政府最終將 32 所家計會診所與政府母嬰健康院合併，成為家庭健康服務。[22] 粗出生率繼續下降，2003 年達到每千人 6.9 個活產的最低水平。[23]

退休後，秦惠珍繼續活躍於香港和中國的家庭計劃工作。她

15 Holdsworth and Munn, *Dictionary of Hong Kong Biography*, 100.

16 "Radio and Television: Today Radio Hong Kong" *South China Morning Post*, 12 April1963.

17 "Family Planning Can Save People from Misery" *South China Morning Post*, 30 August1963.

18 "Safety of Birth Control" *South China Morning Post*, 27 August1966.

19 "Family Planning Association: Urgent Appeal for Public Support Made. More Clinics and More Workers" *South China Morning Post*, 25 April,1957.

20 Hong Kong Medical and Health Department Annual Report1958/1959,1972/73.

21 "Government Urged to Shoulder Family Planning Task" *South China Morning Post*, 17 September1965.

22 Hong Kong Medical and Health Department Annual Report,1974/1975, 4.

23 Hong Kong Medical and Health Department Annual Report, 2003/2004.

呼籲在香港實施「激進」的人口計劃[24]和設立「人口專員」。她多次前往中國推廣家庭計劃項目，與同行分享她的經驗。[25]

1959 年，秦惠珍教授榮獲 CBE 勳銜。[26] 1972 年退休後，她成為榮休教授，並獲香港大學頒授名譽社會科學博士學位。[27] 人們銘記的秦惠珍教授，「個性堅毅⋯⋯而兼顧人情」，使她成為一名堅定、敬業的外科醫生，人雖嚴肅，但受到學生、同事和病人的尊重，並激勵了許多女醫生。[28]

她於 1980 年代移民加拿大，並於 1992 年去世。

24 "HK Requires 'Drastic' Population Program" *South China Morning Post*,19 April1974.

25 "The Planned Population" *South China Morning Post*, 23 May1975.

26 "Birthday Honors: CBE Awards to Two Residents" *South China Morning Post*, 13 June1959.

27 Citation: Daphne Chun Wai Chan, Doctor of Social Sciences, *honoris causa*. The University of Hong Kong 81st congregation (1972).

28 Holdsworth and Munn, *Dictionary of Hong Kong Biography*, 100.

1911-2002

田綺玲

Constance Elaine Field

MBBS, MD, MRCP, FRCP

圖片來源：香港大學兒科和青少年醫學系

田綺玲教授是香港大學首位兒科教授（1962 至 71 年），但她必須努力爭取，才能建成獨立的兒科部門。她為該部門的未來發展奠定了堅實的基礎，她還組織和開展了首個本地兒童的縱向成長和發展研究，對象為 800 名兒童，這是當時香港急需的研究。

田綺玲 1934 年畢業於倫敦大學，1937 年獲得醫學博士學位，在大學附屬醫院（University College Hospital）追隨英國兒科先驅 F. J. Foynton 醫生進修，四年後獲得皇家內科醫學院院士。她對支氣管擴張症很感興趣，當時居住在擠逼社區的兒童中，這是一種常見疾病。她對患有支氣管擴張症的兒童進行縱向研究，以評估根治性治療（切除患病的肺葉）及保守治療的長期結果。兒童慢性胸部疾病成為她的專長，她發表了許多有關的專著和論文。

她在大奧蒙德街兒童醫院（Great Osmond Street Hospital for Children）工作了一段時間。二戰後，她成為倫敦兒童健康研究所（Institute of Child Health in London）的助理所長；她獲得納菲爾德兒童健康獎學金（Nuffield Fellowship in Child Health），可前往美國和北歐訪問當地的兒科機構。儘管她在英國不愁獲得教職，但她選擇前往馬來亞任職。1949 年，她被任命為馬來亞聯邦（現稱馬來西亞）的兒科專家，那裏比已有國家醫療服務（National Health Service）的英國落後，她為貧困兒童開展了基本服務。1955 年，她移居新加坡，擔任新加坡中央醫院（Singapore General Hospital）的兒科部主任，並出任新加坡醫學專科學院副院長一年（1959-60 年）。在新加坡，她推動成立不少關顧兒童的志願機構，包括知名的新加坡兒科學會和痙攣兒童協會。[29]

戰後不久，東亞地區還沒有兒科專科；兒童病房很少，嬰兒死亡率很高。田綺玲於 1962 年到任港大成為首位兒科教授，當時還沒有兒科學系，兒科只是內科學系的一部分，由內科的資深醫生主管。兼任的資深醫生經常換人，因為他們對兒科或學術研究不感興趣，會很快跳槽他去。[30]

1962 年田綺玲到香港後，發現本地兒童所患疾病屬「嚴重、晚期，但部分是可以預防的」；她指的是各種腫瘤、晚期血液或腎臟疾病，以及晚期營養性佝僂病。[31] 她從政府醫務衛生署招攬了幾位有志於兒科的醫生，包括潘純嫻、余翔江。在李樹芬醫學基金會的資助下，她聘請了曹延洲醫生為第一任講師，[32] 這些骨幹人員幫助她照顧臨床病人，教授本科生，而她幾乎沒有時間開展研究。在接下來的兩年裏，她一直為成立專門的兒科部門與各方斡旋。最終，在校長和教務委員會的支持下，兒科部於 1964 年 7 月 1 日正式成立。

一開始，田綺玲花了很大的氣力建立小兒科獨特的身份，兒科最終於 1965 年成為學位考試的科目。[33] 因為當時傳染病很普

29 "Appointments in University of Hong Kong" *South China Morning Post*, 25 January1962.

30 "Pediatrics in the Early years" Department of Pediatrics website, accessed on 8 February 2023, http://paed.hku.hk/menu/staff.html.

31 University of Hong Kong. Department of Pediatrics. Silver Jubilee 25,1962-1987. Department of Pediatrics1987, 6-7.

32 Ibid.

33 Pediatrics in the Early years, HKU. Department of Pediatrics website, accessed on 8 February 2023, http://paed.hku.hk/menu/staff.html.

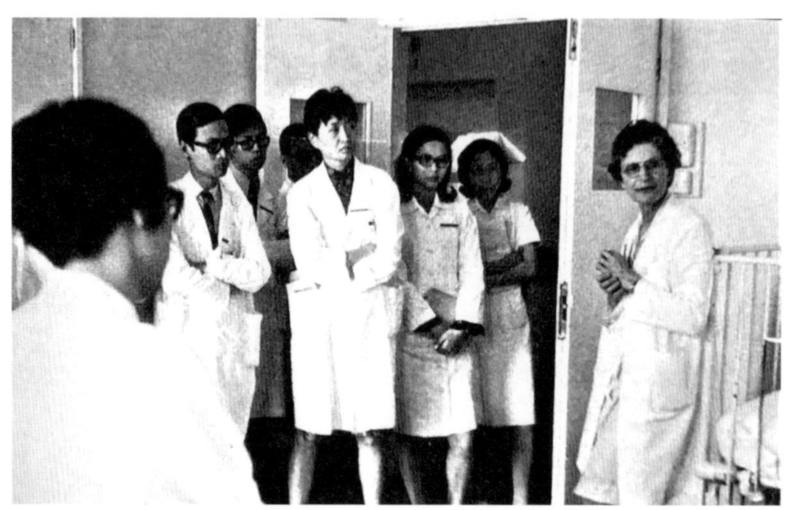

田綺玲教授（右 1），梁乃江醫生（前左 1），李明真醫生（前左 2）巡房中。
圖片來源：香港大學兒科和青少年醫學系

遍，她在瑪麗醫院採取了一些措施，以避免交叉感染。田綺玲的政策是：「盡量減少兒童入院」和「盡可能提供門診服務」。瑪麗醫院兒科有兩個病房：兒童翼和總病房（Head Ward）。兒科醫生要到急症室評估所有需要入院的病童，在把這些兒童收進兒童翼之前，先篩查潛在傳染病。住進病房後，在那裏進一步觀察，以防在初步評估時漏診了傳染病。只有那些需要繼續住院治療，且沒有傳染病的兒童才會被送入總病房。此外，她還開發了半微量化驗服務來作各種化驗，避免從兒童身上抽取過多血液。認識到培訓醫生對改善兒科服務的重要性，田綺玲開始培訓未來的兒科醫生。[34]

上任後不久，她成立了香港兒科醫學會，讓對兒科感興趣的醫生可以聚首，討論問題，互相學習。學會於 1963 年舉行了第一次年會。[35] 通過兒科醫學會，她在兒童照顧者中間，推廣良好的醫療保健做法。

田綺玲特別努力深入社區，引起人們對促進兒童健康問題的

34 Pediatrics in the Early years, HKU Department of Pediatrics website, accessed on 8 February 2023, http://paed.hku.hk/menu/staff.html.

35 "HK Pediatric Society Annual Meeting" *South China Morning Post*, 22 March1963.

興趣。當時，香港並沒有為腦癱和智障兒童提供治療和教育，她創辦香港痙攣兒童會（今天的香港耀能協會），旨在為這些兒童提供特殊教育和培訓設施。由痙攣兒童會籌集資金，連同一位美國慈善家的慷慨捐助，建成香港紅十字會甘迺迪中心，為殘疾兒童提供治療、護理、教育和寄宿服務。她亦首次開辦殘疾兒童的特別評估服務，並推動設立殘疾兒童的特殊學校。[36] 1979 年，香港痙攣協會以她的名字命名一間特殊學校，經過多年發展而成為今天的香港耀能協會賽馬會田綺玲學校。[37]

田綺玲獲得英國納菲爾德基金會四萬英鎊的資助，用於追縱研究香港華人兒童的成長發育，以及家庭狀況對其影響。雖然香港大學解剖學系的張光朔教授和他的同事，曾對本地學齡兒童的身體成長作過橫斷面和縱向研究，但沒有人調查過嬰幼兒和學齡前兒童的成長或他們的心理發展，以及家庭環境對發展的影響——一個對本地兒科醫生很重要的課題。該研究在 1967 至 1972 年間招募了 800 名華人兒童，對他們的身體發育、行為發展、有無疾病以及餵養方式，每年進行調查。[38] 研究結果於 1973 年發表，成為她與 Flora M Baber 合著的《在香港長大》一書（香港：香港大學出版社），是該領域的經典之作，為華人兒童的正常生長發育提供數據。眾所周知，縱向研究難度很高，需要大量人員和資金。除了英國的納菲爾德基金會，田綺玲還獲得李樹芬

36 Flora Baber, The Role of the Pediatrician in the Community of Hong Kong. Reflection on a Longitudinal Study1967–76, The Fourth Elaine Field Lecture delivered on 3 February1977, Excelsior Hotel, Causeway Bay, Hong Kong. In C. Elaine Field lectures,1974 -1993. Hong Kong Pediatric Society1994, 34-42.

37 https://www.sahk1963.org.hk/b5_service.php?id=17 accessed on 26 February 2023.

38 "British Aid for Child Study Here" *South China Morning Post*, 13 October1966.

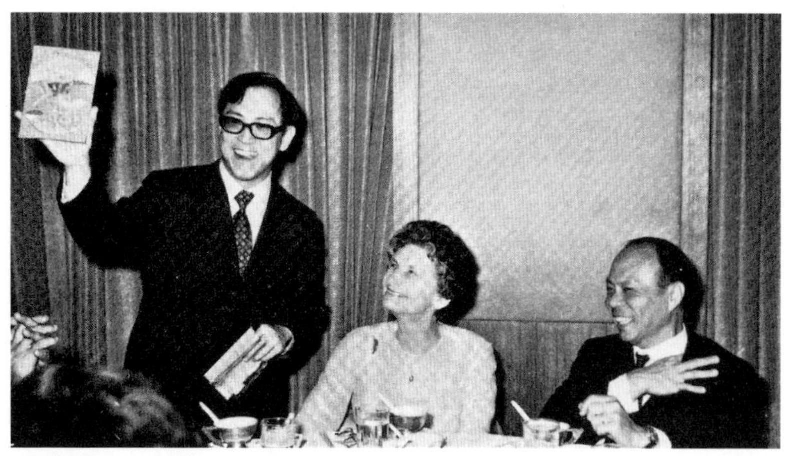

田綺玲教授（中坐）的餞別宴，曹延洲醫生也在席（站立）。
圖片來源：香港大學兒科和青少年醫學系

醫學基金會和後來的香港政府社會福利署獎券基金的資助。[39]

學生給她起的綽號是「老太婆」，因為她上任時已經 51 歲了，當然在今天 51 歲可能只是中年的開始。學生欽佩和尊重她，因為她為人善良又勤力。很多時候，她都在醫院病房待到很晚。與當時大部分老師不同，她說話總是輕聲細語，從不大聲斥喝，也不會嘲笑學生。眾所周知，她的建議總是合理而明智的。著名陸軍元帥鄧普勒爵士（Sir Gerald Templer），被派往馬來亞擔任高級專員和行動總監，他的夫人在那時認識田綺玲。田綺玲邀請鄧普勒夫人合作，幫助那些有聽力障礙的人。結果，成立了英聯邦聾人協會，為聾人開設無數學校、教師培訓和康復計劃，包括香港的聾人也因而受益。[40]

田綺玲教授於 1971 年退休，回到英國照顧年邁的母親。她的受歡迎程度，可從每年到英國探訪她的學生和舊同事的數量看出，他們當然受到熱情款待。田綺玲教授雖然在港大任教僅九年時間，但她為兒科學系的病人診治和臨床研究，奠定了堅實的基礎，並使其不斷發展壯大。

39 Flora Baber, The Role of the Pediatrician in the Community of Hong Kong. Reflection on a Longitudinal Study1967–1976.

40 "Breaking into the World of Silence" *South China Morning Post*, 11 April1971.

1945

第十三章

最後的醫務傳教士：以行動傳播福音

2015

多年來，不少醫務傳教士到香港和中國來「治癒身體，拯救靈魂」，新教和天主教的醫務傳教會都有建造和贊助診所和醫院。在 19 世紀後半葉和 20 世紀上半葉，他們為香港的窮人提供必要的醫療服務。二戰後，政府要依靠非政府組織，尤其是醫務傳教會提供醫療服務。然而，在 20 世紀後半葉，香港的醫務傳教士越來越少。醫療服務作為傳播福音手段是否有效，在醫務傳教會中也存在爭論。醫務傳教會也受到批評，因為突出西方醫學的優越性，延續了西方文明是「黃金標準」的刻板印象。而且，到了 1970 和 80 年代，香港經濟發展蓬勃，政府大大擴展了醫療衞生服務，不再依賴非政府組織。

倫敦傳道會（LMS）長期以來都有派遣醫務傳教士到中國和香港，通過辦教育和提供醫療服務傳播福音。香港成為殖民地後不久，LMS 將基地從澳門遷至香港，並於 1843 年 6 月 1 日開設傳道會醫院，該醫院因資金困難於 1853 年左右關閉。中斷了 30 多年後，LMS 得到華人精英的支持，於 1887 年建立了雅麗氏紀念醫院，醫院也成為香港西醫書院的教學醫院。[1]

在接下來的幾十年，LMS 集資在醫院毗鄰興建了其他小型醫院，以滿足不斷增長的需求。1954 年，由立法局制定條例，醫院群更名為雅麗氏何妙齡那打素醫院[2]。巴治安醫生於 1951 年加入醫院，是 LMS 派往香港的最後一位醫務傳教士。

香港成為英國殖民地後不久，天主教教會就來到香港。早在 1845 年，教會就提議為來自果阿（Goa）和菲律

1 Dr. F. R. Ashton, *Alice Ho Miu Ling Nethersole Hospital, Hong Kong, 1887–1967*. Alice Ho Miu Ling Nethersole Hospital1967, 2–4.

2 Ibid., 23.

賓的患病水手建造一所醫院，但沒有落實。1852 年，教會在灣仔興建了一間名為聖方濟醫院的小醫院，但因缺乏資金只維持了七年，[3] 其他教會團體也陸續來到香港。嘉諾撒仁愛女修會的主要使命是教育女孩，但很快也要開辦孤兒院來照顧大量被遺棄的兒童。[4] 然後，出於需要，他們又為貧病無依的兒童和婦女提供護理。隨着越來越多的嘉諾撒修女抵達，部分修女被派往灣仔成立一個小團體。1869 年，她們接管重建後的聖方濟醫院，直至 1959 年新的嘉諾撒醫院在舊山頂道啟用，舊聖方濟醫院才最終關閉。

聖保祿醫院的故事也類似。1848 年沙爾德聖保祿女修會（Sisters of St. Paul de Chartres）抵達香港，她們的主要任務是照顧棄嬰。修女在灣仔建立了一家名為聖童之家（Asile de la Sainte Enfance）的孤兒院，收容被遺棄的兒童，主要是女孩。1894 年鼠疫肆虐香港時，許多貧病無依的兒童和老婦來到孤兒院尋求庇護和照顧。修女於是在灣仔開設華人婦幼醫院，配備有手術室和門診。[5]1915 年，灣仔的設施開始分階段遷往銅鑼灣的新址，一間嶄新的現代化醫院最終於 1918 年完工。聖保祿醫院至今仍在運作。[6] 1940 年，聖德肋撒醫院在九龍啟用。

二戰前，最後一個開辦醫療服務的天主教團體，是中華耶穌寶血女修會。1920 年代，寶血會修女開始在較

3 Sergio Ticozzi, *Historical Documents of the Hong Kong Catholic Church*. Hong Kong Catholic Diocesan Archives1997, 36–37.

4 Ida Sala, *History of our Canossian Missions: the First Fifty Years*. Canossian Missions1997, 28.

5 Ha, Louis E. Keloon, Wai Lun Tam, Patrick Taveirne Eds. The History of St. Paul's Hospital. Caring and Serving for 120 years. Catholic Studies Publication Research Series (11), Centre for Catholic Studies, The Chinese University of Hong Kong. Hong Kong: The Chinese University Press, 2018, 12–13.

6 Ibid., 29–31.

貧窮的深水埗區經營一家孤兒院。1936 年，她們擴大服務範圍，為附近的孤兒和貧困兒童增設了一家醫院——寶血醫院。後來，醫院轉型為綜合醫院，服務該區的貧病居民。[7]

戰後，大量難民湧入香港，醫療和社會服務需求大增。許多宗教團體因而開設診所，並計劃建造新醫院。1955 年，新教徒在將軍澳開設靈實肺病療養院。1961 年，瑪利諾女修會在黃大仙開設聖母醫院。1964 年，天主教的明愛醫院在深水埗開辦，香港明愛是教區的社會服務機構。截至 1963 年 12 月，香港的政府醫院有 2,082 張床位，宗教團體等非政府組織主辦的醫院有 1,893 張床位。由此可見，戰後最初的幾十年，在為公眾提供急需的住院治療方面，非政府組織的醫院發揮了重要作用。1970 年代，非政府組織辦的醫院因營運成本高昂，不少獲政府資助；到 1990 年代，大部分被納入醫院管理局轄下的公立醫院體系，但亦有部分仍為私立醫院，例如，法國醫院（聖保祿和聖德肋撒）和浸信會醫院。

與其他在香港建立醫院和診所的天主教團體不同，1949 年抵港的聖高隆龐傳教女修會（Missionary Sisters of St. Columban）是受邀來港，負責主理專門治療肺病的律敦治療養院，她們的團隊由醫生、護士和放射技師等組成。聖高隆龐傳教女修會於 1922 年在愛爾蘭成立，當時聖高隆龐修會的神父剛剛開始在中國傳教，需要女性的合作者。1926 年，第一批高隆龐修女抵達漢

7 Cindy Chu, *The Chinese Sisters of the Precious Blood and the Evolution of the Catholic Church*. (Singapore: Palgrave Macmillan 2016), 80, 112.

陽，開始從事醫療和教育工作。[8]當時，傳教士的生活並不容易，因為中國飽受內戰的困擾，有時還有飢荒和瘟疫。到1930年代，情況變得越來越困難，日本入侵中國引發全面抗日戰爭；二戰後，中華人民共和國成立，政局發生變化，外國傳教士被迫離開。1947年，聖高隆龐傳教女修會的總會長訪問香港，因緣際會，醫務總監力邀她的團隊來港主理律敦治療養院。[9] 1948年，首批修女從漢陽抵達香港，高隆龐修女從此與律敦治療養院結下深厚情緣。律敦治療養院的前身是舊皇家海軍醫院，修女參與了療養院的翻新和裝備的工作。同時，兩名修女從漢陽前往倫敦的布朗普頓醫院（Brompton Hospital），接受結核病護理培訓。[10]

律敦治療養院位於灣仔海邊的一座小山上，原址為建於1842年的海員醫院。從1843到73年，海員醫院得到私人公司和船公司的資助，為生病的船員提供服務。該醫院於1866年由渣甸洋行（Jardine Matheson and Co.）重建。1873年，醫院遇到財政困難，轉售給海軍部，成為皇家海軍醫院以取代醫院船。[11] 1941年香港保衛戰期間，皇家海軍醫院被多發砲彈擊中，海軍部認定無法修復。醫院被香港防癆會收購，由香港著名印裔企業家律敦治先生（Jehangir Hormusjee Ruttonjee）捐資修復建築物，以紀念他死於結核病的女兒。[12]

8 Sr. M Gabriel O'Mahony, *A Time of Transition: Columban Sisters in Hong Kong* (Columban Sisters, 2005, Private Circulation), 4–5.

9 Ibid., 6.

10 Ibid., 8.

11 在皇家海軍醫院成立之前，醫院船是用來照顧病人和傷員的船隻。當時正在服役的醫療船 "HMS Melville" 號，被認為無法勝任這項工作。因此，海軍迫切希望找到岸上的醫院。(M. Humphries, *Ruttonjee Sanatorium: Life and Time* [Hong Kong: The Sanatorium，1996], 17.)

12 M. Humphries, *Ruttonjee Sanatorium: Life and Time*, 11–20.

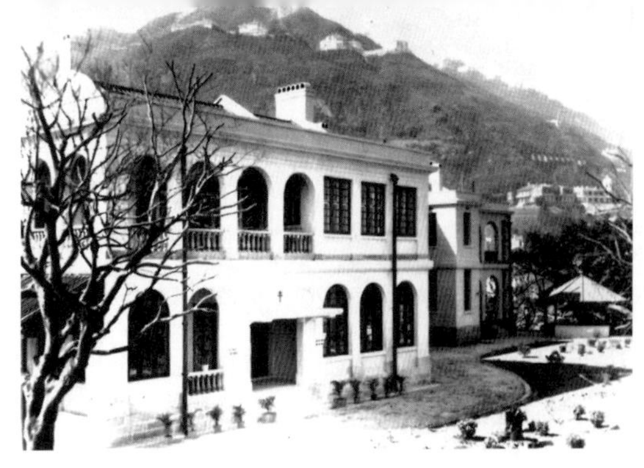

律敦治療養院（1949-91 年）
圖片來源：香港防癆心臟及胸病協會

20 世紀 50 年代初，結核病在居住環境擠逼的窮人中流行。一位曾在律敦治療養院工作的英國護士，記錄了當時遇到的經濟和其他困難：

醫院初期很缺錢，床頭櫃之類的家具，用的都是普通黃楊木，再漆成白色。醫療設備非常匱乏，血壓計等都是從一個病房借到另一個病房。床褥用木屑塞滿，事實上，修女們多年來也睡在同樣的床褥上面，而毫無怨言。我們在供水方面遇到很多問題……這使傳染病醫院的工作非常困難，但沒有人會埋怨。[13]

儘管資源有限，服務還是不斷擴大。1954 年開設了手術室，定期由香港知名外科醫生為病人進行手術。例如，許昆倫醫生用胸廓成形術來塌陷肺部，香港大學的侯信教授為脊柱結核病人施行享譽全球的「香港手術」。[14] 律敦治療養院與政府胸肺科及英國醫學研究協會（MRC）合作，對治療結核病的用藥方案進行了多項臨床研究。

巴治安（Edward Hamilton Paterson）醫生、區貴雅修女（Sister Mary Aquinas）和紀寶儀修女（Sister Mary Gabriel）是香港最後幾位醫務傳教士。他們的工作對香港的醫療服務和港人的健康影響深遠，香港人應感謝他們的無私奉獻，感謝他們用行動表達愛心。

13 Sr. M Gabriel O'Mahony, *A Time of Transition: Columban Sisters in Hong Kong* (Columban Sisters, Magheramore, Wicklow, Private Circulation, 2005), 24.

14 Ibid., 16.

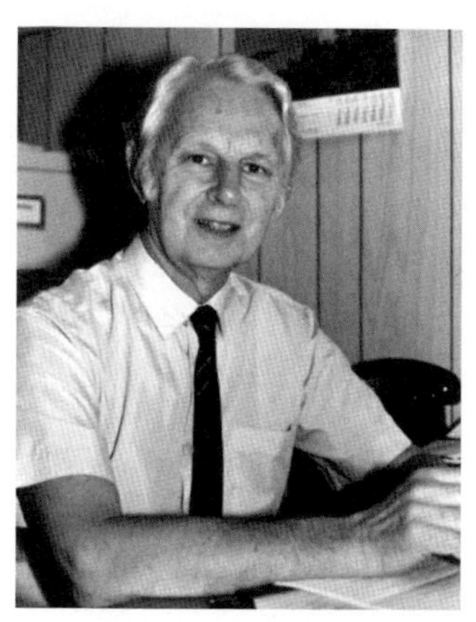

1920–2013

巴治安

Edward Hamilton Paterson

OBE, FRCS, Hon.DSSc(HKU)

圖片來源：雅麗氏何妙齡那打素慈善基金會

巴治安於 1920 年出生於江西省廬山市，一個非常虔誠的蘇格蘭家庭。他的父親是 LMS 的醫務傳教士，被派往湖北的醫院；巴治安的三個叔叔也是教會的牧師，他在中國的農村度過童年，後來全家搬到上海，他在那裏完成小學教育。1931 年，他被送回倫敦念中學，隨後就讀於米德爾塞克斯醫院醫學院（Middlesex Hospital Medical School），於 1943 年畢業。畢業後，他在哈默史密斯醫院（Hammersmith Hospital）和哈羅醫院（Harrow Hospital）接受培訓，然後加入皇家陸軍醫療隊服役。1947 年，他在米德爾塞克斯醫院（Middlesex Hospital）和巴爾漢姆（Balham）的聖詹姆斯醫院（St James's Hospital）任職。巴治安在 1948 年獲得皇家外科醫學院院士資格後，加入 LMS 成為醫務傳教士，並於 1950 年被派往中國。在北京學習中文六個月後，他轉到天津的麥根濟紀念醫院（Mackenzie Memorial Hospital）赴任。韓戰爆發後，外國傳教士不再受歡迎，巴治安於 1951 年調往香港的那打素醫院，擔任外科高級醫生。次年，巴治安與 LMS 傳教士教師芭芭拉・奈特（Barbara Knight）結婚。[15]

巴治安到任時，那打素醫院的院長是晏樹庭醫生（F. R. Ashton），晏樹庭在戰前已是主管，日本投降後恢復原職。晏

15 Andrew Paterson, "Edward Hamilton Paterson" Brit Med J 348 (2014): 1250; Citation by Professor Francis Moore on the conferment to Dr E H Paterson of Doctor of Social Sciences honoris causa, 124th Congregation (1985), by the University of Hong Kong.

樹庭認識到醫院需要專科化，並且要有專科醫生的培訓計劃。1951 年的那打素醫院，手術室幾乎沒有任何現代設備，病房的流程也很落後。沒有麻醉儀器，只有四種麻醉方法：施密爾布施（Schimmelbusch）面罩施行乙醚、靜脈注射硫噴妥鈉、普魯卡因脊髓麻醉和普魯卡因局部麻醉，所有這些都必須由外科醫生親自施行。巴治安以不多的預算，改進了手術室的設備，引進現代手術治療。他添置了喉鏡和一些氣管內導管，以及一個自製的乙醚霧化器，並改進麻醉過程，但外科醫生仍然需要在手術前親自上麻藥。巴治安在 1957 年的報告中寫道：「這個手術室可以做肺切除的大手術，以及可能是香港第一例的肝右葉切除術」。[16] 巴治安是普通外科醫生，但他擅長修復兔唇和腭裂。20 世紀 50 年代，許多患有這種畸形的嬰兒會被父母遺棄。從 1955 到 76 年，巴治安為 1,800 名這類患者開刀，並組建專門的團隊，為這些孩子提供全面的照顧，改善了許多病童的生活。[17] 據報在 1976 年，他的團隊診治了全港此類病例的 80% 以上。[18] 他還首創了「七邊形手術」，[19] 用於矯正嚴重的雙側唇裂。

1963 年，巴治安當選為國際外科學會（International College of Surgeons）香港分會會長；1966 年又當選為香港外科學

16 E.H. Paterson, *A Hospital for Hong Kong*. (Hong Kong: Alice Ho Miu Ling Nethersole Hospital,1987), 87–88.

17 E.H. Paterson, "Cleft lips and palates in Hong Kong" *Hong Kong Nursing Journal*, 22 (1977): 45–50.

18 "Operations can overcome lip deformity" *South China Morning Post*, 24 October1976, 5.

19 「七邊形手術」的圖片可見於： EH Paterson. Cleft Lip Surgery. *Bulletin of the Hong Kong Chinese Medical Association* 11 (1960): 77–81.

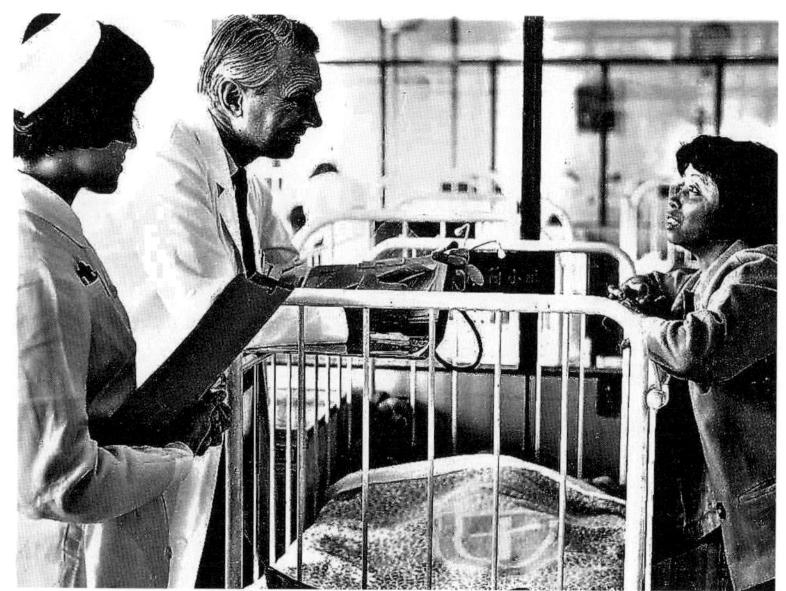

巴治安醫生在那打素醫院查房，與孩子的母親交談。
圖片來源：雅麗氏何妙齡那打素慈善基金會

會會長，可見其在行內的崇高地位。[20] 1963 年，晏樹庭醫生退休，巴治安接任那打素醫院院長。除了擔任那打素醫院的外科高級醫生外，巴治安還負責監督新員工宿舍和醫院東翼的工程。

20 世紀 50 年代，香港人口急速上升，導致對醫療服務的巨大需求。因此，基督教服務處的香港總幹事召集當地基督教代表和包括巴治安在內的海外傳教士開會，討論建立新的醫院來滿足日益增長的需求。但是，會後並無任何跟進行動。[21]1963 年，香港基督教協進會決定在九龍興建新醫院，次年那打素醫院同意參與協助培訓醫護人員。[22] 1964 年，政府發表《醫療服務發展白皮書》，估計到 1972 年需要 3,500 張急症普通病床，才能滿足每千人 2.5 張急症病床的比例。政府計劃在九龍增加床位，以解

20 Royal College of Surgeons: Plarr's Lives of the Fellows Online. *Biographical entry: Paterson, Edward Hamilton* (1920–2013). Accessed 27 March 2022, available from: https://livesonline.rcseng.ac.uk/biogs/E005167b.htm.

21 E.H. Paterson, *Dreams and a Hospital* (Hong Kong: United Christian Medical Service, 2000), 2.

22 F. R. Ashton, "Alice Ho Miu Ling Nethersole Hospital, Hong Kong, 1887–1967" Alice Ho Miu Ling Nethersole Hospital1967, 24.

決港島與其他地區病床不均的問題。[23] 香港基督教協進會與政府協商後，決定在九龍觀塘興建新醫院；[24] 新醫院的管理機構基督教聯合醫務協會（United Christian Medical Service）於 1970 年成立，負責監督該項目。

這家新醫院將會圓了巴治安的夢想。1968 年，觀塘住了約 38 萬人，人口稠密，有約 1,200 家工廠。當時只有一家政府診所，最近的公立醫院雖然只在五英里外，但由於交通擠塞，可能需要一個小時才能到達。[25] 根據規劃給新醫院地皮的大小最多可建 540 張病床，但考慮到人口的快速增長，即使有這個床位數也不太可能滿足需求。巴治安估計，他需要建設一間「沒有圍牆的醫院」：將醫療衛生服務帶到社區，提高市民的健康水平，從而減少對醫院服務的需求。他計劃了兩個項目：社康護理和社區健康，並將它們與醫院服務相結合。[26]

社康護理在香港並不是全新的事物，楊震社會服務處從 1967 年開始就有居家護理，聖母醫院也在 1970 年開展同類服務。[27] 由於本地居住環境狹窄，包括政府在內的許多人認為居家護理並不可行。[28] 1972 年，巴治安從倫敦邀請了一位經驗豐富的護士格雷女士（Joan Gray），到那打素醫院主持社康護理的課程。1972 年 10 月，秀茂坪健康中心開幕，隨即試行社康護理服務。1973 年基督教聯合醫院（United Christian Hospital, UCH）

23 Development of Medical Services in Hong Kong. Government Printer,1964, 18.

24 E.H. Paterson, *Dreams and a Hospital*, 8.

25 Ibid., 11.

26 E.H. Paterson, "The Kwun Tong Community Health Project" *Trop Doct 8* (1978): 85–89.

27 Paterson, *Dreams and a Hospital*, 20.

28 Development of Medical Services in Hong Kong, Government Printer,1964, 18.

啟用，對社康護理服務的需求增加。除了護理服務，社康護士還擔任運動治療師、健康諮詢和病例發現者等角色。1977 年，政府最終同意資助 UCH 社康計劃中的社康護理服務，巴治安小勝一仗。1979 年，政府開辦自己的社康護理計劃，社康護理的有效性得到進一步認可。[29] 今天社康護理是香港護理服務的重要組成部分。

以地區醫院為中心的社康項目在香港是一個新概念，該項目的基本理念是，地區（例如觀塘）的居民應對自己和群體的健康負責。[30] 邁向「沒有圍牆的醫院」的第一步，是建立社區健康中心，而社康護理團隊就設在觀塘當區。中心為居民提供不同層次的服務，第一層是診治疾病的常規門診服務；第二層是疾病預防和健康教育。針對不同人群，分階段推出多項不同的預防保健項目：1.1976 年啟動嬰兒保健計劃，對象主要是在 UCH 出生的嬰兒。它提供的服務比政府母嬰健康院更全面，該計劃非常受歡迎。2. 在政府學童保健計劃的基礎上，推出社康的學童保健計劃，以學校而不是個別學生為參與單位；服務包括診治學童和健康檢查，並向學校提供健康教育。3.1977 年開展了針對該區工廠工人的職業保健計劃，包括門診服務、工人健康評估（就業前及工傷後），還為參與的工廠提供急救和事故處理教育。4. 成人保健計劃始於 1979 年，每年為參與者提供常見病，如高血壓和糖尿病等的篩查和健康建議。5. 同年啟動長者保健計劃，提供健康檢查、體適能諮詢、社交俱樂部等服務。社區健康教育由健康教育部牽頭，該部製作海報、傳單、展示品和書籍等不同形式的

29 Paterson, *Dreams and a Hospital*, 21–27.
30 "Health: don't rely on 'pros'" *South China Morning Post*, 1 April1976, 8.

教材，還常常與地區的政府和福利機構合作組織展覽和研討會。月刊《社康之聲》也在各中心免費派發。

社康計劃聘請熟悉社區發展手法的社工，組織當地居民參與，以提高社區的健康意識。例如，建立以健康中心為基地的人民健康委員會，一同討論當區的健康議題，還曾嘗試成立好鄰居計劃，以鼓勵社區成員互相照顧，以及不定期組織健康週、長者週等活動。[31] 義工招募和培訓也是社區參與的一個重要方面，社康計劃雖然涉及面廣、參與人衆，但並未得到政府的支持。

由於沒有相關研究，難以評估觀塘社區健康發展計劃對區內居民健康的整體影響。有研究顯示，社康護理服務對緩解病床壓力具成本效益，[32] 但保健計劃的效果則不太清楚。巴治安不同意 [33] 政府在 1974 年的《醫療服務進一步發展白皮書》中提出的看法，認為當前重點是增加醫院床位。[34] 巴治安的社區健康理念與 1978 年阿拉木圖（Alma-Ata）宣言的精神不謀而合，該宣言提倡「社區和個人應以最大程度的自主性，來參與規劃、組織、運作和管理基層醫療服務……」[35] 政府的基層健康服務工作小組在 1990 年的報告中，建議建立地區健康系統，來重組基層醫療服務。每個基層醫療保健區將提供包括診治、家庭保健、學生保健、社康護理、促進健康和健康教育在內的服務；這個建議的架

31 E.H. Paterson, "The Kwun Tong Community Health Project. *Trop Doct* 8 (1978): 85–89; E.H. Paterson, "Outside Europe. An Urban Community Health Project, " *Brit Med J* 280 (1980): 29–31.

32 M.J. Carter, "Community Nursing in Hong Kong: a Report on Behalf of the Community Nursing Committee" *Hong Kong Council of Social Service*,1976.

33 "Hospitals do not raise standards" *South China Morning Post*, 9 October,1975, 7.

34 Further Development of Medical Services in Hong Kong. Hong Kong Government, Government Printer1974; para 1.1

35 Report of the International Conference on Primary Health Care Alma-Ata1978. World Health Organization, Geneva.

構與觀塘社區健康發展計劃很相似，只是較不強調與地區醫院的整合。[36] 巴治安的社區健康概念，著重維護居民的健康，以減少住院，確實是很有遠見。1997 年，「舊」那打素醫院遷往大埔，成立了新的「聯合那打素社康服務」。[37] 觀塘社區健康發展計劃的精神得以延續。

巴治安也是一位創新者。UCH 於 1973 年成立時，創下了香港多項第一。當其他公立醫院仍沿用「急症室」(Casualty Department) 這個古老名稱時，它的急症室已正名為 Accident & Emergency Department，並且是首間設有觀察病床的急症室；它也是第一間在急性綜合醫院內設置精神科的醫院，減少了對精神病患者的標籤；它比其他政府醫院早開設老人科病房。巴治安於 1975 年提出培訓護士當醫師助理（Nurse Physician Assistants），並於 1978 年培訓了 8 名護士——這項新猶，比醫院管理局於 2000 年推出的高級實踐護士計劃（Advanced Practice Nurse Program）早 20 年。醫院還開設了一個義工部門，又在院內開辦員工托兒所。[38] 1985 年，巴治安辭去 UCH 院長一職，以專注於規劃醫院的擴建。

巴治安曾擔任政府醫務發展諮詢委員會委員六年。[39] 1983 年，威爾斯親王醫院因工程延誤未能接收中大的臨床學生，巴治安義不容辭出手相救，將 UCH 變為臨時教學醫院。[40] 為表揚他對

36 "Health for all. The way ahead" Report of the Working Party on Primary Health Care1990, 224.

37 Paterson, *Dreams and a Hospital*, 61.

38 Paterson, *Dreams and a Hospital*, 84–91.

39 Citation by Professor Francis Moore on the conferment to Dr E H Paterson of Doctor of Social Sciences *honoris causa* , 124th Congregation (1985), by the University of Hong Kong.

40 Paterson. *Dreams and a Hospital*, 80–81.

香港的貢獻，他於 1978 年獲政府委任為太平紳士，並於 1979 年獲頒授 OBE 勳銜。1985 年，他又獲香港大學頒授名譽社會科學博士學位。1989 年退休後，世界衞生組織聘他為社康醫院課題顧問。[41] 退休後，他寫了一本關於 UCH 歷史的書——《夢想的實現》，這是他的前作《矜憫為懷》的續篇，該書講述了雅麗氏何妙齡那打素醫院的百年歷史。他於 2013 年 1 月 12 日去世，身後留下三個兒子中的兩個。[42]

摩爾教授（Professor Francis Moore）在授予他名譽社會科學博士學位的儀式上，讚揚他是「一個正直但謙遜、富有想像力但耐心、一位仁醫⋯⋯」，作為一名醫務傳教士，最能代表他的精神的，也許就是他一手建立的聯合醫院的院訓：

「基督精神，醫護全人。」

41 巴治安醫生及夫人感恩崇拜於 2013 年 2 月 26 日在合一堂舉行時印刷的小冊子，11。

42 Andrew Paterson, "Edward Hamilton Paterson" *Brit Med J* 348(2014): 1250

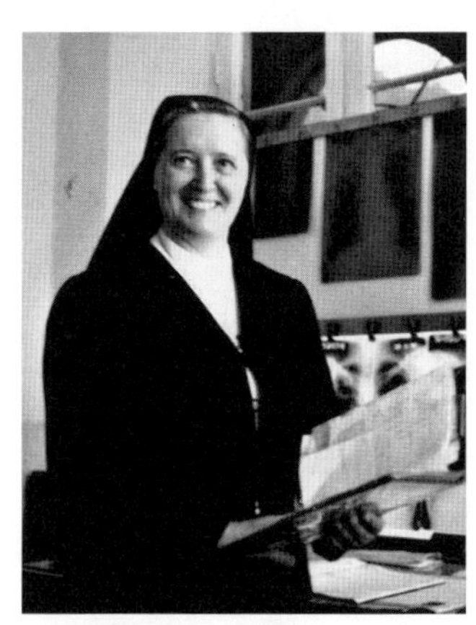

1919-1985

區貴雅

Sister Mary Aquinas Monaghan

Hon. DSS(HKU), OBE, FRCP

圖片來源：香港防癆心臟及胸病協會

區貴雅修女於 1919 年 8 月 30 日出生於愛爾蘭戈爾韋郡（County Galway）一個虔誠的天主教農家，原名凱瑟琳・格特魯德・莫納漢（Kathleen Gertrude Monaghan）。她是九個孩子中的老二。1939 年，高中畢業後，她加入了在克萊爾郡（County Clare）卡赫拉孔（Caheracon）的聖高隆龐傳教女修會，改名為區貴雅（Mary Aquinas）。二戰爆發令她無法遠赴中國加入修會在當地的工作，她被送到都柏林大學學醫。1936 年，梵蒂岡取消修女行醫的禁令後，愛爾蘭首批四位修女醫生於 1947 年畢業，其中包括她與紀寶儀修女。她在都柏林的路德聖母結核病療養院（Our Lady of Lourdes Tuberculosis Sanatorium）和庫姆婦產醫院（Coombe Maternity Hospital）實習，由於中國不再歡迎外國傳教士，她被派往香港。[43]

區貴雅於 1949 年 1 月 17 日與幾名修女護士從愛爾蘭抵達香港，就在律敦治療養院開幕前約一個月。戰前的香港，結核病已很流行，戰後因貧窮和居住環境擠逼，情況更加惡化。1948 年，結核病佔所有死亡人數的 14.6%。1952 年，香港的結核病呈報率創歷史新高，達每 100,000 人有 700 例。[44]《南華早報》

43 Lunney, Linde, Monaghan, Cathleen (Sister Mary Aquinas). In James McGuire, James Quinn (eds.), *Dictionary of Irish Biography* (Cambridge: Cambridge University Press, 2009) 572–73.

44 Tuberculosis and Chest Service Annual Report, Department of Health, HKSAR, 2020.

在報道律敦治療養院開業時，也稱結核病為「頭號公敵」。[45] 在同一份報道中，記者指出建立療養院的想法，早在戰前已由司徒永覺醫生提出，最後得到律敦治先生（J. H. Ruttonjee）的慷慨捐助才能實現。區修女成為療養院院長，帶領團隊治療需要住院治療的肺癆病患者。1947 年成立的政府胸肺科服務，負責協調肺結核的治療計劃，並在門診為大部分肺癆病人提供藥物治療。較嚴重的個案會被轉介到醫院治療，例如律敦治療養院、靈實肺病療養院（由調景嶺基督教醫務所委辦會興建）及東華醫院等。區修女很快發現，療養院的床位遠遠供不應求，因為輪候入院名單經常都有 800 多名患者。[46] 新的賽馬會大樓於 1953 年落成，療養院床位由 120 張增至 220 張。[47] 三年後，律敦治先生再次捐資，在療養院對面馬路興建了擁有 106 張床位的傅麗儀療養院（Freni Memorial Convalescent Home），進一步緩解床位短缺的問題。[48]

政府胸肺科開展了一項計劃，利用追踪接觸者和每年對公務員和教師進行胸部 X 光檢查來發現新病例。在 50 和 60 年代，又推行使用微型胸片的流動 X 光檢查以發現病例。[49] 此外，於 1952 年開始預防結核病的卡介苗接種計劃。醫務署組織了三個小隊，每個小隊由三名接種員和一名文員組成，由世界衛生組織人員教授結核菌素測試和疫苗接種方法。非政府組織香港防癆會

45 "Public Enemy No. 1" *South China Morning Post*, 26 February,1949, 8.

46 "Ruttonjee Sanatorium: Preference Given to Residents of Colony, States Report Many on Waiting List" *South China Morning Post*, 23 February,1951, 8.

47 "Ruttonjee Sanatorium: Sir Arthur Morse Opens New Jockey Club Wing" *South China Morning Post*, 7 March1953, 4.

48 "The Freni Memorial: Convalescent Home for Tuberculosis Patients. Big Gathering at Opening"' *South China Morning Post*, 3 August,1956, 6.

49 A. S. Moodie, Tuberculosis in Hong Kong, *Tubercle*, Lond., 44(1963): 334–45.

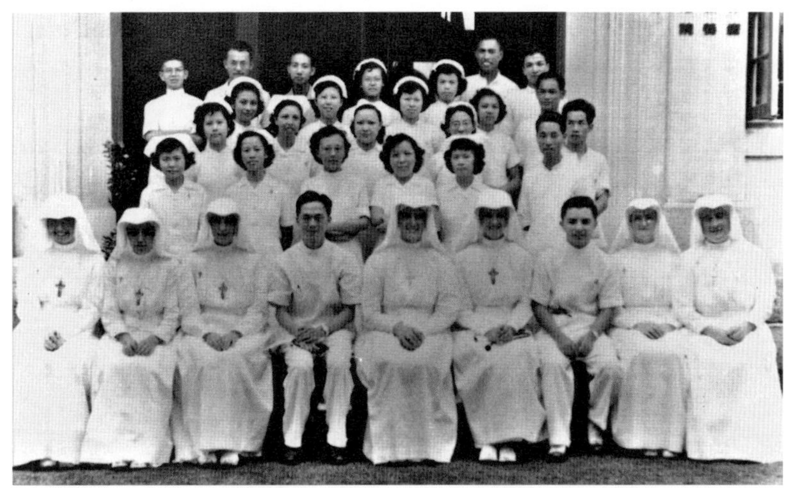

區貴雅修女（中坐），紀寶儀修女（區修女左旁）與律敦治療養院員工，1952。
圖片來源：香港防癆心臟及胸病協會

在律敦治療養院招募了第四支隊伍，為公眾進行卡介苗接種。

除住院服務外，香港防癆會還有自己的覆診診所、公眾教育計劃，以及為私營公司提供的結核病保險計劃。肺結核康復服務則由世界信義宗香港社會服務處提供。

區修女於 1952 年獲得世界衛生組織獎學金，到威爾斯大學學習結核病，於次年獲得結核病文憑。1955 年，她成為美國胸肺科學會（American College of Chest Physicians）院士。1958 年，她再次往倫敦進修。[50] 她的研究領域包括抗結核藥物的耐藥性和不良反應，以及治療失敗後的再治療。[51] 1960 年代，她已是結核病治療方面的專家，並獲邀與英國醫學研究協會和香港政府胸肺科合作進行臨床試驗。[52] 雖然這些研究都是在香港進行，但研究結果亦適用於世界很多其他地區，例如，直接監察治療（DOT）和短程多種抗結核藥物治療的研究；目前的標準治療使用四種抗結核藥物（最好通過 DOT），為期六個月，就是源自這些研究的

50 O'Mahony. *A Time of Transition: Columban Sisters in Hong Kong*, 16, 21.
51 M Humphries. *Ruttonjee Sanatorium: Life and Time*, 37.
52 Ibid., p23.

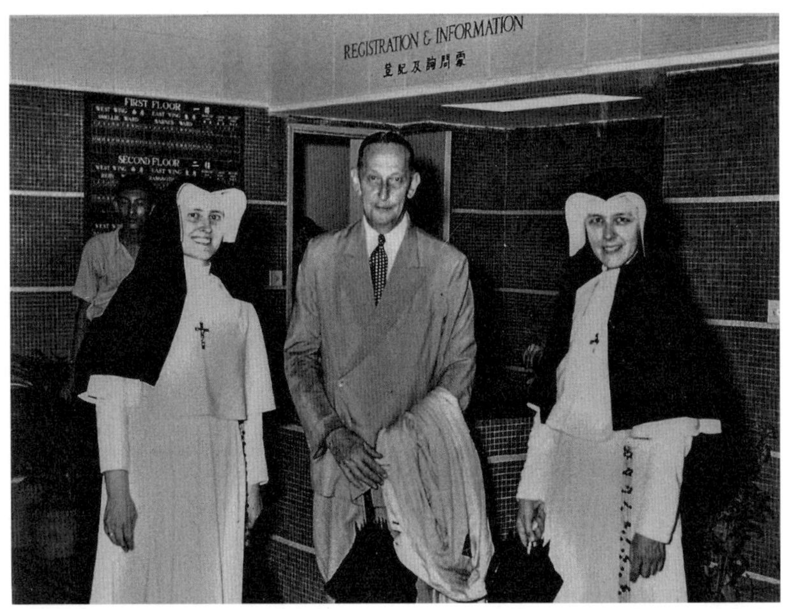

區貴雅修女（左），賓臣先生（Donovan Benson），香港防癆會副主席（1949-62）。
圖片來源：香港醫學博物館

成果。[53]

1964 年，區貴雅修女有幸成為第一位獲得菲臘爵士（Sir Robert Philip）[54] 金獎章的女性。1965 年 6 月，英國胸肺及心臟科協會（British Chest and Heart Association）的出版物《健康》刊登了一篇讚辭：「沒有她，胸肺科會議將會大大失色。這枚金獎章每隔幾年就會頒發給英聯邦內抗擊結核病的一位傑出人物⋯⋯她的同情心、技巧、耐心和奉獻精神令人讚嘆，她的榜樣和助人精神讓認識她的人的人生變得更加精彩。」[55] 區修女在結核病控制方面的豐富經驗，使她成為廣受歡迎的講者，她尤其樂於與亞洲和非洲的發展中國家分享她的專長。她在 70 年代獲得更多榮譽：皇家內科醫學院院士（愛丁堡，榮譽，1973 年）和皇

53 S.H. Lee. "The 60-year battle against tuberculosis in Hong Kong—a review of the past and a projection into the 21st century" *Respirology* 13 (Suppl. 3) (2008): S49–S55.

54 菲臘爵士（1857 – 1939）是來自愛丁堡的醫生，他是結核病醫局的創始人。他於 1913 年被封為爵士，以表揚他在控制結核病方面的大量工作。

55 O'Mahony, *A Time of Transition: Columban Sisters in Hong Kong*, 26–27.

家內科醫學院榮授院士（愛丁堡，榮譽，1977 年）。[56] 作為一名修女，儘管專業地位越來越高，她也不會忘記謙卑和對窮人的奉獻精神。高隆龐女修會於 1966 年開設聖若瑟明愛診所，服務打鼓嶺鄉郊社區，區修女每逢星期六都會到診。[57]

到 1960 年代末，結核病死亡率已從 1958 年的 83.8/100,000 人，顯著下降到 1968 年的 37.8/100,000 人。在同一時段，死於結核病的嬰兒從每年 162 人減少到每年 3 人，減幅更為顯著。那時，香港再不缺結核病專家，也不缺病床；如有需要，患者可以立即入院。[58] 隨着肺結核逐漸受到控制，區修女將注意力轉向照顧吸毒者，眾所周知，吸毒者患結核病的也不少，[59] 毫無疑問，許多吸毒者也是她的病人。戰後，海洛因取代鴉片，成為香港主要的毒品。據估計，在 1950 年代後期，吸毒者的總數可能高達 15 至 18 萬。[60] 香港戒毒會（SARDA）於 1961 年成立，她是活躍成員，終生都關懷吸毒者的福祉。她也是禁毒常務委員會的成員，該委員會成立於 1965 年，旨在就控制濫用藥物的政策和策略向政府提供建議。從 1981 年到去世，她一直擔任 SARDA 的主席。在生命的最後幾個小時裏，李潔靈修女（Sr. Mary Greaney）問她是否有遺言。她回答說：「給我看好 SARDA。」[61] SARDA 以她的名字命名了一個中心：區貴雅修女紀念婦女康復中心。

56 Lunney, Linde, "Monaghan, Cathleen (Sister Mary Aquinas)" 572–73.
57 O'Mahony. *A Time of Transition: Columban Sisters in Hong Kong*, 37.
58 "Drop In TB Deaths Dramatic" *South China Morning Post*, 15 April1969, 5.
59 A. S. Moodie. "Tuberculosis in Hong Kong" *Tubercle*, Lond., 44 (1963): 334–45.
60 "The Problem of Narcotic Drugs in Hong Kong" A White Paper laid before Legislative Council, Hong Kong 11 November,1959, 3, 17.
61 O'Mahony. *A Time of Transition: Columban Sisters in Hong Kong*, 52.

區貴雅修女也活躍於本地醫療界，參與許多組織，做出很多貢獻。她曾任英國醫學會香港分會會長及香港醫學會副會長。她是英國醫學會在香港醫務委員會和香港藥劑業及毒藥管理局的代表。她還是香港醫務發展諮詢委員會的成員，該委員會就醫療衞生政策向政府提供建議。1986 年香港胸肺學會成立前，作為胸肺科醫生及美國胸肺科學會（ACCP）港澳分會會員，她為確立呼吸系統科成為專科，發揮了主導作用。[62] 區修女是成立香港全科醫學學院的堅定支持者，也是 1975 年成立的臨時理事會的義務秘書。[63] 她對 1950 年代成立的香港麻醉科學會也很支持，經常出席該會的學術會議。聶守德醫生憶述：「她總是開朗、友好、謙遜⋯⋯在討論結核病患者用乙醚或脊髓麻醉等問題時，她格外熱心。」[64] 她於 1976 年擔任香港社會醫學學會主席。1952 年以來，她一直是香港大學醫學院的名譽講師，教授無數醫學生有關結核病的知識，對本地醫學界影響深遠。

身為天主教修女，她當上香港公教婚姻輔導會的執行委員及其醫療小組的主席是很自然的事；她積極參與天主教醫生協會和天主教護士會的活動。她也活躍於其他社區組織，例如擔任香港信樂婦女會主席（1979-81 年），該組織的使命是教育婦女和女童，給她們賦權和賦能；她還在 1983 年擔任社區諮詢局（Com-

62 Dr David Hui, HKTS President, Dr KS Chan, ACCP (HKM) President and Dr HS Chan HKLF Chairman in 2004. Hong Kong Respiratory Medicine: Profile of the Hong Kong Thoracic Society, American College of Chest Physicians (Hong Kong and Macau Chapter) and Hong Kong Lung Foundation, accessed 6 February 2023, https://hkts.hk/index/about/about-hong-kong-thoracic-society/introduction-and-history.

63 Henry F.K. Li, Report from the Chairman. in HKCGP Inauguration Ceremony Commemorative Brochure1979

64 Z. Lett, "Obituary" *Brit Med J* (Clin Res Ed) 292 (1986): 208.

munity Advice Bureau）的副主席。[65] 香港大學於 1978 年授予她名譽社會科學博士學位，以表揚她對控制結核病和其他社區工作的貢獻；[66] 1985 年她獲得 OBE 勳銜，有幸在白金漢宮覲見伊利沙伯二世女王陛下。[67]

區貴雅修女 1985 年 11 月 25 日病逝於律敦治療養院。英國醫學雜誌的一篇訃告，形容她一生無私地為人服務，她的生命充滿喜樂、仁慈和幽默。[68] 1991 年，位於新律敦治醫院一樓的區貴雅修女博物館正式開幕；2008 年搬遷至醫院 LG3 大堂，並更名為律敦治醫院時間廊。香港防癆心臟及胸病協會（前身為香港防癆會）亦設立紀念獎學金（Sister Mary Aquinas and Purviz & Rusy Shroff Scholarship），獎勵在醫學院結核病單元課程上表現良好的醫學生。[69]

65 Lunney, Linde, Monaghan, Cathleen (Sister Mary Aquinas), 572–73.

66 Professor Peter Bernard Harris. Citation: Sister Mary Aquinas, Doctor of Social Sciences *honoris causa*, 100th Congregation (1978), The University of Hong Kong.

67 M. Humphries. *Ruttonjee Sanatorium: Life and Time*, 37.

68 TAC, Obituary. *Brit Med J* (Clin Res Ed) 292 (1986): 208.

69 Hong Kong Tuberculosis, Chest and Heart Diseases Association, 70th Anniversary Commemorative Album.

1921-2006

紀寶儀

Sister Mary Gabriel O'Mahony

MBE, FRCP

圖片來源：香港防癆心臟及胸病協會

紀寶儀修女 1921 年 5 月 21 日出生於愛爾蘭科克郡（County of Cork），一家八口，她是老三。她們一家就住在賈榮主教（Bishop Gavin）的教區，他是聖高隆龐傳教會的聯合創始人，也恰好是她父親的同學。這也許可以解釋，為什麼他們家有四個女兒成為修女。1938 年，17 歲的紀寶儀加入了聖高隆龐傳教女修會，後與區貴雅修女一起被派往都柏林大學學醫。1947 年畢業後，先後赴美國波士頓和英國倫敦進修胸肺科。她於 1950 年抵達香港，在律敦治療養院工作至 1988 年——她的整個職業生涯。[70]

1957 年，紀寶儀修女到英國深造一年，於同年成為皇家內科醫學院院士（MRCP）。[71] 紀修女熱衷於研究，經常發表學術論文。她是英國醫學研究協會脊柱結核工作組的成員，為兒童脊柱結核病的研究做出貢獻。[72] 1960 年，修會受邀接管大口環弱能兒

---

70 Holdsworth and Munn, *Dictionary of Hong Kong Biography* (Hong Kong: Hong Kong University), 156; and Redempta Twomey. Homily at Funeral Mass of Sister Gabriel O'Mahony on August 29, 2006. Accessed on 6 February 2023.http://www.columbansisters.org/rip/gabriel/gabriel_rip_homily.htm.

71 Ibid., 21.

72 H. Bailey, M Gabriel, ARD Hodgson, JS Shin. Tuberculosis of the Spine in Children. Operative Findings and Results in One Hundred Consecutive Patients Treated by Removal of the Lesion and Anterior Grafting. *J Bone & Joint Surg* (Am) 54 (1972): 1633–57; Fourth Report of the Medical Research Council Working Party on Tuberculosis of the Spine. A Controlled Trial of Anterior Spinal Fusion and Debridement in the Surgical Management of Tuberculosis of the Spine in Patients on Standard Chemotherapy: A study in Hong Kong. *Brit J Surg* 61 (1974): 853–66.

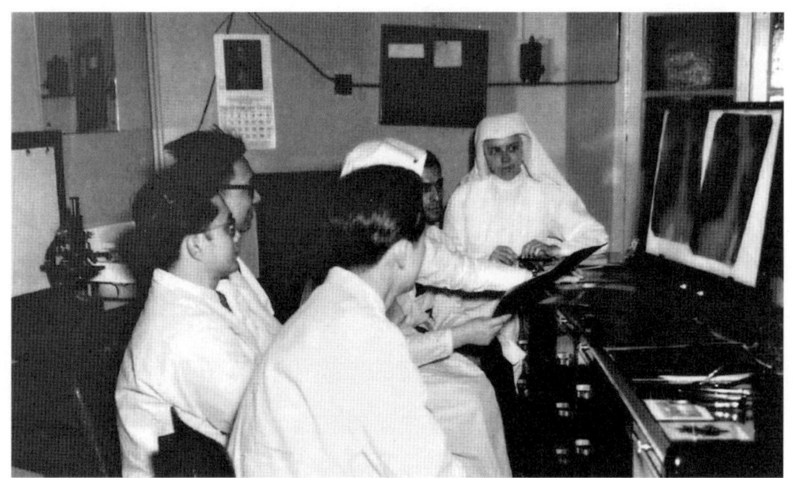

紀寶儀修女與學生在律敦治療養院。
圖片來源：香港防癆心臟及胸病協會

童療養院，紀修女和區修女成為該院的訪問顧問醫生。[73] 紀修女特別關注兒童結核病，尤其是結核性腦膜炎。在卡介苗普及使用之前，結核病在兒童中很普遍，並且是導致死亡的主要原因。紀修女設立專門治療兒童結核性腦膜炎的病房，必要時請腦神經外科醫生會診。她與中文大學腦神經科醫生張駿合作，研究診斷和治療這種可怕疾病的各個方面。除結核病外，她還發表與哮喘和過敏相關的研究成果。[74] 她對工作的奉獻精神，得到同事們的高度讚賞：「為了照顧患有結核性腦膜炎的兒童，或者嘗試一種新的肺癆治療藥物，她度過了許多筋疲力盡的日和不眠之夜。」[75]

像區貴雅修女一樣，她經常受邀參加學術會議，分享她的經驗。1966 年，她應邀到劍橋大學講學，主題是香港的結核病。她參加了英國醫學研究協會在倫敦布朗普頓（Brompton）醫院舉行，關於骨和關節結核病的研究會議。[76] 1985 年區修女去世

73 O'Mahony, *A Time of Transition: Columban Sisters in Hong Kong*, 29–30.

74 Humphries, *Ruttonjee Sanatorium: Life and Time*, 41.

75 Redempta Twomey, Homily at Funeral Mass of Sister Gabriel O'Mahony on August 29, 2006, accessed on 6 February 2023, http://www.columbansisters.org/rip/gabriel/gabriel_rip_homily.htm.

76 O'Mahony. *A Time of Transition: Columban Sisters in Hong Kong*, 27–28.

後，院長的職責終於落在她的肩上。由於 1970 年代結核病患者數量下降，療養院董事會於 1979 年決定將療養院改造成綜合醫院。[77] 隨着律敦治療養院角色的轉變，修女們的未來出現了轉折。紀修女努力尋找最需要修女服務的新事工，她在癌症患者的臨終關懷中找到答案。作為臨床醫生，她注意到公立醫院大多數臨終的癌症病人會被隔離在擠迫病房的角落裏，沒有空間讓親人探望或陪伴，孤獨地逝去。照顧他們的醫生和護士也常常和親屬一樣苦惱，不知應如何面對垂死的病人。[78] 雖然聖母醫院早在 1982 年已有舒緩治療團隊，但善終服務並未在香港紮根。[79] 1985 年 6 月，伊利沙伯醫院腫瘤科的謝建泉醫生召集關心臨終關懷的同仁開會。香港善終服務會（後改名為香港善寧會）於當年成立，紀修女擔任主席，總部設在律敦治療養院的一間小辦公室。創始成員包括：謝建泉醫生、李潔靈修女、鍾淑子（聖母醫院臨終關懷護士）等。[80] 1986 年，在律敦治療養院成立了一個舒緩治療團隊，成員包括：兩名護士（李潔靈修女和衛愛蓮修女）、一名物理治療師、一名社會工作者、兩名輔導員和一名醫生。[81] 1988 年，律敦治療養院最終改建為綜合醫院，修女們決定離開療養院。紀寶儀修女和李潔靈修女，因而有更多的時間和精力可用於推廣臨終關懷。臨終關懷家庭護理計劃於 1988 年底啟動，李潔靈修女擔任護士，紀修女為兼職醫生。紀修女倡導臨終關懷不遺

77 Ibid., 49.

78 Ibid., 70–71.

79 W.K. Yu, "Palliative Care in Practice" *The Hong Kong Practitioner* 9(6) (1987): 2531–44.

80 O'Mahony, *A Time of Transition: Columban Sisters in Hong Kong*, 71.

81 Sister M. Gabriel, "Doctor at Large-Hospice Care" *The Hong Kong Practitioner* 10 (2) (1988): 3024–27.

餘力，並努力為臨終關懷機構籌募資金。[82] 由於她的不懈努力，白普理寧養院（Bradbury Hospice）於 1992 年在沙田開幕，成為善寧會臨終服務的一個里程碑。

也許較鮮為人知的，是她對兒科的貢獻。兒科起初只是香港大學內科學系的一個分科。1962 年，田綺玲（Elaine Field）教授被任命為首任兒科教授，兩年後兒科成為一個獨立的學系。專為兒童而設的服務，最早的大概就是律敦治療養院的兒童病房，作為肺結核和結核性腦膜炎患兒的隔離及康復設施。香港大學退休兒科學系教授楊執庸醫生說：「香港有幸有兩位非常敬業的女士，即已故的區貴雅修女和紀寶儀修女，她們以極大的愛心和奉獻精神，照顧患有各種結核病的兒童」[83] 最後但同樣重要的，是她影響了所教的幾代醫學生。她的教學總是以病人為中心，既富幽默感，又能啟迪人心。正式授課後的茶點和閒談，尤其受到學生歡迎。[84]

紀寶儀修女無疑為控制結核病作出了非常重大的貢獻。她也是引入臨終關懷的先驅，又是香港呼吸系統科的重要奠基人物。她早在 1956 年就成為美國胸肺科學會的院士，並於 1986 年成為香港胸肺學會的創會理事。1996 年，她成為香港醫學專科學院首位榮譽院士。為表彰她對呼吸系統醫學的重大貢獻，香港胸

82 "Poor Cancer Funding Forces Search Elsewhere" *South China Morning Post*, 23 September1987, 3.
Helen Signy, "Commitment for Hospices 'Inadequate'" *South China Morning Post*, 14 November1990, 7.

83 C.Y. Yeung, "Evolution of Child Health Care in Hong Kong" *HK J Paediatr* (New Series) 6 (2001): 66–71.

84 M. Humphries, "Obituary: Sister Mary Gabriel O'Mahoney" *Hong Kong Med J* 12(5) (2006): 402.

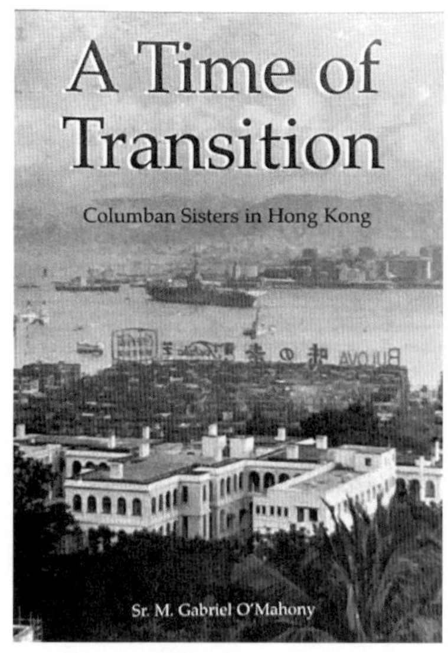

《過渡時期》（*A Time of Transition*）：紀寶儀修女講述高隆龐修女在香港的故事。
圖片來源：黃大偉

肺學會於 1990 年選她為首名終身榮譽會員。[85] 1990 年，她還因醫療服務上的貢獻而被授予 MBE 勳銜。

1997 年，紀修女心臟病發後健康狀況變壞，她決定返回愛爾蘭。在香港的最後一個晚上，天氣非常寒冷，她也不忘為油麻地的露宿者送飯，足見她對弱勢社群的深切關懷。[86] 退休回到愛爾蘭後，她很享受讀經和祈禱的時間，並寫了一本書講述高隆龐修女在香港的故事。[87] 她於 2006 年 8 月 26 日去世。

聖高隆龐傳道女修會於 2015 年 12 月離開香港，結束在港 67 年的服務。1949 年，當她們開始在律敦治療養院工作時，恩理覺主教對她們的使命有這樣的看法：「她們來到香港是天主的特殊安排。在她們的工作中，可能無法以一般的方式教導「異教

85 Thomas Mok, Loretta Yam, PC Wong, "Obituary. Sister Mary Gabriel O'Mahoney" accessed on 6 February 2023, https://hkts.hk/index/specials-events/obituary-and-condolences?detail=1&aid=250.

86 M. Humphries, "Obituary: Sister Mary Gabriel O'Mahoney" *Hong Kong Med J* 12(5) (2006): 402.

87 Redempta Twomey, Homily at Funeral Mass of Sister Gabriel O'Mahony on 29 August 2006, accessed 5 February 2023, http://www.columbansisters.org/rip/gabriel/gabriel_rip_homily.htm.

徒」，但她們必須通過她們的溫柔、仁慈和同情心向人們展示「福音在行動中」，並通過在她們身上看到基督，將人們帶到我們的主面前……」[88] 修女們通過為病人提供全心和全人的服務，確實傳遞了「福音在行動中」的精神。

88 O'Mahony, *A Time of Transition: Columban Sisters in Hong Kong*, 10.

結語

本書記敘了許多醫學界的傑出先驅和領袖的生平，以及他們如何塑造了今天香港的醫療衛生服務。香港開埠以來的 170 年間，這些來自不同背景的傑出醫生，是推動香港醫學發展的中堅力量。

1842 年香港被割讓給英國後，西醫雖然早由倫敦傳道會的醫務傳教士傳入，但真正落地生根還要等到 1887 年，他們創辦雅麗氏紀念醫院和香港華人西醫書院後，這兩個機構一方面提供醫療服務，同時培養年輕的華人醫生，使西醫能夠在香港傳播。其他天主教和新教傳教團體也設立醫院和診所，他們對香港的醫療服務做出了巨大貢獻，尤其是在二戰後最初的幾十年。高瞻遠矚的巴治安醫生是 LMS 駐港的最後一位醫務傳教士，他於 1973 年建立「沒有圍牆」的基督教聯合醫院，並附設多項社區健康計劃，把醫療保健服務帶進社區。

早期的政府醫官，在預防傳染病傳播方面發揮至關重要的作用。其中，不乏有遠見的醫生，例如殖民地醫官艾爾斯（任期 1873 - 97 年）早有先見之明，多年來一再警告政府，華人聚居地區的惡劣衛生狀況將導致「聲名狼藉」的疫情，但政府置若罔聞，結果如他所料，1894 年鼠疫席捲全港。他的繼任者加倍努力，改善香港的環境衛生，建立公共醫療衛生體系。二戰前夕，公共醫療衛生基礎架構完備，且有公共衛生法例授權，香港市民的健康得到保障。1960 年代，流行性傳染病逐步減少，是政府醫務衛生人員不懈努力的結果。20 世紀 70 年代後，政府資源從預防轉向治療疾病，政府專家得以實現他們的願景，即為香港的各個醫學專科帶來最新的技術。

香港有幸能有許多具有遠見和熱忱的醫學教育工作者。1887 年，白文信醫生倡議成立香港西醫書院時，不僅想把西醫引入香港，還要惠及中國。香港大學醫學院成立之初，安達臣和安爾等教授都懷有將西醫傳播到中國的相同願景，因為他們認為中醫不科學。他們與後來的洛克菲勒基金教授們一起，為大學醫學院奠定堅實的基礎。二戰後，儘管資源有限，醫學院的教授致力重建學系，培養本科生和專家，以滿足迅速增長的人口需求。最後，他們不僅完成了教育醫學生的使命；研究方面，在他們各自專注的領域都讓香港躋身世界舞台。二戰前，外籍醫生理所當然地主宰了醫療界。目前，無論公、私營領域的醫生、大學教職員和公立醫療衛生部門的顧問醫生，絕大部分是畢業於本地兩所大學的華人。[1] 我們都受惠於這群醫學教育家前輩。

社區的基層醫療服務主要由私人醫生提供，香港有幸能有許多熱心公益的私人執業醫生，他們將業餘時間投入到義務工作中，以改善弱勢社群的健康。更有出任公職的醫生，以改善香港的醫療服務為己任，確保老弱傷殘疾都能得到社會福利和醫療服務。儘管香港貧富懸殊，但窮人與其他人享有一樣的公共醫療服務，社會福利部門可按需要減免他們的醫藥費用。

一個地區的醫療衛生服務發展，雖然高度依賴經濟實力，但健康的人口反過來又會促進教育和社會的進步，從而帶來繁榮。到了 1990 年代，公共醫療衛生系統已能支持香港社會，培養受過良好教育的人口，促成活躍的公民社會和繁榮的經濟，市民亦引以為傲。2011 年，香港市民的預期壽命，無論男女都位居世界前列，醫療衛生體系與其他發達經濟體不相上下。這些成就離

1　1981 年，香港中文大學成立香港第二間醫學院。

不開這群富有遠見和奉獻精神的醫學界先驅和領袖，離不開他們的專業精神和無私奉獻。這群傑出的醫生各有不同的天賦才能：有的是出色的臨床醫生，喜歡與人相處，幫助患者藥到回春；有的是富有想像力和創新精神的科研人才；有的是熱心的教師；還有的是熱衷於統計和醫療保健政策的人。儘管他們的志趣和才能各不相同，但最終的目標是一致的——為香港人治好疾病和改善健康。醫務傳教士以「治癒身體、拯救靈魂」為座右銘，用行動將福音帶給人們，其宗旨也是一樣的。

希望這群傑出醫生的服務和奉獻精神能夠激勵未來世代的年輕醫生，不管他們追求卓越的動機和所處時代的社會、經濟環境如何，繼續追隨先賢的腳步。

附錄

香港醫療衛生機構及主要官員稱謂

醫療衛生機構名稱

年份	名稱
1843 - 1872	殖民地醫官署（Colonial Surgeon's Office）
1872 - 1958	醫務署（Medical Department）
1958 - 1989	醫務衛生署（Medical and Health Department）
1989 - present	衛生署 (Department of Health)

醫療衛生機構主要官員稱謂

年份	稱謂
1843 - 1897	殖民地醫官 (Colonial Surgeon)
1897 - 1929	首席民事醫務官 (Principal Civil Medical Officer)
1929 - 1936	醫務衛生總監 (Director of Medical and Sanitary Services)
1936 - 1941 1946 - 1950	醫務總監 (Director of Medical Services)
1950 - 1989	醫務衛生署署長 (Director of Medical and Health Services)
1989 - present	衛生署署長 (Director of Health)

參考文獻

檔案

- CO 129. Colonial Office, Hong Kong: Original Correspondence, 1838-1946
- Council for World Mission Archives, South China. London Missionary Society (LMS) Box 9-19: 1882-1891
- Elizabeth Ride Archive
- University Archives, the University of Hong Kong

香港政府報告（紙本或線上）

- Hong Kong Administrative Report (HKAR) 1879-1883 and 1908-1939 from Hong Kong Government Reports Online
- Hong Kong Blue Book (HKBB) hard copies of 1845 to 1870 from Hong Kong University Library Special Collection and soft copies of 1871 to 1940 from Hong Kong Government Reports Online
- Hong Kong Sessional Papers (HKSP) 1884-1940 from Hong Kong Government Reports Online
- Hong Kong Government Gazette (HKGG) 1842-1848 and 1853-1941 from Hong Kong Government Reports Online
- Hong Kong Civil Service List, Government Printers
- Hong Kong Medical and Health Department Annual Reports, 1946-2000

香港政府特別報告（紙本或線上）

- Chadwick, O., Report on the Sanitary Condition of Hong Kong, Hong Kong Government, 1882.
- Medical Committee Report, Hong Kong Government, HKSP 1895.
- The Commission. Report on the Tung Wa Hospital, HKSP 1896.
- Report of the Commission to Enquire into the Existence of Insanitary Properties in the Colony. Hong Kong: printed by Noronha and Co, Government Printers, 1898.
- William Hunter, Report of the Government Bacteriologist for the year 1906, HKSP 1907, Annex L 474-482.
- A. R. Wellington, Changes in the Public Health Organization of Hong Kong During the Period 1929-1937, HKSP 1937, no 4/ 1937.
- P.S. Selwyn-Clarke, Report of the Technical Committee for the Reorganization and Improvement of Existing Official Hospital and Clinical Facilities of the Colony of Hong Kong, 1938-1939.
- Report of the Committee on Higher Education 1952, The Keswick Report, Hong Kong Government Printers, 1952.
- The Problem of Narcotic Drugs in Hong Kong. A White Paper laid before Legislative Council Hong Kong, 11 November 1959.
- Colonial Secretariat, Report on Women's Salary Scales in Public Service. Government Printer, 1962.
- Development of Medical Services in Hong Kong, Hong Kong Government,

Government Printers, 1964.

- Report of Advisory Committee on Clinics, Hong Kong Government, Hong Kong Government Printers, 1966.
- Report of the Medical Development Advisory Committee, Hong Kong Government, Hong Kong Government Printer, 1973.
- The Further Development of Medical and Health Services in Hong Kong, Hong Kong Government, Hong Kong Government Printers, 1974.
- Integrating the Disabled into the Community: A United Effort, Hong Kong Government, Hong Kong Government Printers, October 1977.
- Second Report on Civil Service Pay, Hong Kong. Standing Commission on Civil Service Salaries and Conditions of Service. Hong Kong: The Commission 1980.
- Health for All, the Way Forward: Report of the Working Party on Primary Health Care, Hong Kong: Government Printer, 1990.
- S. H. Lee, Prevention and Control of Communicable Diseases in Hong Kong. Hong Kong Government Printers, 1994.
- White Paper on Rehabilitation. Equal Opportunities and Full Participation: A Better Tomorrow for All, May 1995, Hong Kong Government. Accessed on 26 February 2022, https://www.lwb.gov.hk › files › otherinfo.
- The Harvard Team, Improving Hong Kong's Healthcare System: Why and for Whom? 1999. http://www.fhb.gov.hk/en/press_and_publications/consultation/HCS.HTM.
- Tuberculosis Manual. Tuberculosis and Chest Service, Public Health Services Branch, Center for Health Protection, Department of Health, Government of the HKSAR, 2006.
- Building Healthy Cities. Guidelines for implementing A healthy City Project in Hong Kong, Department of Health, The Government of the Hong Kong SAR, 2007.
- Family Health Service, Department of Health, 80th Anniversary Family Health Service, 2012, The Government of the Hong Kong SAR, 2012.

其他機構的特別報告

- British Parliament. 1842 Report on the Sanitary Condition of the Laboring Population of Great Britain. https://www.parliament.uk/about/living-heritage/transformingsociety/livinglearning/coll-9-health1/health-02/#:~:text=1842%20Sanitary%20Report,Chadwick%20(1800%2D1890).
- N.C. Macleod. An Account by the Deputy Director of Health Services of the Organization of Health Services in Stanley Internment Camp. In Report on Medical and Health Conditions in Hong Kong for the Period, 1 January 1942 to 31 August 1945, His Majesty's Stationery Office, 1946.
- Carter, M.J. Community Nursing in Hong Kong: a Report on Behalf of the Community Nursing Committee, Hong Kong Council of Social Service, 1976.
- World Health Organization. Report of the International Conference on Primary Health Care Alma-Ata 1978.
- World Health Organization. Global Strategy for Health for All by the Year 2000, Geneva, 1981.

1842

1941

1945

2015

香港舊報紙

- *South China Morning Post*
- *China Mail*
- *Hong Kong Telegraph*
- *Hong Kong Daily Press*
- 《工商日報》
- 《華僑日報》

英文專著

- Ashton, F. R. *Alice Ho Miu Ling Nethersole Hospital, Hong Kong, 1887–1967*. Hong Kong: Alice Ho Miu Ling Nethersole Hospital, 1967.
- Bowman, Marilyn Laura. *James Legge and the Confucian Classics. Brilliant Scot in the Turmoil of Colonial Hong Kong*. Vancouver: Simon Fraser University, 2015.
- Boyd, Robin. *The Witness of the Student Christian Movement*. London: Society of Promoting Christian Knowledge, 2007.
- Chan, Julia and NG Patil. *Digby: A Remarkable Life*. Hong Kong: Hong Kong University Press, 2006.
- Chan, Sui-jeung, *East River Column: Hong Kong Guerillas in the Second World War and After*. Royal Asiatic Society Hong Kong Studies Series. Hong Kong: Hong Kong University Press, 2009.
- Chan-Yeung, M. *A Medical History of Hong Kong, 1842-1941*. Hong Kong: The Chinese University Press, 2018.

———. *A Medical History of Hong Kong: The Development and Contributions of Outpatient Services*. Hong Kong: The Chinese University Press, 2021.

———. *Lam Woo. Master Builder, Revolutionary and Philanthropist*. Hong Kong: The Chinese University Press, 2017.

- Cheng, Irene. *Intercultural Reminiscences*. David C. Lam Institute for East-West Studies, Hong Kong Baptist University, 1997.
- Ching, Frank. *130 years of Medicine in Hong Kong. From the College of Medicine for Chinese to Li Ka Shing Faculty of Medicine*. Singapore: Springer Nature, 2018.
- Choa G.H. *The Life and Times of Sir Kai Ho Kai*. 2nd Edition. Hong Kong: The Chinese University Press, 2000.

———. *"Heal the Sick" was their Motto. The Protestant Medical Missionaries in China*. Hong Kong: The Chinese University Press, 1990.

- Chu, Cindy. *The Chinese Sisters of the Precious Blood and the Evolution of the Catholic Church*. Singapore: Palgrave Macmillan, 2016.
- Cunich P. *A History of the University of Hong Kong*. Hong Kong: Hong Kong University Press, 2012.
- Department of Medicine. *Achievements in Medicine 1974-1989. Department of Medicine, University of Hong Kong*. Hong Kong: Hong Kong University Press, 1989.

———. *Achievements in Medicine, 1989-1995. Department of Medicine, University of Hong Kong*. Hong Kong: ColorPrint Production Co., 1995.

———. *Centenary Tribute to Professor AJS McFadzean. A Legacy for Medicine in Hong Kong*. Hong Kong: Hong Kong Academy of Medicine Press, 2015.

———. *HKU Department of Medicine, 1995-2019, Impact Inspirations*. Hong Kong: Hong Kong University, 2021.

- Department of Paediatrics. *Silver Jubilee 25, 1962-1987*. Department of Paediatrics, University of Hong Kong, 1987.

- Duffin, J. *History of Medicine*. Toronto: University of Toronto Press, 1999.

- Emerson, G. C. *Hong Kong Internment 1942-1945. Life in Japanese Civilian Camp at Stanley*. Hong Kong: Hong Kong University Press, 2008.

- Epstein, Israel. *Woman in World History: Life and Times of Soong Ching Ling*. Beijing, China: New World Press, distributed by China International Book Trading Co.,1995.

- Evans, D.E. *Constancy of Purpose. An Account of the Foundation and History of the Hong Kong College of Medicine and the Faculty of Medicine of the University of Hong Kong (1887-1987)*. Hong Kong: Hong Kong University Press, 1987.

- Fang, Harry S. Y. *Rehabilitation-A Life's Work*. Hong Kong: Hong Kong University Press, 2002.

- Fung, Chi-Ming. *A History of Queen Mary Hospital 1937-1997*. Hong Kong: Queen Mary Hospital, 1997.

- Gauld, R. and D. Gould. *The Hong Kong Health Sector*. Hong Kong: The Chinese University Press, 2002.

- Gittins, Jean. *Stanley: Behind the Barbed Wire*. Hong Kong: Hong Kong University Press, 1982.

- Ha, Louis E. Keloon, Wai Lun Tam, Patrick Taveirne Eds. *The History of St. Paul's Hospital. Caring and Serving for 120 years*. Catholic Studies Publication Research Series (11), Centre for Catholic Studies, The Chinese University of Hong Kong. Hong Kong: The Chinese University Press, 2018.

- Hahn, Emily. *China to Me*. London: Virago, 1987.

- Han, Suyin. *My House has Two Doors*. New York: Putnam Pub Group, 1980.

- Hillier, S. M. and J. A. Jewell. *Health Care and Traditional Medicine in China*. London: Routledge and Kegan Paul, 1983.

- Ho, Faith C. S. *Western Medicine for Chinese: How the Hong Kong College of Medicine Achieved a Breakthrough*. Hong Kong: Hong Kong University Press, 2017.

- Ho, Michael. *When Science and Compassion Meet-A Turning Point in the History of Medicine in Hong Kong*. Hong Kong: Hong Kong Museum of Medical Sciences Society, 1997.

- Holdsworth, May and Christopher Munn, *Dictionary of Hong Kong Biography*. Hong Kong: Hong Kong University Press, 2011.

- Hong Kong Academy of Medicine. *In Pursuit of Excellence, The first 10 Years 1993–2003*. Hong Kong: Hong Kong Academy of Medicine Press, 2003.

- Hong Kong College of Surgeons. *Healing with the Scalpel: From the First Colonial Surgeon to the College of Surgeons of Hong Kong*, Hong Kong: Hong Kong Academy of Medicine Press, 2010.

1842

1941

1945

2015

- Hong Kong Tuberculosis, Chest and Heart Diseases Association. *70th Anniversary Commemorative Album*, 2018.

- Hong Kong University. *Growing with Hong Kong: The University and Its Graduates: The First 90 Years* Hong Kong: Hong Kong University Press, 2002.

- Humphries, M. *Ruttonjee Sanatorium: Life and Time*. Hong Kong: The Sanatorium, 1996.

- Lett, Z. *Anesthesia*. Hong Kong: Hong Kong University Press, 1983.

———. *History of Anesthesia in Hong Kong*. Hong Kong: Centre for Asian Studies, Hong Kong University, 1987.

- Lett, Z. and Ronald Lo. *Anesthesia and Intensive Care in Hong Kong: Evolution and Present Position*. Hong Kong: Centre for Asian Studies, Hong Kong University, 1997.

- Leung, G. and J. Bacon-Shone. *Hong Kong's Health System: Reflections, Perspectives and Visions*. Hong Kong: Hong Kong University Press, 2006.

- Li, S. F. *Hong Kong Surgeon*. New York: E. P. Dutton, 1964.

- Lockhart, W. *The Medical Missionary in China: A Narrative of Twenty Years' Experience*. London: Hurst and Blackett Publishers, 1861.

- Luk, Hung-kay. *A History of Education in Hong Kong*. Hong Kong: Lord Wilson Heritage Trust, 2000.

- Mattock, K. *Hong Kong Practice. Drs. Anderson and Partners. The First Hundred Years*. Hong Kong: Dr. Anderson and Partners, Linkprint Ltd, 1984.

- Mellor, Bernard. *The University of Hong Kong-An Informal History*. Hong Kong: Hong Kong University Press, 1980.

- Needham, Joseph. *Science and Civilization in China: Vol 1*. Cambridge: Cambridge University Press, 1954.

- Ng-Lun, A. N. H. *Quest for Excellence: A History of the Chinese University of Hong Kong*. Hong Kong: The Chinese University Press, 1994.

- O'Mahony, M Gabriel. *A Time of Transition: Columban Sisters in Hong Kong*. Columban Sisters, 2005, Private Circulation.

- Paterson, E. H. *A Hospital for Hong Kong. Centenary History of Alice Ho Miu Ling Nethersole Hospital, Hong Kong, 1887-1987*. Hong Kong: Alice Ho Miu Ling Nethersole Hospital, 1987.

- *Dreams and a Hospital*. Hong Kong: United Christian Medical Service, 2000.

- Ram, Vernon. *Emperor Extraordinaire: The Life and Work of John HC Ho*. Hong Kong: Scientific Communications (HK) Ltd, 2003.

- Redwood, M W. *It was like this... Isis Large Print*; Large Print edition, 2003.

- Ride, Edwin. *BAAG: Hong Kong Resistance, 1942-1945*. Hong Kong: Oxford University Press, 1981.

- Sala, Ida. *History of our Canossian Missions: the First Fifty Years. Hong Kong, 1960-1910.*.Hong Kong: Canossian Missions, 1997.

- Selwyn-Clarke, P Selwyn. *Footprints: The Memoirs of Sir Selwyn Selwyn-Clarke*. Hong Kong: Sino-American Publishing, 1975.

- Sinn, E. *Power and Charity: A Chinese Merchant Elite in Colonial Hong Kong*. Hong Kong: Hong Kong University Press, 2003.

- Smith, CT. *A Sense of History: Studies of the Social and Urban History of Hong*

Kong. Hong Kong: Hong Kong Educational Publishing Co. 1995.

- Starling, A. R. *The Chance of a Life Time: The Birth of a New Medical School in Hong Kong. Hong Kong*: The Chinese University Press, 1988.
- Starling A, F Ho, L Luke, SC Tso, and Edwin Yu. *Plague, SARS and the Story of Medicine in Hong Kong*. Hong Kong: Hong Kong University Press, 2006.
- Stewart JC. *The Quality of Mercy: The Lives of Sir James and Lady Cantlie*. New York: Unwin Hyman, First Edition 1983.
- Ticozzi, Sergio. *Historical Documents of the Hong Kong Catholic Church*. Hong Kong Catholic Diocesan Archives, 1997.
- Tucker, Sara. *The Canton Hospital and Medicine in Nineteenth Century China, 1835-1900*. Ann Arbor, MI: University Microfilms International, 1986.
- Van Langenberg, Arthur. *From Scalpel to Spade: A Surgeon's Road to Ithaka*. Hong Kong: The Chinese University Press, 2021.
- Wang family. *Wongs and Wangs Chronicle*, privately published, 2005.
- Wright, Arnold and H. A. Cartwright. *Twentieth Century Impressions of Hong Kong, Shanghai and other Treaty Ports*, Volume 1. London: Lloyds Greater Britain Publishing Company, 1908.
- Yeo, Florence. *My Memories.* Pittsburgh, PA: Dorrance Publishing, 1994.

中文專著

- 何高俊，《赤十字會初級急救要法》。香港：聚珍書樓，1908。
- 何文匯，《談學習，憶明師》。香港：商務印書館，2017。
- 劉智鵬，劉蜀永，《侯寶璋家族史》。香港：和平圖書有限公司，2012。

書籍章節

- Allbrook, Malcolm. "King, Gordon (1900-1991)," In *Australian Dictionary of Biography*, Volume 19, Australia: ANU Press, 2021, 480-1.
- Baber, Flora. "The Role of the Pediatrician in the Community of Hong Kong. Reflection on a Longitudinal Study 1967-76," In C. *Elaine Field lectures, 1974-1993*. Hong Kong Paediatric Society 1994, 34-42.
- Chan, T. K. "Achievements in Haematology," In *Achievements in Medicine 1974-1989, Department of Medicine, University of Hong Kong*. Hong Kong: Hong Kong University Press, 1989, 64.
- Chan, T. K. "Tribute and Biography: David Todd," In *Achievements in Medicine 1974-1989, Department of Medicine, University of Hong Kong*. Hong Kong: Hong Kong University Press, 1989, 1.
- Cheung, K. L. "Achievements in Cardiology." In *Achievements in Medicine 1974-1989, Department of Medicine, University of Hong Kong*. Hong Kong: Hong Kong University Press, 1989, 28-32.
- Chow, York Y. N. "Prof. Sir Harry S. Y. Fang," In *Repair, Reconstruct and Rehabilitate. Half a Century of Orthopedics in Hong Kong*. Hong Kong College of Orthopedic Surgeons and the Hong Kong Orthopedic Association. Hong Kong: Hong Kong Academy of Medicine Press, 2004, 174-76.

- Foo, T. N. "The Mental Health Association of Hong Kong: a Brief History," In *Aspects of Mental Health Care: Hong Kong 1981*, ed. T. P. Khoo. Hong Kong: Mental Health Association of Hong Kong, 1981, 85-103.
- King, Gordon. "An Episode in the History of the University," In *Dispersal and Renewal: Hong Kong University During the War Years*, eds., Clifford Matthews and Oswald Cheung. Hong Kong: Hong Kong University Press, 1998, 85-104.
- Lee, Peter C.Y. "Keynote Address," In *15th Anniversary Celebration Commemorative*. Hong Kong: Hong Kong College of General Practitioner, 1993, 2.
- Lee, Peter C. Y. "Contributions and Influence of the Hong Kong College in the Development of Family Medicine in Hong Kong and Around the World During the Past Quarter Century (1977-2002) as Seen Through the Eyes of Its Founding President," compiled and edited by Dr. Peter C.Y. Lee, March 2003. In *25th Anniversary Commemorative Brochure.* Hong Kong: Hong Kong College of Family Physicians, 2003, 9.
- Lee, Peter C. Y. "Message from the Founding President," *In The First 30 years of the Hong Kong College of Family Physicians*, Hong Kong : The Hong Kong College of Family Physicians, 2007, 20-21.
- Lee, Peter C. Y. "Introduction of General Practice/Family Medicine into China, The Role of HKCGP/HKCFP in the Early Years," In *The First 30 Years of the Hong Kong College of Family Physicians*, Hong Kong: The Hong Kong College of Family Physicians, 2007, 155-56.
- Li, Henry F.K. "Report from the Chairman," in HKCGP Inauguration Ceremony Commemorative Brochure 1979, 3.
- Lunney, Linde. "Monaghan, Cathleen (Sister Mary Aquinas)," In *Dictionary of Irish Biography*, eds. James McGuire and James Quin. Cambridge: Cambridge University Press, 2009, 572-73.
- Mak, Grace C. L. "Women and Education," in *Women and Girls in Hong Kong: Current Situation and Future Challenges*, ed. Susanne Y. P. Choi and Fanny M. Cheung. Hong Kong: Hong Kong Institute of Asia-Pacific Studies, The Chinese University of Hong Kong, 2012, 24.
- Lam, S. K. and W. M. Hui, "Achievements in Gastroenterology/Hepatology." In *Achievements in Medicine 1974-1985, Department of Medicine, University of Hong Kong*. Hong Kong: Hong Kong University Press, 45-54.
- Ride, L. "The Faculty of Medicine," In Brian Harrison. *The University of Hong Kong: The First 50 years (1911-1961)*. Hong Kong: Hong Kong University Press, 1964, 104-7.
- Ride, Lindsay. "The Test of War (Part 1)," In *Dispersal and Renewal: Hong Kong University during the War Years*, eds., Clifford Matthews and Oswald Cheung. Hong Kong: Hong Kong University Press, 1998, 9-24.
- Rodrigues, Albert. "A Hong Kong Doctor in War and Peace," In *Dispersal and Renewal, Hong Kong University During the War Years*, eds., Clifford Matthews and Oswald Cheung. Hong Kong: Hong Kong University Press, 1998, 203-5.
- Todd, David. "Recent Developments in Medical Education in Hong Kong," In *Plague, SARS and the Story of Medicine in Hong Kong*, Hong Kong Museum of Medical Sciences Society. Hong Kong: Hong Kong University Press, 2006, 288-89.
- Wong, T. M. K. "Local Voluntarism: The Medical Mission of the London Missionary Society in Hong Kong 1842–1923", In D. Hardiman, Ed., *Healing Bodies Saving Souls: Medical Mission in Asia and Africa*. Amsterdam-New York, Rodopi, 2006.
- Young, R. T. T, "Vision and Mission. A History of the Department of Medicine". In

Achievements in Medicine, 1989-1995, Department of Medicine, University of Hong Kong. Hong Kong: ColorPrint Production Co., 1995, 1-13.

- Young, R. T.T, Wang, C., Lam, K. S. L., Pun, K. K., Kung, A. W. C." Achievements in Endocrinology," In *Achievements in Medicine 1974–1989, Department of Medicine, University of Hong Kong*. Hong Kong: Hong Kong University Press, 1989, 37-44.
- 梁卓偉，「實至名歸的大醫 —— 王源美」。《大醫精誠》。香港：三聯書店（香港）有限公司，2017，106–9。

學位論文

- George, Janet Moving with Chinese Opinion: Hong Kong's Maternity Service 1881-1941, PhD thesis, University of Sydney, 1992.
- Ham, Daniel. The Management of Malaria and Leprosy in Hong Kong and the International Settlement of Shanghai 1880s-1940s, PhD thesis, Corpus Christi College, Cambridge, England, 2013.
- Petrie, I. C. The Problem of Infant Mortality in Hong Kong 1886-1937, MA Thesis, The University of British Columbia, August 1996.
- Tsang, Carol C.L . Out of the Dark: Women's Medicine and Women's Disease in Colonial Hong Kong, PhD thesis, the University of Hong Kong, 2011.

期刊 / 線上論文、文章

- Anderson, John. "The Present Position of Malaria in Hong Kong," *Caduceus* 6(2) (1927): 105-15.
- Anon. "Chinese Medical Women," *British Medical Journal* (15 April 1899): 927-28.
- Anon. "Notes and Comments." *Caduceus* 1(1) (1922): 5-6.
- Anon. "Notes and Comments," *Caduceus* 1(1) (1922): 8.
- Anon. "The Medical Curriculum," *Caduceus*, 2(1) (1923): 8.
- Anon. "Hospital Work at the University Clinics," *Caduceus* 3(1) (1924): 40-41
- Anon. "Notes and Comments," *Caduceus* 6(1) (1927): 83.
- Anon. "Notes and Comments," *Caduceus* 7(2) (1928): 101.
- Anon. "Notes and Comments," *Caduceus* 7(3) (1928): 184.
- Anon. "Notes and Comments," *Caduceus* 7(3) (1928): 186.
- Anon. "Notes and Comments. "Francis Clark," *Caduceus* 7(4) (1928): 290.
- Anon. "Notes and Comments," *Caduceus* 7(4) (1928): 291.
- Anon. "Dr. Alice Deborah Hickling, M.B.E.," *Caduceus* 7(4) (1928): 292.
- Anon. "Notes and Comments," *Caduceus* 8(1) (1929): 69.
- Anon. "The Birthday Honors," *British Medical Journal* 1 (4093) (1939): 1247.
- Anon. "Medical Birthday Honors," *Brit Med J* (22 June 1946), 961.

- Anon. "Kenelm Hutchinson Digby," *Elixir* (May 1954): 67-69.
- Anon."New Hong Kong University Obstetric Department: New Maternity Hospital," *Brit Med J* 1 (4929) (1955): 1527-28.
- Anon. Interview of Professor Sir David Todd by DBS carried out on 1 December 2015, *Steps* (DBS School Magazine, Chinese section), (2016): 11-16.
- Arnold, D. "British India and the 'Beriberi Problem' 1798-1942," *Med History* 54 (2010): 295-314.
- Bailey, H, M Gabriel, ARD Hodgson, JS Shin. "Tuberculosis of the Spine in Children. Operative Findings and Results in One Hundred Consecutive Patients Treated by Removal of the Lesion and Anterior Grafting, *J Bone & Joint Surg* (Am) 54 (1972): 1633-57.
- Binns, Colin, Andy Lee and Wah Yun Low. "Obituary, Professor Shiu-Hung Lee," *Asia-Pacific Journal of Public Health* 26(2) (2014): 215-16.
- Butt, Rudi. "Woo Wai-tak, Arthur (1919-1964)" Biographical Dictionary of Medical Practitioners in Hong Kong, 1841–1941. Accessed on 23th April 2022, https://hkmd1841-1941.blogspot.com/2013/09/woo-wai-tak-arthur-1919.html.
- Chan-Yeung, M. "Eastern District (Wanchai) Dispensary and Plague Hospital," *Hong Kong Med J* 25(6) (2019): 503-5.
- Chan-Yeung, M. "Dr Alice Hickling (1876-1928): the Doctor Who Changed the Paradigm of Maternal Care in Hong Kong," *Hong Kong Med J* 27(5) (2021), 389.
- Chau, W. C. and F. I. Tseung, "The Hong Kong Chinese Medical Association," *The Bulletin of the Hong Kong Chinese Medical Association* 1(1) (1948): 8-12.
- Che, Thomas S.N. and Peter S.Y. Chen. "The Accomplishments of Sir James Cantlie," *J Med Biography* 7 (1999): 197-99.
- Chernin, Eli. "Sir Patrick Manson: An Annotated Bibliography and a Note on a Collected Set of His Writings," *Reviews of Infectious Diseases* 5 (2) (1983): 356-87.
- Chiu, Helen F. K. "Professor Pow-Meng Yap: A Giant in Psychiatry from Hong Kong," *Asia-Pacific Psychiatry*, 4(2012): 84-86.
- Choa, G. "An Odyssey to a Land of Woes," *Hong Kong Journal of Mental Health* 28 (1999), 63.
- Chow, Anne W. M. "Root of Hong Kong Midwifery," *HKJGOM* 1 (2000): 72-80.
- Chow, York Y. N. "Obituary. Harry S. Y. Fang," *Journal of Orthopedic Surgery* 17(3) (2009): 259-60.
- Chun, Daphne. "History of Cesarean Section," *Elixir*, Summer 1957, 16-24.
- DeVine, Charles Leslie. A Man Overlooked: A Faded Memory of a Glorious Career. Armenians in India-Behind the Scenes Forgotten History. Accessed on 11 January 2022, http://chater-genealogy.blogspot.com/2015/01/a-man-overlooked-faded-memory-of.html
- Digby, K. H. "Review: A Plea for the Tonsils," *British Medical Journal*, 2 (3070) (1919): 562.
- Digby, K. H. "What Is a 'Diseased' Tonsil"? *British Medical Journal* 1 (3260) (1923): 1075.
- Digby, K. H. "A Suggestion for the Treatment of Early Phthisis by Upper Intercostals Nerve Block," *Caduceus* 3(3) (1924): 111-12.
- Digby, K. H. "A Few Observations on the Properties of Ivory as a Material for Use

in Bone Surgery," *Caduceus* 3(3) (1924): 103-10.

- Digby, K. H. "Presidential Address on Clinical Research," *Caduceus*, 3(1) (1924): 31-36.
- Digby, K. H., G.H. Thomas, and S.T. Hsiu, "Notes on Carcinoma of the Nasopharynx," *Caduceus* 9 (2) (1930) :45-68.
- Digby, K. H. "Common-duct Stones of Liver Origin," *The British Journal of Surgery* 17 (1930): 578-91.
- Digby, K. H. "Nasopharyngeal Carcinoma," *The British Journal of Surgery* 27 (1941): 517-37.
- Earle, H. G. "Basal Metabolism," *Caduceus* 1 (1922): 81-85.
- Editorial. "Woman as Doctor and Woman as Nurse," *The Lancet*, 17 August 1878: 226-27.
- Fan, Ka-wai. "Pao-chang Hou, (1893-1967): Pathologist and Historian of Chinese Medicine," *Journal of Medical Biography*, 14(2) (2006), accessed on 11 February 2022. https://journals.sagepub.com/doi/abs/10.1177/096777200601400407
- Fan, T. W. "The Life and Works of Professor Pow-meng Yap", *Hong Kong Journal of Mental Health* 28 (1999):16-20.
- Fang, David. "Harry S. Y. Fang-the Legend Lives On," *Hong Kong Med J* 16 (5) (2009): 402.
- Fong, L. Y, J. H. Ho, D. P. Huang, "Preserved Foods as Possible Cancer Hazards: WA Rats Fed Salted Fish Have Mutagenic Urine," *Int J Cancer* 23 (1979): 542-46.
- Foo, Stephen. "In Memory of Dr. Peter C. Y. Lee," In The Obituary of Dr. Peter CY Lee. Hong Kong College of Family Physicians, 2013, 14-15. https://www.hkcfp.org.hk/Upload/Commemorative/Obituary_and_Remembrances/obituary_Dr.PeterLee.pdf, accessed on 9/9/2022.
- Fu, Louis. "The Contributions of Kenelm Hutchinson Digby to Orthopedics in Hong Kong Part 1," *Journal of Orthopedics, Trauma and Rehabilitation* 19 (2015): 66-71.
- George, J. "The Lady Doctor's 'Warm welcome,' Dr. Alice Sibree and the Early Years of Hong Kong's Maternity Service 1903-1909," *Journal of the Hong Kong Branch of the Royal Asiatic Society* 33(1993): 81-109.
- Harrison, Mark. "Cantlie, Sir James," *Oxford Dictionary of National Biography*. Accessed on 24 January, 2022, https://www.oxforddnb.com/view/10.1093/ref:odnb/9780198614128.001.0001/odnb-9780198614128-e-50530.
- Ho, Faith C.S. "Hong Kong's First Professor of Pathology and the Laboratory of the Royal College of Physicians of Edinburgh," *J R Coll Physicians Edin*, 41 (2011): 67-72.
- Ho, Faith C.S. "Dr. Tseung Fat Im's Notebook of Professor Anderson's Lectures, 1924," *Hong Kong Med J*, 22 (2016): 298-99.
- Ho, John H.C. "An epidemiologic and clinical study of nasopharyngeal carcinoma," *Int. I Radiation Oncology, Biology, Physics* 4(3–4) (1978): 193-98.
- Hobson, Benjamin."Report of the Medical Missionary Society's Hospital at Hongkong," Chinese Repository 14 (1844):380-381.
- Hong, Chuang-Ye and Fu-Mei Wang. "Chinese Translation of English Textbooks on Internal Medicine from the 1850s to the 1940s." *ScienceDirect, Journal of the Chinese Medical Association* 77 (2014): 277-282.

- Horder, M. "The Hard-Boiled Saint: Selwyn-Clarke in Hong Kong," *Brit Med J* 311 (1995): 492-95.
- Huang, C.T. "Prof Hou Pao-Chang," *Elixir* 1, (1967), 15.
- Huang, Rayson. "Eulogy: Professor James Blackburn Gibson," Hong Kong University Digital Repository at HKUL. *Interflow* no 71. March 1994.
- Humphries, M. "Obituary: Sister Mary Gabriel O'Mahoney," *Hong Kong Med J* 12(5) (2006): 402.
- Hussey, Kristin D. "Sir Patrick Manson at Home: 21 Queen Anne Street as a Hybrid Space," *J R Coll Physicians Edin* 49 (2019): 84-91.
- Jefferson, Laura, Karen Bloor and Alan Maynard. "Women in Medicine: Historical Perspectives and Recent Trends," *British Medical Bulletin* 114 (2015): 5-15.
- Kelly, Fiona E, Kevin Fong, Nicholas Hirsch, Jerry P. Nolan, "Intensive Care Medicine is 60 years Old: the History and Future of the Intensive Care Unit," *Clin Med* (Lond) 14(4) (2014): 376-79.
- Khoo, U. S. "Handbook of Pathology," *Hong Kong Med J* 24(5) (2018): 546-48.
- King, Gordon. "The History of Tsan Yuk Hospital 1922-1955," *Bulletin of the Hong Kong Chinese Medical Association*, 8 (1956):31-39.
- King, Gordon and L.T. Ride. "The Relation of Vitamin B1 Deficiency to the Pregnancy Anemias—A Study of 371 Cases of Beri-beri Complicating Pregnancy," *J Obstetrics Gynecology British Empire*, LII(2) (1945): 1-18.
- Lam, Cindy L.K. "Professor Sir David Todd, Honorary Fellow, Hong Kong College of Family Physicians," accessed on 18 March 2022, https://www.hkcfp.org.hk/Upload/Commemorative/Obituary_and_Remembrances/obituary-Prof.%20DavidTodd.pdf.
- Lam, Clarence C. K. "Journey Through Quantitative Hematology," *Hong Kong Med J*, 26 (6) (2020): 556–58.
- Lam, S K and PC Lai, "Colonic Ether in Obstetrics and Gynecology," *Caduceus* 7(4) (1928): 238-43.
- Lau, C.S. "Professor Sir David Todd," *Hong Kong Med J*, 23(2017): 541.
- Lau, Herbert K. " Dr. Arthur W Woo. Rejuvenated the broken Hong Kong Rotary Club in 1945." Accessed on 24 April 2022. http://old.rotary3450.org/woo-a-w-dr/.
- Lau, Herbert K. "Hong Kong Rotarian Dr. Tseung Fat Im, Instrumental in Forming the United College and the Establishment of the Chinese University of Hong Kong." https://old.rotary3450.org/tseung-fat-im-hong-kong-dr/
- Lau, Herbert K. "Father of Rehabilitation in Asia, Sir Harry S.Y. Fang, M.B.B.S., M.Sc., J.P., Hon L.L.D. (HKU), D.S.Sc. D.Sc, Kt, G.B.M., C.B.E.," Accessed on 26 February 2022, http://old.rotary3450.org/fang-harry-s-y/
- Lee, A.W.M. "A tribute to the Emperor Extraordinaire: the Legend of Professor John HC Ho," *J HK Coll Radiol* 8 (2005): 117-120.
- Lee, S.H. "The 60-year battle against tuberculosis in Hong Kong—a review of the past and a projection into the 21st century," *Respirology* 13 (Suppl. 3) (2008): S49-S55.
- Lett, Z. "Obituary," *Brit Med J* (Clin Res Ed) 292 (1986): 208.
- Lett, Z. "Obituary, Dr. Kok Cheang Yeo, CMG, MD, DPH, DTM& H," *Hong Kong College of Anesthesiologists Newsletter*, September, 2004.
- Li, Shu Fan. "The Surgical Side of General Practice," *Caduceus* 5(1) (1926): 14-19.

- Li, Shu Fan. "Recent Development and Observations on Spinal Anesthesia under Novocaine Caffeine Compound," *Caduceus* 6(3) (1927): 326.
- Li, Shu Fan. Reminiscence of 50 Years of Medical Work in Hong Kong and China, *Bull of the Hong Kong Chinese Medical Association*, 10 (1958):161–73.
- Liu, S. "The New Life and I", In *New Life Psychiatric Rehabilitation Association* Annual Report 1990, 49–51.
- Lo, Ronald. "Obituary- Dr. Zoltan (Lefty) Lett," *Royal College of Anesthetists*, accessed on 7 March 2022, https://rcoa.ac.uk/obituary-dr-zoltan-lefty-lett.
- Lo, Ronald. "Dr. Zoltan Lett, MD, DA, FRCA, FFARCS, FANZCA, FHKCA, FHKAM (Anes)" on the Conferment of Honorary Fellowship of the Hong Kong College of Anesthesiologists at the 25th Congregation of the College," Accessed on 7 March 2022, https://www.hkca.edu.hk/archives/HKCAbulletin/E-news/doc/Citation-Zoltan_Lett.pdf.
- Lo, W. H. "Development of Legislation for the Mentally Ill in Hong Kong," *Hong Kong Journal of Mental Health* 43(1) (2017): 22-26.
- Manson-Bahr, Philip. "Obituary. John Anderson MA, MD, BSc, MRCP, DTM and H," Brit Med J, April 11, 1931; 647-48.
- Manson-Bahr, Philip. "Sir Patrick Manson. The Founder of the Medical College of Hong Kong (October 1, 1887), and its First Dean," *Elixir*, Spring (1956): 22-30.
- Manson, Patrick. "Remarks on an Operation for Abscesses of the Liver," *Brit. Med. J.* 1 (1892):163-67.
- Margetts, Edward L. "Pow Meng Yap (1921–1971)", *Canad Psychiat Ass J* 17 (1972): 253-54.
- Medical Research Council Working Party on Tuberculosis of the Spine. "A Controlled Trial of Anterior Spinal Fusion and Debridement in the Surgical Management of Tuberculosis of the Spine in Patients on Standard Chemotherapy: A Study in Hong Kong," *The British Journal of Surgery* 61 (1974): 853-66.
- Mo, Mimi. "Biographic Notes. The Legacy of Dr. Kok Cheang Yeo, the first Chinese Director of Medical and Health Services of Hong Kong," *JRASHKB* 54 (2014): 181-94.
- Moodie, A. S. "Tuberculosis in Hong Kong," *Tubercle*, Lond., 44(1963): 334-45.
- Nambiar, Raj M. "Obituary, Professor Tan Sri Guan Bee Ong PSM, OBE, MD, DS, FAMS (Hon) (1921-10 January 2004"), *Annals Academy of Medicine*, May, 2004, accessed on 28 February 2022, https://annals.edu.sg/pdf200405/V33N3p398.pdf.
- Ng, Jacob W.T and John Y. H. Ho, "An Addendum to 'Doctor for Society'-Professor Lee Shiu Hung: 'Pass on Benevolence, Pass on the Legend'," *Hong Kong Med J* 20 (2) (2014): 169.
- Nixon, W. C. W. "J. Preston Maxwell, M.D., F.R.C.S., F.R.C.O.G," *British Medical Journal*, 2(5251) (1961): 590-91.
- O'Mahony, M. Gabriel. "Doctor at Large-Hospice Care," *The Hong Kong Practitioner* 10 (2) (1988): 3024-27.
- Obituary, "Benjamin Hobson, MB, MRCP," *Brit Med J*, (29 March 1873): 355.
- Obituary, "Philip Burnard Chenery Ayres. CMG, MRCS Eng. LRCP Edin, Late Colonial Surgeon and Inspector of Hospitals, Hong Kong," The Thames Database, taken from an obituary notice of 28 October 1899, printed in *the Lancet*. http://www.thamehistory.net/people/Ayres.htm
- Obituary, "Philip B.C. Ayres, CMG, MRCS," *Br Med J*, 2 (1899): 1140.

- Obituary, "John Murray," *Brit Med J*, 8 August 1903, 339.
- Obituary, "John Mitford Atkinson, M.B. (Lond.)," *Brit Med J*, 16 June 1917, 827.
- Obituary. "Dr Alice Deborah Hickling," *British Medical Journal*, 6 October 1928, 635.
- Obituary, "A. R. Wellington, CMG, MRCS, LRCP, DPH, DTM&H," *Brit Med J*, 25, November 1961, 1439.
- Obituary Notices. "A. W. Woo, OBE, MBBS, FRCS," Br Med J., 11 April 1964. Accessed on 23 April 2022, https://www.bmj.com/content/bmj/1/5388/988.full.pdf
- Obituaries. "Professor Hou Pao Chang," Nature 214 (1967): 539.
- Obituary. "A. J. S. McFadzean, OBE, DSc, MD, FRCP, FRCP Ed, FACP," *Brit Med J* 6 (1974): 723.
- Obituary. "Sir Lindsay Ride C.B.E., Ed., M.A., D.M," *British Medical Journal* 2 (6096) (1977): 1228.
- Obituary. "Shiu Hung Lee, b. 6 June 1933 d. 9 January 2014," *The Royal College of Physicians, London*, Accessed 16 February 2022. https://history.rcplondon.ac.uk/inspiring-physicians/shiu-hung-lee.
- Parry, Jane. " Obituary: John HC Ho," *Brit Med J* 331 (2005): 578.
- Paterson, Andrew. "Edward Hamilton Paterson," *Brit Med J* 348 (2014): 1250.
- Paterson, E.H. "Cleft Lip Surgery," *Bulletin of the Hong Kong Chinese Medical Association* 11 (1960): 77–81.
- Paterson, E.H. "Cleft lips and palates in Hong Kong," *Hong Kong Nursing Journal* 22 (1977): 45-50.
- Paterson, E.H. "The Kwun Tong Community Health Project," *Trop Doct* 8 (1978): 85-89.
- Paterson, E.H. "Outside Europe. An Urban Community Health Project," *Brit Med J* 280 (1980): 29-31.
- Phoon, S. W. "Kenelm Hutchinson Digby, O.B.E., F.R.C.S. An Appreciation," *Bulletin of the Hong Kong Chinese Medical Association* 7 (1955): 26-28.
- Poynter, J. R. "Ride, Sir Lindsay Tasman (1898-1977)," *Australian Dictionary of Biography*, National Center of Biography, Australian National University, Volume 16, Melbourne University Press, 2002. https://adb.anu.edu.au/biography/ride-sir-lindsay-tasman-11524/text20557, published first in hardcopy 2002, accessed online 31 August 2022.
- Prabook. "Herbert Earle," World Biographic Encyclopedia. Accessed on 26 January 2022. https://prabook.com/web/herbert.earle/2347211
- Pryor, E. G. "A Historical Review of Housing Conditions in Hong Kong," *Journal of Hong Kong Branch of Royal Asiatic Society* 12 (1972): 89-129.
- Ride, Lindsay, K.D. Ling, E.Q. Lim and S.F. Cheng. "Some Biochemical Aspects of Acute Cholera," *Caduceus* 17(4) (1938): 175-201.
- Ride, Lindsay. "Fifty Years of Medical Education in Hong Kong," *Caduceus* 16(2) (1937): 45-61.
- Roland, Charles. "Sir Albert Rodrigues, M. D., POW Experiences as a MO in Hong Kong 1941-1945," Interviewed in Hong Kong, China by Charles Roland 8 September 1987, *Oral History Archives*. Hannah Chair for the History of Medicine, McMaster University. Interview no HCM 8-87.

- The Royal College of Surgeons of England, "Obituary: Guan Bee Ong," *BMJ* 328 (2004): 771, accessed on 28 February 2022, https:// livesonline.rcseng.ac.uk/client/en_GB/lives/search/detailnonmodal/.
- Saw, Swee-Hock and Chiu Wing Kin. "Population Growth and Redistribution in Hong Kong, 1841-1975," *Southeast Asian Journal of Social Science* 4(1) (1975): 126.
- Senkoylu, Alpaslan. "Arthur Ralph Hodgson," *The Journal of Turkish Spinal Surgery* 23 (3) (2012): 253-57.
- Severn, A.G.M. and K.H. Digby. "Two cases of Intrahepatic Stone Formation and Suppression of Bile," *Caduceus* 3(3) (1924): 145-50.
- Sim, Patrick P. "A Measure of Gold, Hong Kong Anesthesia at 50," *Anesthesiology* 107(1) (2007): 153.
- TAC. "Obituary, Sister Mary Aquinas, OBE, FRCP" *Brit Med J* (Clin Res Ed) 292 (1986): 208.
- To Kelvin K.W. and Kwok-Yung Yuen, "In memory of Patrick Manson, Founding Father of Tropical Medicine and the Discovery of Vector-borne Infections," *Emerging Microbes and Infections* 1:1, 1-7, DOI: 10.1038/emi.2012.32.
- Todd, David. "Obituary. Gerald Hugh Choa (b.21 March 1921 d.3 December 2001)," *Royal College of Physicians of Edinburgh*. Accessed on 17 February 2022, https://history.rcplondon.ac.uk/inspiring-physicians/gerald-hugh-choa.
- Todd, David. "Professor A. J. S. McFadzean-An Appreciation," *Caduceus*, Special issue, the McFadzean Memorial Issue 1 (1975): 121-123.
- Tottenham, R. E. and E.C. Crichton, "Clinical Report of the Rotunda Hospital for One Year. November 1st 1913 to October 31st 1914," *Transactions of the Royal Academy of Medicine in Ireland* 3 (1) (1915) 287-325.
- Tottenham, R. E. "Maternity Work in the Colony of Hong Kong," *Caduceus*, 5(2) (1926): 82-87.
- Tottenham, R. E. "Strictures of the Vagina among the Chinese," *Caduceus*, 6(2) (1927): 150-54.
- Tottenham, R. E. "Some Observations on the History and Treatment of Eclampsia," *Caduceus* 7(1) (1928): 8-13.
- Tseung, F. I. "Diabetes Mellitus. The significance of Biochemical tests in its Diagnosis and Treatment," *Caduceus* 5(3) (1926): 197-226.
- University of Hong Kong. Herbert Gastineau Earle. Doctor of Laws honoris causa. Congregation 1936. Accessed on 28 January 2022, https://www4.hku.hk/hongrads/citations/m-a-m-b-herbert-gastineau-earle
- University of Hong Kong. Citation, Li Shu Fan, Doctor of Laws honoris causa. 55th Congregation (1961), The University of Hong Kong. Accessed on 3 February 2022, https://www 4.hku.hk/hongrads/citations/mb-chb-frcs-shu-fan-li-li-shu-fan.
- University of Hong Kong. Tseung Fat Im, Doctor of Laws honoris causa, 72nd Congregation, 1969, The University of Hong Kong. Accessed on 5 February, 2022. https://www4.hku.hk/hongrads/graduates/obe-mb-bs-jp-fat-im-tseung-tseung-fat-im
- University Obstetric Department. "Clinical Report of the Department of Obstetrics and Gynecology of the University of Hong Kong 1937 and 1938," *Caduceus* 18(2) (1939): 144.

- Wang, C. Y. "Infantile Tetanus (Tetanus neonatorum) in Hong Kong: Its Prevalence and Sources of Infection," *Caduceus* 6 (1927): 249.
- Weil, M.H. "The Society of Critical Care Medicine, its History and its Destiny," *Crit Care Med* 1 (1973):1–4.
- Wellington, A. R. "Malaria in Its Relation to Man and Mosquitoes," *Caduceus* 8, 3 (1929):117-29.
- Wellington, A. R. "The Life History of Mosquitoes," *Caduceus* 9, 1, (1930): 15.
- World Health Organization. "History of the Development of the ICD." Accessed 2 July 2014, https://cdn.who.int/media/docs/default-source/classification/icd/historyoficd.pdf?sfvrsn=b9e617af_3.
- Wu, Harry Y.J. "Triturator for Smallpox Vaccine Production," *Hong Kong Med J*, 25 (2019): 86-88.
- Wu, Xinglian. Dr. Tseung Fat Im, M.B.B.S. (Hong Kong). *The Prominent Chinese in Hong Kong* (1937). Xianggang : Wu zhou shu ju. Accessed on 4 February 2022. https://digitalrepository.lib.hku.hk/catalog/s7526c53d#?c=&m=&s=&cv=&xywh=-2095%2C-95%2C5389%2C1865
- Wylie, H.W. "Colonial Surgeon Extraordinary—the Era of Dr P. B. C. Ayres, CMG," *The Bulletin-Journal of the Society of Medical Officer of Health Hong Kong*, 1 (1969): 9–19.
- Yap, P. M. "The Latah Reaction: Its Pathodynamics and Nosological Position," *Journal of Mental Science* 98 (1952): 515–64.
- Yap, P. M. "Suicide in Hong Kong", *Journal of Mental Science* 194 (1958): 261–301.
- Yap, P. M. "Koro- A Culture-bound Depersonalization Syndrome," *British Journal of Psychiatry* 111 (1965): 43–50.
- Yeo, Dick. Excerpts from *'Glimpses of K.C.'s Life'* which was read by Dick Yeo at the Memorial Service held in Mountfield Church on 18th June 2004. Accessed on 14 February 2022, http://kcyeo.com/.
- Yeung, C.Y. "Evolution of Child Health Care in Hong Kong," *HK J Paediatr* (New Series) 6 (2001): 66-71.
- Young, R. In Memoriam: Professor Sir David Todd 1928-2017, Eulogy by Professor Rosie Young. Accessed on 17 March 2022, https://www.med.hku.hk/remembertodd/Eulogy.pdf.
- Yu, W.K. "Palliative Care in Practice," *The Hong Kong Practitioner* 9(6) (1987): 2531-44.
- Yu, Y.L. "Reminiscence of three Former Teachers: Prof. AJS McFadzean, Dr. Stephen Chang and Prof Gerald Choa," *Hong Kong Med J* 15(4) (2009): 315-19.
- 何高俊，「廣東省政府取締醫務之原因」，《中華醫報》，第 6 期 (1913)：1–10。
- 何高俊，「欲中國科學發達當以中國文授課並譯科學書報意見書」，《新民報》4 (6) (1917): 38–40; 4 (7) (1917): 38–41。
- 浩然，「胡惠德醫生香港海面施醫第一人」，《基督教週報》第 2461 期（2011 年 10 月 23 日）。https://www.christianweekly.net/2011/ta23523.htm

網站

- Biographic Dictionary of Medical Practitioners of Hong Kong, 1841 to 1941. http://hkmd1841-1941.blogspot.com
- Department of Health. https://www.dh.gov.hk
- Department of Pediatrics, HKU website. http://paed.hku.hk/
- Gwulo Old Hong Kong. https://gwulo.com
- Historical Laws of Hong Kong Online. https://oelawhk.lib.hku.hk/exhibits/show/oelawhk/home
- History of Rotary International and District 3450. http://old.rotary3450.org/our_history/
- Hong Kong Annual Digest of Statistics. https://www.censtatd.gov.hk/en/EIndexbySubject.html?pcode=B1010003&scode=460
- Hong Kong Government Reports Online (1842-1941). https://sunzi.lib.hku.hk/hkgro/index.jsp
- Honorary Degree Congregation, HKU. https://www4.hku.hk/hongrads/
- Jockey Club School of Public Health and Primary Care website. https://www.sphpc.cuhk.edu.hk/
- Legislative Council, HKSAR. https://www.legco.gov.hk/
- Royal Asiatic Society Hong Kong Website. http://www.royalasiaticsociety.org.hk
- Royal College of Surgeons: Plarr's Lives of the Fellows Online. https://livesonline.rcseng.ac.uk/client/en_GB/lives/?
- The Society for the Aid and Rehabilitation of Drug Addicts (SARDA), https://www.sarda.org.hk/eng/index.html
- World Medical Association. https://www.wma.net/who-we-are/about-us/

鳴謝

在本書的資料搜集和寫作過程中，我們得到很多朋友和同事的幫助和鼓勵。我們最初想到要將對醫學發展有重大貢獻的傑出醫生，寫成香港醫學史系列叢書的續集時，曾徵求香港醫學博物館成員的意見。執行委員會主席麥衛炳醫生和教育與研究委員會主席楊允賢醫生都對項目表示大力支持，並與我們分享對名醫人選的想法。

我們也有幸能夠聯繫到這些名醫的部分親友。羅理基爵士的兒子羅紹基（A E Rodrigues）醫生分享了他的私人照片收藏和他父親的軼事；方敏生女士允許我們使用方心讓醫生的照片，並向我們提供她父親在中國大陸推動復康的資料和照片；Peter Ho 醫生用他寶貴的時間尋找他父親何鴻超醫生的舊照片，並慷慨地允許我們使用部分舊照；香港麻醉科醫學院前任院長熊志添醫生，提供了聶守德醫生的照片及其在建設香港麻醉學科的成就；梁雅達醫生給我們介紹了香港外科發展的歷史。我們還要感謝愛丁堡大學和格拉斯哥大學主要研究圖書館的研究館藏中心（Centre for Research Collections of the Main Research Library），向我們發送了有關紀本生教授的學生記錄和博士論文的訊息。

香港大學旗下的臨床學系，允許我們使用前任教授的照片，包括：內科學系、婦產科學系、骨科和創傷學系、兒科和青少年醫學系、病理學系和外科學系。

我們也感謝以下機構同意讓我們轉載照片，包括：雅麗氏何妙齡那打素慈善基金會、香港中文大學、香港中文大學出版社、香港家庭醫學學院、李樹芬醫學基金會、香港防癆心臟及胸病協會、青山醫院精神健康學院、香港心理衛生會、香港婦產科學會、東華三院檔案及歷史文化辦公室、香港大學檔案館和惠康收藏（Wellcome Collection）。

最後，我們衷心感謝雅麗氏何妙齡那打素慈善基金會，慷慨資助本書的出版。

香港名醫

推動醫療服務發展的人物

（1842-2015）

著者
黃大偉、陳慕華

責任編輯
嚴瓊音

裝幀設計 / 排版
羅美齡

出版者
香港醫學博物館學會
香港上環半山堅巷二號

萬里機構出版有限公司
香港北角英皇道 499 號北角工業大廈 20 樓
電話：2564 7511　　傳真：2565 5539
電郵：info@wanlibk.com
網址：http://www.wanlibk.com
　　　http://www.facebook.com/wanlibk

發行者
香港聯合書刊物流有限公司
香港荃灣德士古道 220-248 號荃灣工業中心 16 樓
電話：2150 2100　　傳真：2407 3062
電郵：info@suplogistics.com.hk

承印者
美雅印刷製本有限公司
香港九龍觀塘榮業街 6 號海濱工業大廈 4 樓 A 室

出版日期
二〇二四年三月第一次印刷

規格
特 16 開（240 mm × 170 mm）

ISBN 978-962-14-7531-2